U0278502

这就是
孤独症

事实、数据和道听途说

黎文生◎著

Understanding
Autism

the Science，the Data and
the Rumors

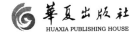

华夏出版社

HUAXIA PUBLISHING HOUSE

不再孤独的呐喊

第一次见到黎文生先生是在 2018 年的夏天，那时我在网上各大公众号已经阅读了很多"丫丫爸爸"撰写的孤独症科普文章。虽然我一直在研究孤独症，但是如何跟大众讲明白孤独症是什么，始终困扰着我。由于孤独症的多样复杂性，各个国家都出现了号称可以治疗孤独症的"神奇疗法"。面对这些越来越纷繁芜杂的信息，孤独症孩子的家长们孤独无助，无所适从。

"小丫丫自闭症"公众号的科普文章，是我在网上读到的为数不多的兼具科学性与温度的孤独症科普文章。科学性可能与黎先生自己是理工男有关，有温度可能是因为黎先生自己就是孤独症孩子的家长。

这本《这就是孤独症》汇集了黎文生先生数年来撰写的孤独症科普文章，对于从孤独症的病因、孤独症孩子的干预培训，到孤独症孩子家长最关心的问题，"自己老去以后孩子这么办"，提供了大量细致的思考。这些文章在网上发布时，我都会第一时间阅读，并经常与黎先生交流讨论，例如对于孤独症诊断标准的不断变化，科学性究竟该如何体现。

从认识黎文生先生到现在，我自己的孤独症研究生涯也走过了好几年，除了继续探寻孤独症的病因外，我还逐步尝试重度孤独症亚型的基因治疗。当我 2019 年第一次在公众面前提出"基因治疗孤独症"的时候，引起了诸多误解甚至怀疑与非议。黎文生先生很快在他的文章里对基因治疗孤独症的观点提出了自己的科学理解。虽然基因治疗孤独症在当时是一个遥远的梦想，但并非天方夜谭。

终于在 2023 年，科学家们对 Rett 和 Shank3 基因突变的孤独症相关疾病开始了基因治疗临床试验。面对家长们可能过度的解读，黎先生又冷静地撰写了文章，呼吁家长们端正对于基因治疗孤独症的态度。诚然，基因治疗孤独症即使成功，也只能干预少数几类单基因突变的孤独症。对于绝大多数孤独症孩子，甚至对于基因治疗有可能成功干预的孤独症孩子，我相信后天进行积极的行为干预还是必不可少的。人的发展不仅需要大脑发育的先天基因因素，也同样需要后天的社会环境因素。只有先天与后天同时起作用，我们最终才能成为"社会人"。

很高兴读到黎文生先生的这本《这就是孤独症》，我将这本书推荐给我认识的每一位家长和对孤独症有研究兴趣的年轻学生们。

希望黎先生和同仁们的呐喊不再孤独，希望全社会都能听到他们发出的声音。

上海交通大学医学院松江研究院资深研究员

上海交通大学特聘教授

仇子龙

序　言

孤独症，也称自闭症。1943 年，美国约翰·霍普金斯医学院的利奥·凯纳（Leo Kanner）教授第一次诊断了孤独症。1982 年，南京脑科医院的陶国泰教授首次发文报道我国的第一个孤独症病例。尽管世界上的第一例孤独症诊断距今已有 80 年历史，但是，对于孤独症的大规模宣传和倡导却不到 20 年，而且主要是最近 10 年的事情。

大多数孤独症人士看起来好像与普通人一样，吃喝住行似乎无异于常人。这种"与普通人一样"的感觉令人不解：什么是孤独症？孤独症的成因是什么？孤独症能够治愈吗？为什么我们小时候没有听说过孤独症？孩子有了孤独症该怎么办？我们怎样帮助孤独症人士？……

这些都是本书试图回答的问题。在深入探讨之前，我们可以先看一个直观的例子。

在一家大型连锁超市，一个年轻人正在一丝不苟地整理货架，所有酱料瓶子的标签都必须保持同一个角度朝向外，哪怕是货架最里面的那个瓶子。经理说，他是我们这里工作最细致的一名员工，比有强迫症的员工还要强迫症。经理说这些的时候，年轻人头也不抬，继续低头干活，宠辱不惊的样子。只有在顾客选购货物，拦住了他时，他才会抬起头，身体不由自主地前后摇摆着，眼睛直直地盯着顾客，默默地等待。如果顾客没有把拿起的瓶子放进购物车，他就马上把瓶子抢过来，小心翼翼地放回货架，丝毫体会不到这样的行为会让顾客难堪。之后，经理特意安排他值早班，那时候顾客比较少。

年轻人的工作时间变成从凌晨 5 点到上午 11 点，每 2 个小时休息 15 分钟。这 15 分钟里，没人的时候，他就在货架中间来来回回地走；如果逮着人，就不管不顾地给人讲古希腊历史，从特洛伊木马到奥林匹克长跑，从维纳斯雕像到宙斯神庙……滔滔不绝。顾客们一开始都很错愕，惊诧于他的博闻强记，但是忙碌中，没有多少人愿意听他长篇大论，他也不恼。偶有礼貌的顾客敷衍着说，等买完东西再听他讲。他把顾客说的每一句话都当真，于是默默地跟在人家后面，等着对方购物结束。被跟烦了的顾客说，今天没空，下次再讲吧。于是他就天天注意着，"迈克尔来没来买东西"。

其实他从小学到高中，历史考试从来都没有及格过。两年来，每天凌晨他妈妈送他来上班，下班有时候他会自己坐公交车回家，领着比当地最低工资标准还低的薪水。不过，因为他工作上很少出错，几次被评为"月度最佳员工"。

这看起来实在是一个矛盾的年轻人。当他埋头干活的时候，是位优秀员工。可是他的宠辱不惊、令人难堪、不管不顾的长篇大论、把别人的每一句"谎言"当真，像极了北方人说的"没有眼力见儿"，或者换个词，即社交交流障碍；他的身体前后摇晃、来来回回走动、执着地整理货架、15 分钟的长篇大论，等等，都是重复刻板的思维方式和行为的表现。

社交交流障碍与狭隘的兴趣和重复刻板的行为、思维方式构成孤独症的核心障碍。由于这些障碍都是基于对个体行为表现的判断，所以，在临床上，孤独症的诊断是基于行为观察做出的没有任何医学化验或者医学图像的诊断。目前，根据 2023 年美国疾病控制与预防中心

（Centers for Disease Control and Prevention, CDC）的数据，孤独症的流行率是每36名孩子中就有1名孤独症儿童，但是从世界范围来说，流行率稳定在1%左右。不同的数据和对孤独症的诊断标准有关，程度严重的孤独症儿童需要终身支持，轻微的能上大学、自理自立。孤独症是一个宽泛的概念，就像七色光谱，所以又叫孤独症（自闭症）谱系障碍。在一定程度上，特别是对于那些程度轻微的孤独症个体，这些障碍甚至可以说是一种性格，是一种神经发育和思维上的不同，因此也被称为神经多样性。

目前在医学上，没有针对孤独症核心障碍的药物，也没有什么神奇的治疗方法。由于他们的社交交流障碍，孤独症人士很难通过观察别人学习知识和交流技巧，普通学校的教学形式对他们来说也有一定难度，要提高他们的认知能力、行为功能，需要一些特别的方法。就像行为分析领域的先驱之一伊瓦尔·洛瓦斯（Ivar Lovaas）说的，"当我们的孩子们学不会的时候，就需要找到一种能让他们学会的教育方法"。目前流行的能够让他们学会的方法，是以应用行为分析（Applied Behavior Analysis, ABA）为基础的教育方法。要提高普通孩子的认知能力和行为功能，我们需要"提供教育机会"；而对于孤独症孩子来说，我们却要对其进行"康复训练"。"康复"这两个字的出现，让很多人去追求摘掉"孤独症"这顶帽子，从而滋生出很多神奇的疗法，给大家带来一种虚无的希望。往往在这些希望破灭后，家长和社会才会开始思考，孤独症人士的未来在哪里，他们需要一个怎样的安排？这是所有人，孤独症圈乃至整个社会需要思考的问题，这也是为什么本书的读者不仅仅是孤独症人士的照护者、支持者、倡导者和研究者，更应该是所有关心和关注孤独症群体以及残障群体的人。

本书结合孤独症领域的最新科研成果，记述了孤独症倡导和认知层面的最新进展，部分文章曾经发表于"小丫丫自闭症""大米和小米""知识分子"或者"赛先生"等微信公众号。在成书的过程中，对所有内容重新整理并修订，大部分资料和数据① 都更新至 2023 年 12 月份。书中还有作者在科普和倡导过程中对孤独症在科学、认知和本质上的思考成果，真诚期待能与读者们一起，不断更新与梳理孤独症知识，正确认识孤独症②。

黎文生

"小丫丫自闭症项目"发起人

---

① 相关学术文献和推荐资料请登录公众号"华夏特教"知识平台查看。

② 本书在术语的使用上以"孤独症"为主，涉及机构各区域具体事件时会混用"自闭症"的说法。特此说明。

致 谢

2012 年，我从美国回国看望家人。中国第一家孤独症儿童教育机构，北京星星雨教育研究所得知我回国，便邀请我分享我的孩子丫丫在美国受到的教育。作为一名新家长，我当时对孤独症的认识还很浅显，能分享的知识十分有限。然而，令我惊讶的是，我当时的那一点分享，家长和老师们也觉得很有收获。很多家长泪流满面地询问："我的孩子有孤独症了，我该怎么办？"

面对一群流泪的家长，我深深地被触动了，由此萌生了一些想法，希望可以邀请一些孤独症领域的专家到中国做讲座、培训，将国外的干预技术带到国内。当然，还有两个问题要解决：第一，如果免费给家长和老师提供培训，就需要很多钱，最直接的方法是成立一个非营利组织，筹钱支持这个项目。第二，需要有专业的翻译，我自己应付简单的翻译任务还可以，但是还需要学习大量与孤独症相关的知识，所以我就到大学里选修了一些孤独症的课程来充实自己。

等我将上述准备工作完成得差不多时，国内的情况也发生了很多变化。在信息日趋碎片化的时代，中国孤独症社区更需要的可能不是知识，而是如何将纷繁复杂的信息去伪存真，找到科学有益的知识并为我所用。

因而，2016 年的时候，我们的非营利组织"小丫丫自闭症项目（以下简称'小丫丫'）"终于成立之后，科普成了第一要务。朋友张帆给了小丫丫第一笔捐款（也是至今最大的一笔个人捐赠）。这个意料之外的捐赠是动力，更多的却是压力。

彷徨失措中，我不知道自己能有多少时间、精力和金钱投入孤独症的科普中，又能从这样的投入中收获什么。正是在这样的彷徨中，我开启了第一次线下科普讲座。临行前，太太对我的患得患失不屑一顾地说："你太功利了，要做就好好做，能帮助一个家庭是一个家庭，也不枉大家对你的支持。"

感谢太太多年来一如既往的支持，她不仅经常是我的第一位读者，还是在我患得患失时，能"不屑一顾"地喷我一顿，让我保持足够清醒的爱人。

多年来，我们坚持不追求功利，也正是出于这种心理，让我对"小丫丫"的成员和志愿者心怀感激，也心怀愧疚。

感谢密苏里大学郭葆荣教授、弗吉尼亚大学苏宸博士、哈佛大学小褚博士和密苏里大学 Kitty Hoi 博士，作为理事会成员，他们以各自的专业学识和科学素养，始终确保"小丫丫"不偏离"帮助孤独症孩子达到所能达到的高度"这样的初衷。

为了更广泛地传播，我们注册了"小丫丫自闭症"公众号。所有写作和编辑团队成员都是我在自媒体上认识的朋友（有的迄今为止还未曾谋面）。我一直说他们是"自投罗网"，没有任何回报地贡献自己的时间、精力和才华。秉承着中国孤独症社区需要一个中立声音的理念，我们一直没有获取商业利益，也没有流量变现。感谢一路同行的上海洋洋妈温女士、桂林豆妈毛女士、桂林泡妈胡老师、上海郭妈李女士等，保证公众号顺利运行至今。

感谢致力于神经生物学领域的上海笼妈何博士、望望同学郑博士、北京的桃子、美国圣路易斯的肖博士和圣路易斯华盛顿大学的王硕教授以及生活在北美的很多孤独症儿童的家长，你们亦师亦友，陪我一起阅读文献，开诚布公地讨论孤独症的科学问题。

感谢多年来致力于孤独症儿童早期教育的朋友们，北京的王建丽老师、四川南充的蒋老师、湖南常德的董老师和湖南长沙的汤小厨，陪伴着我们一路走到今天。

在写作过程中，我阅读了大量的文献，但是作为一名理科生，仍需要学习并掌握一些写作技巧。感谢前媒体人涂芮老师，她的指导时常让我有茅塞顿开的感觉。

感谢中国精神残疾人及亲友协会前主席温洪的认可与引见，让我们的科普文章能够突破孤独症圈，发表在"知识分子"和"赛先生"等微信公众号上，由此，还让我有幸结识了李晓明、陈晓雪、崔筝、张晗、刘楚等一批科普人和科普编辑，他们的专业和严谨态度令我受益匪浅。

我们撰写了近300篇文章，总字数超过100万。随着时间的推移，在孤独症的科研和认知方面又有了很多新进展，有必要对之前的文章进行更新与梳理，这也是华夏出版社特殊教育编辑出版中心的几位编辑的共同认识。感谢刘娲、张冬爽和刘畅的努力和鼓励，让我有机会整理思想，进行一次大规模的知识更新。

感谢上海交通大学医学院松江研究院资深研究员仇子龙教授热情洋溢的推荐。仇教授在2016年，创造性地构建了世界上第一个灵长目的食蟹猴孤独症（雷特综合征）模型，为探索孤独症的生物学机制和可能的基因治疗打下了坚实基础。

感谢儿童文学作家刷刷老师的推荐，其所著的小说《向日葵中队》塑造了一个孤独症儿童的形象，更刻画了一个善良的融合班级、一个善良的向日葵中队的样貌。

　　最后，我怀着复杂和谦卑的心，感谢整个孤独症社区。尽管我们反复强调，孤独症人士不是社会的负担，而是社会的一部分，但对于每一个孤独症家庭来说，孤独症都是沉重的，尤其是在现实中孤独症被误解、被排斥、被污名化甚至被诅咒的时候——这一时刻，最让我感到无能为力，而改变这一切，是我写作的动力。

黎文生

2024 年 4 月

Contents

|目录

第一章　孤独症是什么：不同残疾和障碍

"任何污名化、浪漫化和天才化，都是对孤独症和孤独症群体的误解！"

你去看望一个心情沮丧的朋友，他们 3 岁的孩子最近被诊断有孤独症。那个孩子你是见过的，不说话，从来没有让你抱过，但是长得眉清目秀，看起来聪明伶俐。

走进朋友的家门，朋友夫妻俩强挤着笑容欢迎你，但是红肿的双眼和略显凌乱的客厅，说明他们的状态并不好。

朋友说，医生诊断了，孩子有孤独症，残障将伴随他的一生，他需要终生看护。想一想，确实也很烦心，那就意味着孩子永远长不大，永远也离不开父母。

去看朋友之前你是做过功课的。你发现爱因斯坦 6 岁才会说话，著名画家达·芬奇性格孤僻，特斯拉汽车公司的总裁马斯克行为乖张，还有很多很多的例子——这些不世出的天才都有孤独症。

眼前这个眉清目秀的孩子正在角落里安静地玩着 100 片的拼图，一个多小时了，依然那么安静。墙上挂着朋友小心翼翼裱起来的孩子的涂鸦作品，画中的鸟虽然看起来也许是鸭子，但是有种灵动的感觉——谁能说，这孩子就不是天才呢？你侄子 5 岁，玩 50 片的拼图还需要爸爸妈妈帮忙，美术课的涂鸦作业永远是填充垃圾桶的废纸。你劝慰朋友要有耐心，要看到孩子玩拼图的天赋异禀，要看到他灵动的画作，那里有他异于常人的独有视角。

突然你听见哇哇大哭声，孩子躺在地上打滚，旁边架子上一大堆小汽车、乒乓球、篮球、足球、布娃娃，还有更多的拼图，已经被全部踢到地上，乱成一团。

正当你错愕的时候，夫妻俩匆匆跑过去，一边整理乱成一团的玩具，一边问，"宝宝怎么了，宝宝怎么了？"孩子还在哭，朋友一直在问，你不知所措地看着，不知道怎么才能帮助他们。你帮着移动了一下放玩具的架子，下面有一小片拼图，你看出来那是孩子正在玩的那个，就放了上去。

孩子突然就不哭了，拆下你刚刚放好的那片拼图，自己又小心翼翼地放上去，然后继续拼那未完成的拼图。

你迷惑了，刚才那个眉清目秀、聪明伶俐的孩子哪里去了？那个天赋异禀的孩子怎么连自己找不到一片拼图都不会告诉爸爸妈妈？这是傻还是笨啊？

所以，孤独症到底是什么？

天才还是终身残疾：理解上的偏差

孤独症圈里有句流行的话，"孤独症是一种终身残疾，孤独症儿童需要终身看顾"。

2021 年 5 月 8 日，美国电视节目《周六夜现场》（*Saturday Night Live*，SNL）的特邀主持人埃隆·马斯克（Elon Musk）自曝自己创造了历史，成为第一个上节目的孤独症人士。马斯克是美国电动汽车特斯拉和太空探索技术公司的总裁，也是大家公认的天才。

在由著名演员李连杰和文章主演，以北京星星雨教育研究所创始人田慧萍老师的儿子杨韬为原型的电影《海洋天堂》中，我们看到了身患癌症的爸爸，一方面要应对孩子大福的问题行为，另一方面呕心沥血地为大福安排未来的生活。

所以，孤独症人士是一群有如马斯克一样的天才，还是像大福一样需要终身看护的残疾人士，这一直是个有争议的问题。

孤独症的天才论

近年来，随着社会公众孤独症意识的提高，越来越多的人开始关注孤独症群体，但是这种关注，很多是来自孤独症人士突出能力的表现，或者他们奇迹般的康复过程。每年的 4 月 2 日是世界孤独症日，在这一天世界各地会以不同的形式组织一些与孤独症相关的宣传活动。总是会有一些在某方面有特长的孤独症人士被拉来参与活动，或者是有精湛的乐器演奏技巧，或者是有独特的绘画作品，或者是有快速的计算或推演日期的能力……如美国电影《雨人》中所说，孤独症人士都是数学天才。总之，天才成了孤独症人士的一个标签。

那么，在孤独症孩子中有天才吗？

回答是肯定的。有一个词语叫作"白痴天才"或者"症候学者"，指的就是他们。大名鼎鼎的美国圣地亚哥孤独症研究院的创始人伯纳德·瑞慕兰（Bernard Rimland）也是一位孤独症儿童的父亲，他给了他们一个更加温馨的名字："孤独症天才"。有些孩子（包括瑞慕兰自己的孩子）的确在绘画、音乐、艺术、数学上有许多的天分。各种数据表明，可能有 2%~10% 的孤独症人士有这些特殊天分。

但是，孤独症人士和普通人一样，也有超常和普通之分。他们的能力评估结果，可能都符合中间高、两头低的分布模式。一味强调孤独症人士是天才，无疑是以偏概全，并不能代表所有的孤独症人士。在我们热衷于发掘孩子的画画才能的时候，往往忽视了普通孩子也有画画天赋，而且可能比一般的孤独症孩子要画得好。只不过，普通孩子画得好，大家也觉得没什么了不起，而画得好的孤独症孩子，却是与众不同。

现在，许多人都拿爱因斯坦、莫扎特、牛顿，甚至比尔·盖茨举例说明孤独症人士都是天才。可能有些天才有孤独症的特质，但是，在没有任何医生诊断的情况下，不能因为某些历史记录的特质而说他们有孤独症，用"天才"给孤独症贴一个美丽的标签。

天资过人从来不是孤独症人士的一个特征。一般来说，天才再怎么不爱说话，也能够把自己的想法传达给别人，甚至有高超的谈判技巧。而孤独症人士往往由于社交交流障碍无法进行正常的社交，他们中很多人甚至都不会说话，在这样的情况下又怎么能指望他们像比尔·盖茨一样，第一次和计算机领军企业 IBM 的管理层会谈，就能说服他们进行合作，给计算机领域带来天翻地覆的革新呢？当然，即使是孤独症谱系障碍中被认为具有高功能的阿斯伯格人士，也不一定能够成长为像爱因斯坦一样有突出贡献的天才。

在天才论的影响下，家长容易对孩子的教育误入歧途。

在孤独症孩子的教育上，我们强调，要发现孤独症孩子的天分和喜欢的事物，并对天分加以培养。我们都希望发挥孩子的长处，让他们在自己最擅长的领域做得更好，这可以增加他们的信心，让他们更加健康地成长，还有可能减少他们的问题行为。然而，在天才论的影响下，家长容易"孜孜以求"，甚至带着某种侥幸的心理，努力让孩子在某个领域成长。甚至有的专家喜欢指导大家如何去发现孤独症人士中的天才，但是却往往忽视了最基本的行为问题干预、基本技能的培养和独立自理能力的提高。这种情况下，孩子也许在某个方面会有很大的进步，但是，行为规范和独立自理的能力如何就很难说了，而某个方面的特长往往不一定代表他就能在生活中取得成功。

在天才论的影响下，家长往往更容易受到指责。

曾经有一个姥姥姥爷努力培养有孤独症的外孙上重点大学的报道，朋友看了后认为我也应该努力教育自己的孩子，把她也培养成为重点大学的学生，但我并不在意自己的女儿能不能成为重点大学的学生。很显然，是孤独症的天才论让他这样要求我，而他那没有孤独症的女儿却可以平庸。

孤独症人士的终身残疾论

从天才论走向的另一个极端则是终身残疾论，宣称孤独症人士都需要终身看护。很多对孤独症人士的报道，如果不悲情一下，似乎显现不出对弱势群体的爱心，而悲情的宣传会将孤独症人士推向绝望。

近年来，国内外不断有孤独症孩子被父母或者看护人遗弃甚至杀死的报道。据由孤独症人士自己创立的倡导组织——孤独症自我倡导网络（Autistic Self Advocacy Network，ASAN）在 2016 年的估计，2009—2016 年，美国至少有 180 位孤独症儿童因为照护者的冲动或谋杀而失去生命。虽然社交媒体上人们都会谴责这些行为，却对孩子家长压倒性地表现出同情和理解，甚至有的家长组织还联名上书，请求轻判。我们理解每一位父母的艰辛，可是，一个个活生生的生命就此离开世界，如果剥夺他人生命这些极端的行为可以被理解和原谅，那么不可原谅的是那些孤独症孩子吗？他们应该被推向绝路吗？

每个孩子都是一个有价值的生命。孩子有孤独症，我们作为家长会痛苦，希望他康复。孩子没有孤独症，他可能得了其他重病，我们天天祈祷他快好。孩子什么病都没有，可是身材矮小，我们又盼望孩子快一点长高。即便孩子的一切都是所谓正常的，我们同样痛苦于他学习不好。孩子学习很好，在班上是第一名，我们还要忧虑他能不能得个奥数金牌。孩子得了奥数金牌，我们还要纠结于孩子上哪所重点大学。孩子上了大学，我们还要焦虑孩子是不是事业有成，家庭是不是幸福。我们总是对孩子有期待，总是希望完美。

作为父母，作为社会的一员，我们帮助孩子达到他们所能达到的高度，这才是孩子的成功，也是教育的成功。

错误的宣传会让社会更加不接纳孤独症孩子。

媒体喜欢这样宣传孤独症群体：“他们有眼睛，却视而不见；他们有耳朵，却充耳不闻。孤独症目前无药可治，他们终身需要人看顾。”

孤独症是一个谱系。就像世界上没有两个相同的人一样，世界上也没有两个相同的谱系人士。当孤独症人士被这样描绘时，容易给公众留下一个印象：孤独症人士不会听话，也不会观察周围的环境，由于会危害公众安全，应该终身被关在家里或者其他什么地方。

事实上，许多孤独症孩子，不是没有看见他人，也不是没有听到他人说话，而是他们的表达方式往往不被我们理解，或者他们对旁边的事情不感兴趣，但是这绝不代表他们视而不见，听而不闻。许多家长都有这个体验，给孩子说一件事，孩子当时没有反应，过几天孩子却自己说出来了。我们不能因为自己不了解孩子的回应方式，就随便给他们下一个结论。

在孤独症圈里，还有句流行的话："如果你认识一个有孤独症的人，你就只认识了那一个有孤独症的人。"任何极端的看法，都是不负责任的。

虽然孤独症目前没有药物可治愈，孤独症人士的特质可能伴随终生，但是，通过正确的教育和行为干预，他们仍然能够独立，能够自理，不需要或者只需要很少的看顾，就能够以自己的方式为社会做出贡献。

高功能还是低功能：鄙视链顶端的崩塌

社交平台盛行的时代，一个普遍存在的现象是：哈佛大学的鄙视普渡大学的，普渡大学的鄙视社区大学的，社区大学的鄙视高中辍学的，高中辍学的鄙视孤独症群体。孤独症群体不被理解，处于鄙视链的底端。

然而，这个底端也要分出三六九等。高功能的鄙视中功能的，中功能的鄙视低功能的，低功能的鄙视更低功能的……高功能孤独症人士处于孤独症群体的鄙视链顶端。

顶端，高高在上，太高了的话，这个顶端会崩塌吗？

孤独症群体鄙视链顶端的制造

其实，高功能孤独症并不是一个正式的诊断，但是这个群体却演化成了孤独症群体鄙视链的顶端。

美国《精神障碍诊断与统计手册》（*The Diagnostic and Statistical Manual of Mental Disorders*，DSM）在 2013 年发布第 5 版（DSM-5）之前，在所有孤独症的诊断中，大概有 30% 孤独症孩子的智商（Intelligence Quotient，IQ）在正常范围（IQ>70）内。这部分孩子在认知行为上往往并不落后，学习成绩可能也很不错。有学者就创造了"高功能孤独症"这个词描述这部分孩子。

DSM-5 将 DSM-IV 区分的孤独症、阿斯伯格综合征和非特异性的广泛性发育障碍（PPD-NOS）统统归入孤独症谱系障碍。高功能孤独症和阿斯伯格综合征的概念就有些含混不清了，这样的儿童大概泛指那些智商不低于 70、语言能力也不错的孩子。

　　将高功能孤独症群体推演成孤独症群体鄙视链的顶端，英国剑桥大学的西蒙·巴伦－科恩（Simon Barron-Cohen）教授可能有点功劳。这位孤独症领域的研究专家认为，爱因斯坦、牛顿、莫扎特等天才都有孤独症，属于高功能孤独症或者阿斯伯格综合征。从此，在许多人的心里，甚至还默默希望自己或者自己的孩子是高功能孤独症——那可是天才啊！而如果孩子被测试出来智商较低，就被认为是重度、典型、低智商孤独症，简称"重低典"。

　　于是在孤独症儿童干预的小组课上，我们经常遇到有家长严重抗议自己的高功能孤独症孩子与他们眼中的重低典孩子在一起活动，害怕自己家的天才被重低典孩子带坏了。"我孩子是高功能，凭什么与他的孩子分在一个组？"

最新研究——孤独症群体鄙视链顶端的崩塌

　　许多孤独症人士成年后的生活往往还是非常困难，他们的独立生活能力是大家所担心的。因而，现在的观点认为，孤独症人士能力的高低不能仅凭智商决定，应该由他们在自己所处环境中的行为能力决定。

　　西澳大学的孤独症研究学者盖尔·阿尔瓦雷茨教授（Gail Alvarez）接受采访时指出，"孤独症人士的行为能力并不取决于其 IQ，而取决于他们在不同年龄段适应自己所处环境的能力"。

　　以阿尔瓦雷茨作为第一作者，由西澳大学教授安德鲁·怀特豪斯（Andrew Whitehouse）领导的研究小组 2019 年 6 月 19 日在《孤独症》（Autism）杂志上发表文章指出，没有智力障碍的高功能孤独症人士在日常生活技能上依然存在很大的问题，适应能力不足。研究小组调查了西澳大利亚州的 2 225 名 1~18 岁的孤独症儿童，其中 1 041 名儿童有智力障碍，1 184 名儿童没有。

他们使用文兰适应性行为量表（Vineland Adaptive Behavior Scales, VABS）对这些少年儿童进行行为能力评估，同时以智商测试评估他们的认知能力，然后对数据进行统计分析。

智商代表了个体的认知水平，经常反映在学习成绩上。而文兰适应性行为量表主要着重于测试个体的适应性行为，包括个体在所处环境发生变化时的处理能力、社交能力以及生活中的自理自立能力。通过数据的标准化处理，研究发现，没有智力障碍的孤独症儿童的行为能力值（VABS）平均比 IQ 值低 28%。与之对应，有智力障碍的少年儿童，他们的 VABS 值只比 IQ 值低 4.5%。而且，孩子的年龄越大，VABS 值与 IQ 值相差越大。据此，怀特豪斯指出，用孤独症人士的 IQ 值预测他们的独立生活能力的准确性是很低的。

作者进一步指出，在澳洲和欧美的公共教育体系中，如果一个孩子被认为是高功能孤独症，学习成绩也很好，学校往往会忽视孩子的行为能力，而家长也可能因此放松对孩子的干预，使孩子的适应性能力、行为能力与普通孩子的能力距离越来越远，这显然不利于孩子的成长。而那些智商低的孩子，虽然学习成绩可能不好，但是学校和家长往往更注重培养他们的生活技能，使他们的独立生活能力更强。因而，怀特豪斯认为，"高功能孤独症"的标签往往对孩子的能力有误导作用。"高功能孤独症"这个词也许就不应该存在。

疾病还是障碍：孤独症作为神经多样性的存在

1998 年，朱迪·辛格（Judy Singer）一直在思考，如何能够找到一个合适的词形容她的妈妈、女儿和她自己。祖孙三代似乎都有点与世人格格不入，准确地说，她们都有阿斯伯格综合征。当时，指责父母像冰箱一样冷漠——"冰箱妈妈"的假设刚刚被摒弃不久。该假设的著名推手，被称为 B 博士的布鲁诺·贝特尔海姆（Bruno Bettelheim）在 1997 年带着满身的荣誉和毁谤离世。彼时，英格兰年轻的科研界新星安德鲁·韦克菲尔德（Andrew Wakefield）刚刚发表了他那篇著名的论文，宣称孤独症是由接种疫苗造成的。但是，在朱迪看来，她一家三代的孤独症，不是由疫苗接种，也不是由"冰箱妈妈"造成的，而是源于一个神经发育方面的本来存在，一个异于大多数人的神经上的存在。作为悉尼技术大学的荣誉学生，她在所撰写的毕业论文中，将这种神经发育方面异于多数人的存在，称为"神经的多样性"（Neurological Diversity），简称为"神经多样性"（Neurodiversity）。

1998 年 9 月，美国记者哈维·布鲁姆（Harvey Blume）在著名的《大西洋月刊》（*The Atlantic*）发表了文章《神经多样性：极客族的神经基础》（*Neurodiversity：On the neurological underpinnings of geekdom*），宣告了神经多样性倡导运动的开始。

2015 年，史蒂夫·希尔伯曼（Steve Silberman）出版了他的著作《神经部落——孤独症的故事和神经多样性的未来》（*Neurotribes：The Legacy of Autism and the Future of Neurodiversity*），进一步推动了神经多样性理论的发展。

神经多样性

迄今为止，"神经多样性"还仅仅是一个争取孤独症人士权利的存在，并不是一个神经学或者生物学的定义。因而，就像多样性这个词本身，对于神经多样性的定义也仁者见仁，智者见智。柏林自由大学（Freie Universität Berlin）的凯瑟林·海尼茨（Kathrin Heinitz）教授认为主要有两点：第一，大脑在神经发育上的偏差造成的行为方式的不同是一种自然的存在，并不是障碍或者疾病；第二，孤独症是一种人类行为方式的微小偏差，是精神障碍的一种。孤独症人士有自己的特殊之处，有自己的特长。这个特殊之处和特长是他们特殊身份的表现，而不是他们患有的一种疾病。

应该说，神经多样性的提出和肢体残疾的"社会模式"的定义一样，有革命性的意义。"社会模式"的定义让公众认识到，肢体残疾在一定程度上是社会环境造成的。在一个无障碍的城市里，肢体残疾的人坐着轮椅也能够和大多数人一样出行，不需要很多的辅助，不会有出行障碍。与之相反，在一个处处有障碍的城市，肢体残疾的人坐轮椅是无法出行的，这就成了典型的残障。而神经多样性的提出，要求公众如同尊重人的不同种族、不同肤色、不同民族一样，尊重人在神经发育和行为上的不一样。不管是残障还是残疾，都取决于人与环境之间是否和谐共生。曾经有一位孤独症人士指出，目前的环境对孤独症人士来说，就像淡水鱼混在了海水中——虽然海洋更大，却不是适合的环境。孤独症人士首先是人，然后才是有孤独症的人，他们都有平等接受教育、就业的权利和机会，需要建立一个尊重、包容和接纳的社会，消除对孤独症人士设置的障碍。

神经多样性的提出，让公众认识到，孤独症人士有他们自己的优势。虽然成年孤独症人士中拥有一份工作的人数占比只有 5%~20%，但这些优势足以让他们能够在某些领域大显身手。比如大名鼎鼎的天宝·格兰丁（Temple Grandin），她对图像的特殊想象力让她成为一名出色的农场机械设计师。以色列军队中甚至有一个专门由孤独症人士组成的队伍，负责监测卫星云图的细微变化，预测可能发生的状况。互联网技术行业可能是孤独症人士最热门的就业领域。许多互联网技术公司，像微软、谷歌和思爱普等都成立了专门的部门，雇用孤独症人士。

神经多样性的提出，对于防止对孤独症人士的歧视、霸凌和污名化，建立一个尊重、接纳和包容的环境，以及认识孤独症人士本身的社会价值有着重要的意义。

极端神经多样性

有这样一个网站，叫作"神经正常研究院"（Institute for the study of Neurologically Typical，ISNT），专门研究并筛查"神经正常综合征"。该网站宣称，"神经正常综合征"的主要表现是"无法独处，无法容忍特立独行。在群体中的社交行为非常刻板，以及经常性地说谎，等等"。这是一位孤独症人士针对如今雨后春笋一般冒出来的孤独症研究中心和研究院而仿照成立的。

然而，在越来越多所谓的专家学者，甚至网络人士将爱因斯坦、达·芬奇等天才人物诊断有孤独症后，神经多样性就不仅仅是一种自然存在，而是优势了。因而，为了保持神经多样性的本质，就不应有任何的治疗，甚至干预和教育，否则世界将失去多少个像爱因斯坦和达·芬奇这样的天才啊！

芝麻街（Sesame Street）是美国一家著名的动画公司，创造了埃尔默（Elmo）、曲奇怪（Cookie Monster）这些深受儿童喜爱的卡通人物。

芝麻街还与多家孤独症倡导组织合作，创造了第一个有孤独症的卡通人物——朱莉亚（Julia）。最初，由孤独症人士创立的孤独症自我倡导网络（ASAN）认为，"以朱莉亚为主角的动画片告诉公众，即使一个人有孤独症，也能有很好的生活。同时，这个动画片也教导孤独症儿童如何与普通儿童成为朋友"。然而，2019 年 8 月，ASAN 突然宣布终止与芝麻街的合作，并指责芝麻街制作的以朱莉亚为主角的宣传片，歪曲了孤独症人士的形象，特别是宣传片的结尾，鼓励家长利用孤独症之声（Autism Speaks）网站的"早期筛查量表"筛查自己的孩子，从而尽早对孩子进行干预。孤独症之声是全球最大的孤独症倡导组织，在提高公众对孤独症的认识上做了很多工作。孤独症之声也会筹集资金，对孤独症的生物学基础以及干预方法进行研究。在 2016 年之前，孤独症之声的愿景中还包括了治愈孤独症。

近几年，ASAN 一直在呼吁公众不要给孤独症之声捐款。ASAN 认为，第一，孤独症之声的资金使用不当，大部分资金用来科研和提高公众认识；第二，孤独症之声的 28 名理事会成员中，只有一位有孤独症，有悖于"没有我们的参与，就不要做和我们有关的决定"这一原则；第三，在孤独症之声的宣传中，传播了人们对孤独症人士的恐惧、羞辱和偏见。

在神经多样性的旗帜下，ASAN 以及许多高功能孤独症人士或者阿斯伯格综合征人士，反对针对孤独症的任何研究和干预。他们认为，对孤独症做生物学研究，了解其基因基础，会对后代进行生物学选择，也就是社会达尔文主义的优生学（Eugenics）的观点所认同的——当然，人类历史上确实出现过消灭残障人士的运动，现在一些机构还打着"孤独症清零"的口号宣传。同时，他们也认为，以应用行为分析为基础的孤独症儿童教育是为了消灭孤独症特有的特质，是不人道的。比如，很多刻板行为是孤独症人士自我调节压力的行为，控制刻板行为只会让他们更加焦虑。

神经多样性造成孤独症群体的分裂

就像我们前面指出的，正如生理残障有医学模式和社会模式两个定义一样，神经多样性为孤独症社会模式的定义奠定了基础，为建立一个尊重、包容、接纳、多元化的社会提供了依据。神经多样性的提出，无疑是有革命性意义的。

然而，越来越多的人认识到，神经多样性正在分裂孤独症群体。许多高功能孤独症人士都是神经多样性的坚定支持者，他们庆祝每年的世界孤独症日，认为孤独症不是疾病，也不是残疾，而是一种天赋。他们反对科研，反对干预，要求"没有我们的参与，就不要做和我们有关的决定"。

与此相反的是，许多特质严重的孤独症人士，特别是他们的父母，希望有更多的研究。虽然孤独症没有药物可以治疗，但是如果药物能够减轻一些症状，或者控制一下共生障碍（比如注意缺陷多动障碍、抑郁症等），对提高孤独症人士的生活质量将有极大的意义。对很多家长来说，在没有药物的情况下，对孤独症人士的行为管理就是他们的最后一根救命稻草，特别是对于那些问题行为严重的孩子，能够不让孩子们自伤，不具有攻击性行为，是让一家人过上有质量的生活的底线。

这两种对待科研和行为干预截然相反的态度，造成孤独症群体的分裂。而"没有我们的参与，就不要做和我们有关的决定"，可能在撕裂的伤口上，又撒了一把盐。

乔纳·卢茨（Jonah Lutz）是一位有严重孤独症的青年，20岁的他面临着下一步到底去社区中心居住还是继续与父母在一起居住的问题。

约翰·埃德·罗比森（John Elder Robison）曾经有着成功的职业生涯，结婚三次，育有一子。在 40 岁的时候，约翰自我诊断有阿斯伯格综合征。之后，他出版了 4 本书，最著名的一本是《看着我的眼睛》（*Look Me in the Eye: My Life with Asperger's*）。

在听说乔纳的住处要由父母决定后，以约翰为首的孤独症人士对乔纳的父母进行了严厉的批判，"乔纳不是由于有严重的智力问题不能做决定，而是其父母无法理解乔纳的意愿，但是孤独症人士能够更好地互相理解，因而需要其他有孤独症的人士解释乔纳的意愿，让乔纳自己做决定"。因此，乔纳的妈妈广发"英雄帖"，邀请任何自认为能够和乔纳交流的人到家里来。约翰接受了挑战。2019 年，在《不同的音调》（*In a Different Key: The Story of Autism*）一书的作者约翰·唐文（John Donvan）和凯伦·祖克（Caren Zucker）的促成下，约翰来到乔纳家里。当然，一天后的结果是，二人无法交流，乔纳仍无法做关于自己的决定。

从乔纳家里回来后，约翰承认自己的孤独症与乔纳的不同，认同了乔纳妈妈的意见，因此被更极端的神经多样性鼓吹者边缘化了。

用医学模式和社会模式定义孤独症

这种由极端神经多样性造成的分裂越来越大，很多人有疑问，孤独症群体撕裂的这个伤口能够愈合吗？在当前神经多样性的背景下，在诊断标准倾向于消灭各种亚型的情况下，越来越多的人是在成年之后，甚至四五十岁之后，才自我诊断或者被诊断有孤独症。分裂的一方正是少数的这类"高功能"孤独症人士，他们首先自定义是弱势群体"孤独症人士"中的一员，不断在网上发声，代表"孤独症群体"；而分裂的另一方，往往是一些重度的甚至没有语言交流能力的孤独症人士的父母。

自从孤独症领域的"冰箱妈妈"的假设出现以来，总会有各种各样的变种出现。即使这个假设已经被摒弃几十年了，对孤独症父母的指责也从来没有完全消除过。

英国剑桥大学西蒙·巴伦－科恩教授认为，孤独症群体分裂的焦点是如何准确描述孤独症。5个以"D"开始的词哪一个才是最准确的：不同（Difference），诊断（Diagnosis），障碍（Disorder），疾病（Disease）和残疾（Disability）？

从极端神经多样性的观点来看，孤独症当然不是疾病，只是不同。孤独症人士不需要被消灭、被干预，只需要作为人的多样性而被接受。但是，除了孤独症人士的父母，也有孤独症人士持相反的观点。他们认为孤独症就是一种疾病。谱系新闻（Spectrum News）网站报道，有个重度孤独症弟弟的轻度孤独症人士托马斯·克莱蒙特（Thomas Clements）惊诧于神经多样性将孤独症人士简单地描述为有异于常人的怪癖，而完全否认孤独症作为一种疾病的形态。没有语言交流能力却上了大学的本杰明·亚历山大（Benjamin Alexander）则在邮件中更加直接地表示，"孤独症就是一个活着的地狱，我不希望人们接受我现在的样子，我希望被治愈，希望像癌症病人一样可以痊愈"。

其实，正如神经多样性本身所倡导的，尊重神经发育的多样性，同样应该尊重孤独症人士本身的多样性。科恩教授也指出，这是如何定义孤独症的问题，是如何理解孤独症本质的问题——孤独症既不仅仅是不同，也不仅仅是疾病。只有同时用医学模式和社会模式定义孤独症，才会更加准确。所以，在描述孤独症群体的时候，我们更希望使用"障碍"这样的词。

异质性还是同质性：矛盾中的统一

孤独症谱系障碍具有高度的异质性：孤独症个体的行为、认知等表现千差万别。与孤独症相关的变异基因也有上千个，预示着不同的生物学机制，因此，对孤独症进行亚型细分一直是科学研究的一个重点。孤独症人士也有相同的行为表现形式：社交交流障碍和狭隘的兴趣与重复刻板的行为、思维方式——这是孤独症的同质性表现，预示孤独症也许有相同的生物学机制。寻找孤独症的生物标记物，寻找不同基因变异的共同生物学机制，同样也是研究的重点。

这看似矛盾的两个方面，共同推动着孤独症的科学研究进程。

孤独症的高度异质性和亚型细分

就像我们常说的，世界上没有两片相同的树叶，也没有两个一样的人，同样也没有两个一样的孤独症人士。

从认识到诊断，孤独症谱系障碍都是一个宽泛的谱系，是一个什么都可以往里装的超级大筐，但是它也是一种高度多样 / 异质性（heterogeneous）的存在。就像 2021 年 12 月《柳叶刀》孤独症委员会发布的题为"孤独症支持和临床研究的未来（The Lancet Commission on the future of care and clinical research in autism）"的报告中指出的，孤独症人士的行为方式、认知能力、支持的方式、需要支持的力度，以及共同存在的障碍，都千差万别。同时，由于家庭环境、社会文化、种族等的差异，孤独症特质的表现也各有不同。所以，著名的孤独症人士，纽约艾德菲大学特殊教育教授史蒂文·肖尔（Steven Shore）说："如果你认识了一个有孤独症的人，你就只认识了那一个有孤独症的人。"

　　孤独症的异质性反映出不同的生物学基础。现在，孤独症的发病机制被认为 80% 是由基因决定的，另有 20% 是由环境因素决定的。美国西蒙斯基金会的西蒙斯助力孤独症知识研究（SPARK）项目的研究人员，通过大规模的基因测序，确定的与孤独症相关的基因数量每年都在增加：2015 年是 65 个基因，2018 年是 102 个，2019 年是 184 个，2021 年是 255 个。有人估计，与孤独症相关的基因甚至可能有上千个。如果考虑到孤独症是一种广泛性发育障碍，而发育障碍往往是许多单基因变异叠加的结果，那么，孤独症的发病基因基础就更加复杂。

　　从环境因素来说，同样如此。孕期因素、父母的年龄、环境污染和药物的使用，等等，都多多少少被认为是孤独症形成的环境因素。当然，关于环境因素与孤独症关系的研究，基本上只停留在相关性研究上，而不是因果关系的研究上，也就是说，科学家们还没有确切地找到哪一种环境因素会造成孤独症，但是这些情况已经足够体现出这种研究的复杂性了。

　　孤独症的高度异质性也是当前孤独症人士的教育、支持研究，以及生物学研究进展缓慢的原因。越来越多的呼声要求对宽泛的孤独症谱系障碍进行细分，分成不同的亚型。前文提到的《柳叶刀》发布的报告中，甚至提出了"重度孤独症"的概念，以区分于那些认知能力和表达能力都很强的孤独症谱系障碍人士，并呼吁为重度孤独症人士提供更合适的支持。

　　尽管对于孤独症亚型是按行为方式还是按相关基因变异进行划分，目前还没有达成共识，但是，对孤独症亚型的细分有利于对不同的人群进行有针对性的教育，给生物学机制的研究以及可能的药物研究带来新的希望。

　　2020 年，斯坦福大学的学者利用他们自己制作的社交能力量表

（Stanford Social Dimensions Scale，SSDS），评估了 164 名 2~17 岁的孤独症少年儿童，并将他们细分为 5 个亚型。根据不同的亚型，给他们提供不同的干预形式。例如，其中一个亚型的孩子有较强的社交认知和社交需求，但是表达能力欠缺，同时容易焦虑，针对这部分孩子的干预重点是提高他们的社交交流能力。

2013 年，西雅图华盛顿大学的拉斐尔·伯尼尔教授（Raphael Bernier）在一个星期内接诊了两个孩子，除了一般的孤独症特质，他们的大脑都偏大，有点斜视，前额较宽。通过基因测序发现，他们都拥有 CHD8 的基因突变。受此启发，伯尼尔研究小组从相同的基因变异出发，寻找具有相同行为障碍的孤独症人士，进行亚型细分。他们希望这样的划分有助于制订特定的个性化治疗和干预方案。

按基因进行分类其实早就有成功的案例。根据美国《精神障碍诊断与统计手册》DSM-IV 中孤独症诊断的基本标准，雷特（Rett）综合征和脆性 X 染色体综合征都属于孤独症的范畴。但是，由于被认为有明确的基因机制，在 DSM-5 版本中，它们不再归属于孤独症——尽管雷特综合征和脆性 X 染色体综合征在行为、认知等方面，与孤独症的定义是如此相近。正是由于这样的亚型分类，让干预或者药物治疗更有针对性，当前，美国食品药品监督管理局（Food and Drug Administration，FDA）已经批准了一个用于治疗雷特综合征的药物，而治疗脆性 X 染色体综合征的药物，也已经用于临床，基因治疗也在发展之中——这都是亚型分类的结果。

孤独症的同质性和生物学机制探索

不管孤独症有什么样的异质性，不管亚型细分的需求有多么的迫切，一个不争的事实是，所有的孤独症谱系障碍人士都有两个相同的障碍：社交交流障碍和狭隘的兴趣与重复刻板的行为、思维方式。在生物学上，这相当于所有的孤独症谱系人士有相同的表型，而表型是由背后的生物学机制决定的。所以，在不断对孤独症谱系障碍进行细分的努力下，寻找孤独症谱系障碍的共同生物学机制的努力也一直没有停止。

当前，孤独症基本上是根据 DSM-5 或者世界卫生组织发布的《国际疾病分类》（第十一次修订本）（*International Classification of Diseases-11*，ICD-11）制定的标准进行行为观察而诊断的。这样的诊断方式一直被认为有很强的主观性和不确定性。如果能找到生物学的标记物，那么诊断就能更加客观，而在同质性的前提下，寻找孤独症诊断的生物标记物也成为可能。大数据和图像处理技术的发展，让科学家们有可能在不同孤独症人士的眼动跟踪和复杂的脸部表情中找到某些共同之处，发展出客观的诊断标准。2023 年，美国食品药品监督管理局第一次审查批准了基于平板电脑的眼动跟踪技术，用于 3 岁以下孤独症儿童的诊断。

现代技术的发展让科学家们能够大规模地分析孤独症人士的血液等样本中的化学分子、蛋白质和 DNA/RNA 数据，从而寻找表征孤独症的共同生物化学信息。比如，纽约的一家公司正在测试唾液中的小段 RNA，美国威斯康星一家公司试图用血液中的新陈代谢产物，作为孤独症诊断的生物标记物。尽管二者离临床应用还有很长的距离，还引起了很多的质疑，但也算是一些不错的尝试。

在生物学机制方面，5-羟色胺（最早是从血清中发现的，又名血清素）与孤独症关系的研究已经有 60 年的历史。早在 1961 年，精神病学家丹尼尔·弗里德曼（Daniel Freedman）发现，很多孤独症人士血液中的 5-羟色胺浓度明显偏高，现在认为有 25%~50% 的孤独症人士血液中的 5-羟色胺明显偏高。动物实验也表明，提高血液中 5-羟色胺的浓度会大大降低动物的社交兴趣，使其出现孤独症的特质。因而，5-羟色胺一度被认为是大部分孤独症亚型的生物学机制。

在大脑中，5-羟色胺是大脑分泌的信号传递化学分子，与抑郁症相关。许多抗抑郁药物的作用机制就是提高大脑中的 5-羟色胺水平。虽然抗抑郁症的药物没有改善孤独症的核心特质，但是，斯坦福大学的罗伯特·C. 马伦卡教授（Robert C. Malenka）在 2021 年将两个能够调节大脑 5-羟色胺水平的化学物质——MDMA（一种神经兴奋剂的成分）和 CP-94253，用于 6 个不同的小鼠模型，显著改善了小鼠的社交行为，取得了令人震惊的成功。这 6 个小鼠模型，包括 5 个与孤独症相关的基因变异模型（16p11.2、CNTNAP2、FMR1、ACTL6B、ARID1B）和一个小鼠出生缺陷造成的模型。

这些都证明，5-羟色胺可能是孤独症的一个同质性机制。可惜的是，试图用血液中的 5-羟色胺作为孤独症诊断的生物标记物的实验没有获得成功。马伦卡教授的实验虽然在小鼠身上取得了成功，在人体临床试验中却没有明显效果。

由于 5-羟色胺不能通过脑血屏障，因而，5-羟色胺在大脑中与血液中的水平可能没有直接关联，二者可能是完全不同的两个 5-羟色胺体系。所以，这也可能是 60 年来人们一直无法在生物学上解释 5-羟色胺与孤独症的关系的原因。

可以说，在孤独症同质性的生物学机制研究上，困难重重！

三个不同的孤独症相关基因，同一个生物学机制

2022 年 2 月，美国哈佛大学和麻省理工学院的研究人员在著名的《自然》（*Nature*）杂志上发表了题为"不同的孤独症基因同样改变神经元的发育时机（Autism genes converge on asynchronous development of shared neuron classes）"的研究论文。宾夕法尼亚大学宋洪军（音译）教授在接受谱系新闻（Spectrum News）网站采访时说："有意义的研究，令人惊讶的结果。"——在多年的徘徊不前后，孤独症同质性生物学机制研究取得了突破性的进展。

人类大脑皮质是大脑中负责认知、感知和语言的部分，认知、感知和语言的发育障碍同样是典型的孤独症特质。哈佛大学教授、论文的通信作者葆拉·阿罗塔（Paola Arlotta）领导的实验室，使用干细胞技术，构建了含有大脑皮质细胞的"类脑器官"的三维模型，并对类脑器官中的三个基因 ARID1B、CHD8 和 SUV420H1 分别进行基因变异处理。

小知识："类器官"模型是一种先进的生物技术。与之前的细胞培养或者组织器官培养不同，"类器官"在培养皿里进行细胞培养，然后通过一些诱导，让这些细胞自行组装发育成为它们来源的器官，比如本文中的"类脑器官"就像是一个简单的脑组织。这种自行组装发育一定程度上模拟了体内的情况，因此被研究人员认为是更接近人体内的状态。同时，研究人员一般还能够采用病人身体的组织细胞以还原为原始的干细胞，再诱导成为相应的类器官，这样我们甚至可以在培养皿里养出这个病人的类器官，从而对其用药物处理，观察反应，以及筛选相对更有效的药物。

《自然》杂志报道中的这三个基因都被认为与孤独症相关，但是其机制并不清楚。其中研究最多的是 CHD8 基因。ARID1B 和 SUV420H1 的变异与孤独症的关系都是在 2012 年发现的，到 2019 年，总共发现大概 65 名孤独症人士带有 ARID1B 突变，十几名带有 SUV420H1。带有这三个基因变异的孤独症人士，除了有典型的孤独症特质，还有一个共同的特质，大脑都偏大。

三个基因变异对个体的影响不一样，表现为孤独症的异质性。但是，使用"类脑器官"模型，应用单细胞的 RNA 测序和蛋白组学等技术，研究者发现三个基因变异对两类神经元细胞的 γ-氨基丁酸（GABA）和深层兴奋性投射神经元都产生了影响。与对照组相比，三个基因变异都促使 GABA 神经元提前表达，但对深层兴奋性投射神经元表达的影响稍微不同：SUV420H1 提前表达，ARID1B 则延迟，而 CHD8 对其表达时间没有影响。

小知识：大脑皮质里的神经元根据神经递质主要可以分为两类，兴奋性神经元和抑制性神经元。皮质内的抑制性神经元主要是采用 γ-氨基丁酸作为神经传导递质，与兴奋性神经元采用的谷氨酸（Glutamate）截然不同。一般认为，兴奋性神经元的投射是非常长的，有些可以跨左右半脑投射，另有一些则可以向下投射进入各级核团和脊髓，经常起到发号施令的作用。然而，γ-氨基丁酸抑制性神经元的投射一般只在局部脑区，起着沟通联络的作用。

同时，皮质内的兴奋性神经元是大脑皮质里的"原住民"，主要由就近的侧脑室神经干细胞产生，生成后形成层层叠叠的排列，最早产生的兴奋性神经元排列在内，更晚产生的兴奋性神经元以一种放射状迁移的方式跑到皮质的最外层形成一层新的结构，从而产生大脑皮质内的 6 层结构。然而，皮质内的抑制性神经元是"外来户"，在侧脑室的几个隆起区域（MGE、CGE）产生，与兴奋性神经元的"祖先"不同。产生后的抑制性神经元以一种切线迁移的方式侵入原住的兴奋性神经皮质，零星地分布在兴奋性神经元之中，以抑制性地调节这些原住兴奋性神经元为补充，从而再进一步形成复杂的神经网络。因此，大脑皮质内的兴奋／抑制是一个相当精细的调节，也有不少的研究人员认为，大脑皮质内的兴奋／抑制失衡是孤独症成因之一。

这三个不同的基因变异，都改变了相同类型神经元细胞的发育时间。大脑皮质神经元的作用方式非常精巧，正如主要共同作者玛蒂拉·皮格尼（Martina Pigoni）指出的，"每种神经元在特定的发育时期出现，如果神经元细胞的发育时期被改变，就会影响神经回路的链接"，从而影响个体的大脑神经发育，形成孤独症的特质。

另外，大脑皮质的兴奋／抑制失调一直被认为与孤独症的形成有关，γ-氨基丁酸抑制神经元的功能失调和深层神经元激发过程的不平衡被认为是孤独症成因的一种假说。所以，这三个基因变异对这两类神经元细胞的影响，可能就是这三个不同基因变异的共同生物学机制。

同时，基因表达和蛋白组学数据进一步表明，这三个基因的分子机制是不相同的，它们下游的控制靶点也各不相同。

总的来说，尽管这三个基因变异造成的临床表现不一样，它们各自的分子机制不同，但是，在细胞层面上有相同的机制——都改变了 γ-氨基丁酸神经元和深层兴奋性投射神经元的发育时机，从而造成了带有这三个基因变异的个体的孤独症。

这个研究结果是突破性的。长期以来，人们一直怀疑，成百上千的不同基因突变造成的孤独症，到底会不会有一个共同的生物学机制。斯坦福大学的精神病学和行为学教授考斯图布·苏佩卡（Kaustubh Supekar）甚至认为，"试图在如此异质性的孤独症谱系上找到相同的生物学机制，简直就是白日做梦"。因而这个研究发现的三个基因变异的共同生物学机制，可以说是一个从 0 到 1 的改变。

当然，现在谈论这些研究结果的临床应用还为时过早，只发现了三个基因，而且还是"类脑器官"模型的结果。如果在几百个甚至上千个影响孤独症的基因中，找到相同的生物学机制，那么就有可能找到相同的孤独症生物标记物和相同的药物作用靶点，这显然对于孤独症的诊断和临床药物研究具有重大的意义。

也许，在未来的某一天，孤独症的同质性和异质性会得到统一。

致谢：感谢神经生物学博士望望同学和圣路易斯华盛顿大学的王硕教授，在本文写作过程中给予的指导和提出的修改意见。

孤独症的本质：不同、残疾，还是障碍？

当很多家庭因为有一个孤独症孩子而焦头烂额的时候，美国巴尔的摩的朱莉·格林南和乔·格林南（Julie & Joe Greenan）夫妻的焦虑程度是这些家庭的 5 倍。这对恩爱夫妻的 5 个孩子，全部被诊断有孤独症。

孤独症是一种广泛性的发育障碍，表现为社交能力的缺失和重复刻板的行为、思维方式。这个定义对格林安一家来说非常模糊。他们最大的孩子已经大学毕业，老三和老四这对双胞胎可以在普通教室跟着上课，最小的孩子去了孤独症专门学校。老二，21 岁的山姆，没有语言能力，有智力障碍，有自伤行为并偶尔有攻击性行为，在 2016 年，由于无力照顾他，父母将山姆送进了收容所。

所以，5 个孩子中，哪个才有孤独症呢？孤独症又到底是什么呢？

孤独症是什么？

几年前，国内有家著名的孤独症儿童干预机构要搬家，据说在选择新的校址时受到了抵制，人们认为会搬来一座"傻子"学校。在各地推进孤独症儿童融合教育的过程中，有家长拉横幅，抵制孤独症儿童入学，生怕这些"傻子"影响了他们的孩子。

在英国剑桥大学的孤独症研究学者西蒙·巴伦－科恩看来，孤独症人士个个都是潜在的天才。2020 年底，他出版了一本书《执着于规律的人》（*The Pattern Seekers*）。作者认为，人类几千年文明进程中的发明创造，都来自一种孤独症特质——系统性的心智模式，即痴迷于分析识别世间万物的各种规律的能力。具有这种超强的系统性心智能力的人，包括伟大的发明家爱迪生、特斯拉，亿万富翁吉米·西蒙斯、比尔·盖茨，艺术家达·芬奇以及 NBA 球星科比·布莱恩特。

近年来，随着孤独症流行率的节节攀升，媒体对孤独症的关注也逐渐增多。在一些媒体的报道中，孤独症儿童是星星的孩子，在遥远的星球独自闪闪发光；而在另一些媒体的报道中，孤独症儿童有耳却充耳不闻，有眼睛却视而不见。孤独症儿童家长既不奢求自己的孩子是天才，也不希望被冠上"星星的孩子"那么浪漫的称呼，他们难以接受自己的孩子是傻子的看法，更多的诉求是如何苟且度日。

天才和傻子，浪漫和苟且——这些大相径庭、相互矛盾的看法，让孤独症和孤独症人士，在旁人眼中变得更加模棱两可，令人疑惑重重。

所以，孤独症到底是什么，如何定义孤独症呢？

孤独症是一种不同（Difference）

前面我们提到的天宝·格兰丁，3 岁半时被诊断有孤独症，4 岁时才会说话，被称为迄今为止最成功的孤独症人士。2012 年，她主编的一本书《不同……不是低能》（*Different…Not Less*），收集了一些成功的成年孤独症人士的故事。书中指出，孤独症是一种不同，而不是低能。孤独症人士的不同特质，让他们在技术、商业、艺术甚至服务（比如成为心理学家）等领域都能取得成功。

天宝·格兰丁自己就是这样一个与众不同的人。在大多数人看来，牛羊被驱赶而奔跑，奔跑时就是动物奔跑的样子，而在天宝看来，牛羊是以一定曲线轨迹奔跑，这是它们最舒适的奔跑方式。由于这种特殊的观察能力，她为农场设计出最佳的牧业器械和环境。在美国，有近一半的牧场使用她设计的各种器械和装置。

天宝后来成为美国科罗拉多州立大学的教授，也成为一位伟大的演讲者，给全世界孤独症领域带来了无限多的正能量。2016 年，这位

"不同"的孤独症人士当选为美国科学院院士。

我们说孤独症是一种不同，并不仅仅是天宝这样天才式的与众不同，更多的是由于孤独症的核心障碍导致他们感受世界的方式，自我表达的能力与大多数人不同。

一个5岁的孤独症女孩非常喜欢游泳，于是爸爸驱车十几个小时带她来到了海边。女孩很兴奋地游泳，但是当天晚上去住旅馆的时候，却一直哭闹、抓狂。转天回到海滩，她也不下海游泳，只在沙滩上涂涂划划，生拉硬拽都不下海。百思不得其解的爸爸慢慢走近女孩，才发现女孩在沙滩上一直在写同一个字："家"。联想到从小没有带女孩在外面住过酒店，爸爸意识到，女孩是害怕从此不回家了，所以哭闹。爸爸告诉女孩，今天明天在海边玩，后天就回家。不再担心的女孩一下子又跳入了海中，愉快地游泳。5岁的孤独症女孩就是用这样不同的方式，表达着对家的思念。

有很多孤独症人士，对于细节有异乎寻常的专注力。有些孤独症儿童玩拼图的能力突出，以色列军队中的孤独症军人能够发现卫星云图的细微变化，互联网技术公司的孤独症员工能够从成千上万行的代码中发现可能的病毒……这些正是利用了孤独症人士对细节超乎常人的观察力。

正是由于观察到了这些不同，经过长期的思考，澳大利亚的社会学者，一家三代被诊断有阿斯伯格综合征的朱迪·辛格，才提出了这种不同是神经发育方面异于多数人的存在，也就是神经多样性。孤独症是一种神经多样性，是一种"不同"。我们尊重每一个人，也尊重每一个人的"不同"。

孤独症是一种残疾（Disability）

在倡导领域，残疾有医学模式和社会模式两种定义。神经多样性这一概念，为孤独症的社会学模式的定义奠定了基础，成为孤独症人士权利倡导运动的核心，对于认识孤独症人士本身的社会价值有着重要的意义。

由于长期以来的污名化宣传，孤独症人士经常被认为行为怪异，因为残疾而被排斥在正常的社会活动之外。但是，2021 年 3 月 16 日，美国精神航空公司拒绝 4 岁的孤独症儿童乘坐飞机的理由却是"孤独症不是残疾"。在新型冠状病毒感染流行期间，航空公司要求旅客戴口罩乘机，只有 2 岁以下儿童以及一些不适合戴口罩的残疾人士可以不戴口罩。阿肯色州的一位爸爸带着孤独症儿子从拉斯维加斯乘坐飞机，却被航空公司拒乘，理由是 4 岁儿童必须戴口罩。尽管这位爸爸出示了医生的诊断，证明孩子有孤独症，在戴上口罩之后，他会自己屏住呼吸，开始抓狂并自伤，因而可以豁免戴口罩，但是航空公司还是以孤独症不是残疾为由，断然拒绝这对父子乘机。

美国孤独症科学基金会（Autism Science Foundation，ASF）创始人爱丽森·辛格（Allison Singer）有一个有重度孤独症的女儿，同时她也是孤独症哥哥的法定监护人。她听说此事后，对航空公司的决定异常愤怒，不是因为该不该戴口罩问题，而是因为航空公司认为孤独症不是残疾。爱丽森尖锐地指出，你说自己有孤独症，又在哈佛法学院上学，那你当然可以说，孤独症不是残疾。但是，对于那些有自伤行为，不会自己穿衣服，在学校找不到厕所的孤独症人士，你无法否认他们的残疾。即使那些认知能力还不错的孤独症个体，同样会在社交、情绪管理方面有很多缺失，他们同样需要帮助管理自己的行为、调整自己的情绪、认识和理解周围的环境，这些都是有质量生活的底线。学习是逆水行舟，任何儿童都需要接受教育才能进步，缺失教育就会退步，孤独症儿童尤其如此。如果不对孤独症儿童进行科学的教育，他们就可能退步，这不是简单的爱、包容、接纳就足够的。

我们说孤独症是一种不同，但并不说孤独症就是一种简单的不同，一种简单的人与人之间的差异。孤独症的医学定义模式是不可忽略的。我们必须正视，孤独症的确是一种残疾。因而，不管人们能够举出多少天才也有孤独症的例子，也不管他们是不是遥远星球上那些独自闪烁的星星，对于大多数孤独症人士来说，他们都需要社会、社区、家庭和我们每一个人的支持。

孤独症是一种障碍（Disorder）

对有阅读障碍的人来说，由于无法阅读静止的文字，在现代社会几乎寸步难行，但在专门销毁保密资料的工厂里的工作人员如果有阅读障碍，反而可以防止泄密。这其实是将阅读障碍转化成了一种能力。

当然，这是极其理想的状况。

障碍的定义是，一个人在自己的生活环境中，行为功能受到妨碍。媒体的各种暖心报道，比如，遇到斜坡，几个人帮忙抬轮椅；视力障碍人士过马路，有好心人搀扶；每年 4 月 2 日的世界孤独症日，各路爱心人士更是全体出动，给孤独症儿童及其家庭献爱心。"爱心"诚然可贵，但是任何人都不可能永远地依靠"爱心"而有尊严地生活，凡事独立自主才是更好的、有尊严的生活。

残障倡导领域中有句名言："不存在有障碍的人，只存在有障碍的社会。"

很多人在候机过程中都有焦虑感，而孤独症人士在嘈杂的候机环境中的焦虑可能就是噩梦般的存在。为了让孤独症人士也能安稳地候机，享受旅行的乐趣，美国的匹兹堡机场专门留出一个安静的房间，供孤独症人士候机。

不被学校接纳，被其他家长排斥，被同学霸凌，孤独症孩子的义务教育就有了障碍。有融合教育支持的环境，会根据孩子的能力实行个别化教育，可以消除孤独症儿童接受义务教育的障碍。

残障是人类多样性的一种存在。当每个人都没有残障的时候，每个人都可能有残障，当每个人都是精英的时候，每个人都成不了精英。我们每一个人，在人生的不同阶段都可能有这样或那样的残障——也许卧病在床，也许踢球时伤了膝盖，也许被生活的压力搞得情绪低落，等等。

所以，孤独症是一种障碍，但是这种障碍是社会带来的。如果要求孤独症人士在生活中没有障碍，就需要消除社会中的障碍，而不是消除有残障的人。

孤独症人士首先是人，然后才是有孤独症的人，孤独症儿童首先是儿童，然后才是有孤独症的儿童。当我们把关注孤独症的焦点都放在"孤独症"上，而不是"人"本身的时候，那么我们就可能在不经意间，给孤独症人士制造了各种障碍。所以，天宝有一句著名的格言：我们应该重点关注，孤独症人士"能"做什么，而不是"不能"做什么。

社会是多样的，我们需要尊重每个人，尊重每个人的多样性，正视残障与残疾的存在，创造一个接纳、包容的无障碍环境。这不是献爱心去关心某一个特殊的群体，而是关心我们每一个人。无障碍是社会本来就应该有的样子。

尊重"不同"，正视"残疾"，消除"障碍"

所以孤独症到底是什么呢？

对本文开头提到的格林南一家来说，孤独症应该既是不同，也是残疾，同样还是障碍。对此有深刻体会的格林南太太朱莉说："对一些孤独症人士来说，孤独症只是一种不同，不是残疾，但是对另一些孤独症人士来说，那完完全全是残疾，严重的残疾。"

尊重"不同"，正视"残疾"，创造一个包容、接纳的环境，消除"障碍"，才能让孤独症人士达到自己能够达到的高度，为社会做出力所能及的贡献。

致谢：本文首发于"知识分子"微信公众号，责任编辑张晗，收录于本书时略有删改。

第二章 诊断的模糊与混乱：
从婴儿孤独症到谱系障碍

"孤独症就是一个大筐，什么都可以往里装！"

朋友来电话说在世界孤独症日在广场上有些活动，希望你能去帮忙布置现场。你欣然前往。广场比往常热闹一些，有许多孩子，许多大声嚷嚷的妈妈。一个小小的临时搭建的舞台上，大大小小的几个孩子在唱歌跳舞——这出乎你的意料，平时看见的舞者都是帅哥美女，或者是伶俐可爱、差不多年龄的孩子，而这群舞者高高矮矮，胖瘦不等，年龄也相差很多。几个拿着宣传资料的志愿者基本上无所事事，一个上午，经过的路人似乎对他们这个热闹的场面并没有多大的兴趣。

有一个孩子，虽然也穿着一样的舞蹈服装，却捂着耳朵，自己站在角落里一动不动。对于你的疑惑，旁边的志愿者说，她只喜欢唱歌，不喜欢跳舞，讨厌噪声，而且只爱独自一人待着。经过和朋友孩子的接触，你知道孤独症是广泛性发育障碍，表现为社交交流障碍，兴趣狭隘与行为、思维方式重复刻板，但是这些概念对你来说还比较抽象。现在看着舞台上的孩子，你似乎知道，社交交流障碍往往表现为孤独症人士喜欢一个人待着，不希望被打扰；重复刻板的行为是指孤独症人士往往由于兴趣狭窄，喜欢做同样的事情，而且乐此不疲。

你回到住处，坐在窗前，对着外面的蓝天白云发呆，觉得自己是不是也得了孤独症。曾经有新闻报道，一个篮球明星曾经在事业低谷的时候每天躲在家里喝酒解闷，宣称自己得孤独症了。回想自己从大学毕业后，事业上不是很顺利，在这纷繁复杂的社会中，你也觉得自己越来越喜欢独自一人待着。下班后，大家一起去酒吧喝酒，你宁愿自己待在房间看书写字；放假的时候，大家相约去旅游，你更想去图书馆，随便找一本书来看。在所有运动中，你只喜欢跑步，对其他运动都不感兴趣，而且跑步就是重复迈腿就行，这的确很像重复刻板的行为。

不过，你知道自己并不像媒体中说的那样是个天才，也不像电影中演的那样需要终生看顾，与朋友的孩子比起来，也不会有那种无缘无故的情绪失控。在这样的矛盾中，你甚至无法了解自己，要界定孤独症好像非常困难，也许自己有孤独症，也许没有，真的是一团糨糊。

梳理孤独症首次诊断以来80年的历史，"一团糨糊"正是孤独症诊断历史的写照。

孤独症诊断标准的历史变迁

孤独症是一种广泛性发育障碍。在医学上，孤独症的生物学机制并不明晰，也没有常规的医学诊断标准，更多的是依据行为观察。当前最新的孤独症诊断标准主要有 DSM-5 和 ICD-11。

DSM 是美国精神医学学会（American Psychiatric Association, APA）发布的精神障碍诊断手册，其中包括障碍的描述、症状和诊断标准。

ICD 是全球各国鉴定健康趋势与统计的基础，也是全球各国报告疾病与健康状况的国际标准，是所有临床科研的诊断分类标准。ICD 始于 1893 年的国际统计学会编制的疾病名称和死因分类。世界卫生组织（WHO）在 1948 年开始采用这个标准，同年发布 ICD-6。

在孤独症首次诊断以来的 80 多年中，以 DSM 为代表的诊断标准几经修订，有的版本甚至是错误或者是反科学的。回顾 DSM 诊断标准的变化，以及造成这些变化的重要历史事件，有助于我们不断更新对孤独症的认识，澄清认识上的偏差。

定义模糊的年代（1908年—1944年）

1908 年，第一次出现"孤独症"这个词。孤独症（autism）这个词源自希腊文，被用来描述特别孤僻，甚至看上去很自恋的某类人群。

1943 年，美国儿童精神病学家利奥·凯纳发表了关于孤独症的第一篇题为"情感交流的孤独性障碍"的文章。文章描述了 11 名儿童，他们智商很高，却表现出"强烈的孤独倾向"和"执着地坚持千篇一律"。他后来将这种情况命名为"早期婴儿孤独症"。

1944 年，奥地利儿科医生汉斯·阿斯伯格（Hans Asperger）描述了一群症状轻微的孤独症人士，即现在所说的阿斯伯格综合征。他的个案全部是男孩，他们非常聪明，却在社交上有很大的困难，并且兴趣狭隘。

灾难性的DSM-I和II年代（1952年—1980年）

1952 年，《精神障碍诊断与统计手册》第一版（DSM-I）发布，将孤独症列为青春期之前出现的一种精神分裂症。有别于成年精神分裂症的是，儿童精神分裂症在发病时并不成熟，而且具有可塑性。这种儿童的精神病性反应被称为孤独症。

1964 年，伯纳德·瑞慕兰在凯纳教授的帮助和鼓励下，开始挑战当时正在兴起的"冰箱妈妈"理论，并出版《婴儿孤独症：其症状和对行为神经理论的影响》（*Infantile Autism: The Syndrome and Its Implications for a Neural Theory of Behavior*），同时寻找孤独症的生物学证据。

1967 年，世界卫生组织发布的 ICD-8 中第一次提到孤独症，并沿用凯纳教授的定义，将其称为婴儿孤独症，属于精神分裂症的范畴。同年，布鲁诺·贝特尔海姆（Bruno Bettelheim）（一般称为 B 博士）在此之前一直不遗余力地推动"冰箱妈妈"理论，并在这一年将此推向了高峰。B 博士认为孤独症是妈妈们像冷漠的冰箱一样不爱自己的孩子造成的，因而，孩子也冷漠，出现早期精神分裂症。这是极端错误的。正如育儿专家、耶鲁大学医学院的弗雷德·沃尔克莫教授（Fred Volkmar）指出的，在第二次世界大战后，精神分析理论在孤独症领域大行其道，其倡导者只看到生活经历对儿童的影响，却没有考虑生物学或者基因方面的原因。

1968 年发布的 DSM-II 在一定程度上是个灾难，它不像 ICD-8 一样沿用凯纳的说法，而是直接将孤独症继续划分为青春期之前出现的儿童精神分裂症，表现为自闭、不正常和孤僻的行为。这些孩子的发展可能不平衡、不成熟，而且"没有发展出与他们的（冷漠的）妈妈不一样的潜质"。这表明当时人们认同孤独症是由于"冰箱妈妈"造成的。

1971 年，埃里克·邵普勒（Eric Schopler）和同事设计了孤独症及相关障碍儿童治疗与教育方案（简称 TEACCH），促成美国北卡州从政府到民间对孤独症儿童的教育提供支持，努力推翻"冰箱妈妈"理论。

1977 年，英国儿童心理学家迈克尔·路特（Michael Rutter）发表了孤独症领域的第一个双胞胎研究。根据凯纳制定的孤独症诊断标准，同卵双胞胎中一个有孤独症，另一个同样有孤独症的概率是 36%，而异卵双胞胎是 0。这个结果在后来的几个大型双胞胎跟踪研究中得到了证实，有力地证明了孤独症与基因有关，是生物学上的发育差异造成的。

1977 年，ICD-9 将孤独症定义为幼儿时期出现的精神疾病，并且确定了婴儿孤独症、童年瓦解性障碍和其他非特异的障碍。

走出精神分裂症的独立年代（1980年—2013年）

1979 年，英国学者洛娜·温（Lorna Wing）将前奥地利儿科医生汉斯·阿斯伯格的工作介绍到了英语世界，形成了阿斯伯格综合征的概念。洛娜在 1981 年提出了孤独症的三个核心障碍：社交障碍、交流障碍和重复刻板的行为与思维方式，从而规范了孤独症的定义。这个定义影响了接下来几十年孤独症的诊断标准，特别是《精神障碍诊断与统计手册》（DSM-IV）中的诊断标准。DSM-IV 将孤独症、阿斯伯格综合征、非特异性的广泛性发育障碍与童年瓦解性障碍，统称为孤独症谱系障碍。

1980 年至 1987 年，DSM-III（1980）终于将孤独症拉回到凯纳教授的早期婴儿孤独症定义，将孤独症与精神分裂症正式区分开来。DSM-III-R（1987）进一步修订了 DSM-III，将幼儿孤独症扩大为孤独症障碍，并且制定了三大类（社交、语言和非语言交流、刻板的行为和兴趣）共 16 条诊断标准，要求必须满足其中的 8 条。

1987 年，加州大学洛杉矶分校的洛瓦斯教授发表了他的第一篇有关应用行为分析（ABA）对孤独症儿童干预效果的论文，证明以 ABA 为基础的技术，让 47% 的儿童得以康复，回到主流学校接受教育。洛瓦斯除了使用强化训练外，还使用了惩罚的手段（洛瓦斯后来也一直纠正这个错误），但是，这是第一次让家长看到了孤独症儿童也能正常生活，不必被机构关起来的希望。

1988 年，达斯汀·霍夫曼（Dustin Hoffman）主演的电影《雨人》刻画了一个症候学者的孤独症人士形象，大大提高了公众对孤独症的认识。

1990 年，ICD-10 正式发布，各成员国在 1994 年正式使用。ICD-10 和 DSM-III 一样，将孤独症作为一个独立的诊断，同时，收录了一系列可能的孤独症相关障碍，包括儿童孤独症、非典型孤独症和阿斯伯格综合征等，归为广泛性发育障碍。ICD-10 在一定程度上使《精神障碍诊断与统计手册》由 DSM-III 过渡到了 DSM-IV。

1991 年，美国联邦政府将孤独症儿童纳入特殊教育范畴，公立学校开始单独区分孤独症学生并提供相应的服务。

1993 年，ABA 进一步在全美得到推广。凯瑟琳·莫里斯（Catherine Maurice）的《让我听见你的声音》① 一书出版。此书描述了他们家

---

① 编注：《让我听见你的声音》(*Let Me Hear Your Voice: A Family's Triumph Over Autism*) 中文简体版于 2018 年由华夏出版社出版。

如何使用洛瓦斯的 ABA 技术干预孤独症孩子……这本书让 ABA 进一步在全美得到推广，从此奠定了 ABA 在孤独症儿童教育中的基础作用。

1994 年发布的 DSM-IV 将孤独症归为广泛性发育障碍，同时归于此类障碍的还有阿斯伯格综合征、雷特综合征、童年瓦解性障碍和非特异性的广泛性发育障碍。DSM-IV 修改了 DSM-III 的诊断标准，总共 16 条标准（或者 12 条）中至少满足其中的 6 条，才能被诊断为孤独症。2000 年的 DSM-IV-TR 与 DSM-IV 在诊断和分类上没有区别，但是进行了术语的更新。阿斯伯格综合征也第一次被写入 DSM。

1998 年，澳大利亚的朱迪·辛格将孤独症这种神经发育方面异于多数人的存在称为"神经的多样性"，简称为"神经多样性"。同年，发表在著名的《大西洋周刊》上的一篇文章《神经多样性：极客族的神经基础》，宣告着神经多样性倡导运动的开始。

1998 年，英国人安德鲁·韦克菲尔德（Andrew Wakefiled）在《柳叶刀》杂志上发表文章，指出孤独症是由麻腮风联合减毒活（MMR）疫苗造成的。这个研究发现很快被证明造假，文章也被撤稿。尽管后来大量的研究证明，疫苗不会造成孤独症，但是类似言论迄今为止依然没有消退。

2000 年，由于公众对疫苗中的硫柳汞的担忧，该化合物不再用于儿童常规疫苗中，但是，孤独症的流行率并没有降低。同年，美国开始建立全国性的筛查网络，跟踪孤独症的流行率。

2010 年，美国疾病控制和预防中心（CDC）根据筛查的结果，证明孤独症的流行率是 1：68，其中男孩是女孩的 4~5 倍。CDC 认为孤独症流行率上升至少部分原因是诊断和筛查技术的提高。

谱系泛滥的年代（2013年至今）

2013 年美国精神医学学会推出的 DSM-5 是争议最大的一个版本了。它修改了 DSM-IV 的孤独症诊断标准，将所有发育障碍都归为孤独症谱系障碍，包括阿斯伯格综合征不再作为一个单独的诊断。DSM-5 将诊断标准由三大项减为两大项：社交障碍和重复刻板的行为，其中将语言和非语言的交流障碍并入社交障碍中。同时，将孤独症人士按照需要支持的程度划分为三级。

孤独症谱系障碍概念的提出，进一步促进了"孤独症是神经多样性的一种表现"这一概念的形成。孤独症流行率也由于各种不同的筛查方法而产生差异。

2014 年，有报道根据家长问卷调查得出，美国孤独症的流行率是1：45。但是，当时 CDC 并不认为这是官方的正式数据。

2015 年，韩国曾经报道了 1：38 的数据，但是这个报道在筛查方法与数据的准确性上都受到广泛质疑。

2017 年，有报道根据美国南卡州的筛查方法得出，美国孤独症流行率为 1：29，但是这个报道同样在筛查方法与数据的准确性上都受到广泛质疑。

2018 年，世界卫生组织经过长期的努力发布了 ICD-11。这版 ICD 基本上采用了 DSM-5 的孤独症谱系障碍的定义模式，将孤独症谱系障碍的核心症状定义为社交障碍和狭隘刻板的行为，而没有将之前的语言障碍归入第三个核心障碍。但是，ICD-11 和 DSM-5 之间还是有些区别：ICD-11 将孤独症标准交给医生掌握，由医生根据经验进行诊断，而 DSM-5 则在一定程度上将诊断交给所有人，只要符合标准中规定数量的孤独症特质，就能被诊断为孤独症谱系障碍，这无疑扩大了孤独症的诊断范畴。ICD-11 由世界卫生组织推荐给全球各国使用，其标准更加宽泛，考虑了国际文化间的差异。比如，ICD-11 不强调儿童对玩具的具体玩法，而着重于儿童玩玩具时的刻板程度，而 DSM-5 则将某些玩具的玩法作为诊断的一条标准。

尽管 DSM-5 版本在 2013 年发布后饱受批评，但在孤独症的诊断上没有做过任何改动。2022 年，美国精神医学学会终于做了两个小改动，发布了第五版修订版（DSM-5-TR）。这两个小改动只是使 DSM 对孤独症的定义更加清晰和细致一些，但在临床诊断和孤独症理解方面没有变化。

2023 年，美国 CDC 发布 8 岁儿童的孤独症流行率达到 1∶36。英国的北爱尔兰卫生部发布流行率是 5%，也就是每 20 个 4~16 岁的儿童中就有一个被诊断有孤独症。这些孤独症儿童中，只有 59% 的儿童有个别化教育计划。

致谢：本文初稿首发于"微关爱"微信公众号，收录于本书时进行了较大的修改和资料更新。

美国孤独症流行率屡创新高：
也许触目，却不惊心

1/150，1/125，1/88，1/68，1/59, 1/54, 1/44, 1/36……自从美国疾病预防和控制中心（CDC）2000 年跟踪孤独症的流行率以来，这个数字一直节节上升。根据 2023 年 3 月 CDC 发布的最新数据，全美 8 岁儿童的孤独症流行率已经达到 2.78%（1∶36），甚至有人惊呼，孤独症是不是成了流行病。

面对不断攀升的流行率，学界认为最主要的两个原因是人们对孤独症认知水平的提高和诊断标准的扩大化。经过多年的宣传，公众对孤独症的认识已经有了极大的提高，而诊断标准自从 2013 年 DSM-5 发布以来，也没有变更，预计中的孤独症流行率数据的上升趋势并没有持平或者放缓，反倒是越来越大。作为全世界公认的最全面的孤独症筛查网络，CDC 公布的数据也许非常触目，但不惊心。如何解读这个数据，也一直存在不同的声音。

美国孤独症流行率是怎么得到的

早在 20 世纪 70 年代，英国就做过两次大规模的孤独症流行率筛查。研究人员选定一个区域，挨家挨户排查每一个孩子的情况——这当然费时费力，而且筛查的范围不够大，代表性有待进一步提高。

当美国 CDC 2000 年开始全面筛查孤独症流行率的时候，首先建立了一个孤独症和发育障碍监测网络（Autism and Developmental Disabilities Monitoring，ADDM)。在全美选定 11~13 个代表性社区，每隔两年，抽取该地区 8 岁儿童的详细医疗和教育记录，调查该地区儿童孤独症的诊断情况。筛查过程中，各个网点对所有儿童的信息进行收集，复查、诊断采用同样的标准。这些严格的措施保证了 ADDM 结果的准确性和普遍性。当然，这个过程缓慢且繁琐，比如 2000 年的数据需要 4 年的时间进行处理，直到 2004 年才公布。最近数据处理的速度有所提升，比如 2020 年的数据，2023 年初就公布了（图 2-1）。

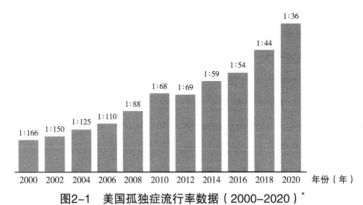

图2-1　美国孤独症流行率数据（2000–2020）*

* 作者根据各年CDC发布的官方数据制作。

　　虽然 CDC 一直提醒公众，这个筛查不是全国性的，但 ADDM 的数据依然被认为是最权威的，为公众对孤独症意识的提高和支持政策的制定提供了依据。

2023年CDC报告数据

　　2023 年，CDC 同时发布了两份报告，除了针对 8 岁儿童的报告，还有一份是 4 岁儿童的孤独症流行率报告。在第二份报告里，孤独症的流行率从 2018 年的 1∶59 飙升到 2020 年的 1∶47，增幅达到 26%。

　　当然，大家更关注的是 8 岁儿童的数据——儿童到了 8 岁，如果有孤独症，基本上就已经确诊了，而 4 岁儿童有的可能还没有确诊。而且，从 2000 年 CDC 开始跟踪孤独症数据以来，都是只跟踪 8 岁儿童的数据，4 岁儿童的数据是从 2018 年（2021 年底发布）才开始跟踪的。

2023 年报告的数据来自全美 11 个 CDC 的孤独症和发育障碍筛查网点，统计了总共 226 339 名 8 岁儿童，其中 6 245 名儿童有孤独症的诊断（包括医疗诊断和教育诊断），由此得出美国有 2.78%（1：36）的 8 岁儿童诊断有孤独症，比上一次公布的数据 1：44 高出 22.2%，创下了近年来最大的增幅。其中男孩的比例为 4.35%（1：23），女孩为 1.14%（1：88）。这次女孩的流行率增幅更大，首次突破 1% 大关，男女流行率之比从上一次公布的数据 4.2，降低到 3.8。值得注意的是，不同州的流行率依然相差很大：最高的加州是 4.49%，比最低的马里兰州（2.31%）高了近 2.5 倍。

CDC 的报告进一步指出，过去几年受新型冠状病毒感染的影响，很多儿童并没有得到及时的诊断和教育支持，因而，孤独症的实际流行率可能比报告的数字还要高一些。

认识水平提高与流行率数据

长期以来，人们一直认为孤独症流行率的增加与对孤独症的认识的提高和得到服务的容易程度有关。主要的证据就是，白人儿童中孤独症的流行率高于少数族裔——在 2014 年公布的数据中（实为 2010 年收集的数据），白人儿童的孤独症流行率比非洲裔、西班牙语裔儿童分别高 20% 和 50%。而在 2018 年公布的数据中，差距大大缩小，分别为 7% 和 22%。到 2020 年的时候，少数族裔儿童的孤独症流行率与白种人相当，2021 年开始反超。

2023 年发布的流行率数据更出乎意料。白人孤独症的流行率为 2.43%，低于各个少数族裔（非洲裔，2.93%；西班牙语裔，3.16%；亚太族裔，3.34%）。与 CDC 在 2021 年 12 月发布的 2018 年数据相比，从增长率来说，白人较上一次增加 14.6%，而少数族裔上升的幅度却高达 30%。

另一个出乎意料的发现是孤独症流行率与家庭收入的关系不大。一般认为，高收入人群对孤独症的认识水平更高，也更容易得到资源，所以他们的孩子更容易确诊孤独症。CDC 之前的数据也确实体现了这个现象。但是，从上一次数据开始，这个差别就很小了。2023 年发布的数据中亚利桑那州、新泽西和犹他州 3 个筛查点收入高的群体，孤独症流行率反倒更低。

一方面，孤独症认识水平的提高和服务程度依然对孤独症流行率有影响，另一方面，从 2023 年发布的数据来看，很难解释这两个因素的影响程度。

诊断标准的扩大化与流行率数据

除了对孤独症认识的提高，孤独症诊断标准的扩大化是另一个被认为造成孤独症流行率增加的重要因素。2013 年，《精神障碍诊断与统计手册》（DSM-5）首次将孤独症、阿斯伯格综合征和非特异的广泛性发育障碍都划入同一个孤独症谱系障碍的诊断范畴。新版 DSM-5 虽然将原来的三个诊断标准缩减为两个标准，但是规定更加严格。学术界一开始预计，DSM-5 的诊断标准会降低孤独症的流行率。

然而，DSM-5 的标准正好符合近年来的神经多样性认知。虽然神经多样性既不是生物学概念，也不是神经学的概念，但这使得孤独症在医学定义的基础上还有了一个社会学模式的定义。因此，DSM-5 的这个诊断标准反倒将孤独症的定义扩大化了，此后孤独症的流行率不断升高。

然而，从被诊断的孤独症儿童的智商数据来看，诊断标准的扩大化也不能完全解释孤独症流行率的大幅飙升。

一般来说，伴随智力障碍的孤独症儿童比没有智力障碍的儿童更容易被诊断。神经多样性运动带来的孤独症诊断标准扩大化，理论上应该有越来越多没有智力障碍的个体被诊断出来，因此，整个孤独症群体中有智力障碍（IQ<70）的个体的比例应该越来越低。但是，2023 年发布的数据正好相反。在所有诊断的孤独症儿童中，有智力障碍的儿童的比例从上一次的 35.2% 上升到 37.9%，在智力障碍边缘（70<IQ<85）的儿童的比例基本保持不变，而智力正常（IQ>85）的儿童的比例，却从 41.7% 降低到 38.6%。在田纳西州，有智力障碍儿童的比例甚至超过了一半。相反，在加州和明尼苏达州，没有智力障碍儿童的比例超过了 50%。

从族裔来说，2023 年流行率较低的白人中，有智力障碍的孤独症儿童占比 31.8%，而流行率更高的少数族裔，有智力障碍的比例更高，非洲裔群体中，这个数字是 50.8%。

根据美国国家重度孤独症委员会（National Council on Severe Autism，NCSA）在社交媒体上发布的数据，从 2008 年开始，有智力障碍的儿童在孤独症儿童中的占比逐年增加。因此，有智力障碍儿童的比例的增加是近些年孤独症流行率升高的重要贡献因素。

需要注意的是，在有诊断结果的 6 245 名孤独症儿童中，只有 4 165 名（66.7%）的儿童有 IQ 数据，这样统计的结果是否具有代表性，还需要进一步研究。

如何面对越来越高的数据

虽然 CDC 建立的 ADDM 是相对完备且正规的，得到的流行率数据也有非常强的参考价值，但是，在解读这些数据的时候仍需谨慎。CDC 在报告中也指出，这个筛查从数据获取方式到筛查方法和统计方法方面都有不足之处。

所有筛查点中都只包括了公立学校中就读的儿童，而没有私立学校儿童的数据。由于所有公立学校提供的服务是完全免费的，孤独症儿童入读率应该比私立学校更高。这一因素如何影响孤独症流行率的调查结果尚需进一步明确。

孤独症流行率数据在各个筛查点之间的差别很大，从马里兰州的2.31%到加州的4.49%。一般认为，加州的诊断水平和对孤独症的认知水平可能更高，但是，很难说出生在加州的儿童就更容易有孤独症。有一种可能是，像加州、新泽西州这样孤独症服务和支持力度更高的地方，会吸引孤独症家庭搬迁过去，从而提高了当地数据。过去几年，新泽西州的流行率数据一直是领先的，到2018年被加州超过，2023年依旧排名前列。

长期以来，少数族裔的孤独症流行率都很低，但族裔之间孤独症流行率的差距正在缩小，甚至发生了很大变化。2023年少数族裔的孤独症流行率突然比白人高出了20%以上，特别是亚裔的孤独症流行率长期以来都是最低的，2023年突然变成最高，与上一次的数据相比，增幅高达50%（2.22%到3.34%）。没有任何证据表明，亚裔人口更容易有孤独症。有一种可能是，与其他族裔相比，亚裔人群一般对家有残障孩子都很忌讳，不愿曝光。这个最大增幅可能说明了亚裔人群对孤独症的认识有了很大的变化，不再刻意隐瞒孩子的情况。

另外，CDC筛查的孤独症流行率数据，同时基于医疗诊断和教育诊断。在这次6 245名筛查的孤独症儿童中，只有71.6%的儿童有医疗诊断，65.2%的儿童有教育诊断。在明尼苏达州甚至只有51.9%的儿童有医疗诊断（84.9%的儿童有教育诊断，为所有网点最高）。单纯从医疗诊断考虑，孤独症流行率的数据降低不少。

从全世界范围来看，孤独症流行率的数据不像美国这样一路飙升。2022 年，加拿大麦吉尔大学玛雅达·埃尔萨巴格（Mayada Elsabbagh）教授的团队对 2012~2021 年间，全球的孤独症流行病学论文进行数据分析。得出的结论是尽管各国家的流行率数据之间相差很大，但是大体稳定在 1% 左右。当然，除了美国，其他国家和地区并没有形成完备的筛查体系和筛查方法。

尽管人们对美国 2023 年的报告数据有不同的意见和看法，甚至质疑，但不可否定的是，孤独症的流行率与之前相比的确有相当大幅的增加。

各个孤独症倡导组织都在呼吁提高对孤独症群体的支持和服务力度，提高社会对孤独症群体的尊重、理解和包容程度。如果说，CDC 的流行率数据有参考价值的话，这可能是最重要的一点。

著名的孤独症自我倡导人士约翰·罗比森曾发文指出，"在美国并没有孤独症的泛滥，泛滥的是需求得不到满足"。

谨防对孤独症流行率数据的另类解读

虽然孤独症的发生机制被认为与基因和环境有关，但是基因如何影响孤独症，环境因素又有哪些，尚不明确。

1998 年，英国皇家医学院的安德鲁·韦克菲尔德在《柳叶刀》杂志上发文，指出是麻腮风疫苗造成了孤独症。后来的调查发现，韦克菲尔德的数据造假，此文涉及的 12 名作者中有 10 名承认数据错误并退出作者行列（其中一名作者没有找到）。2010 年，《柳叶刀》杂志撤销了该论文，韦克菲尔德也由此被英国吊销了行医执照并逃到美国。但是，疫苗造成孤独症的言论一直没有停过。

美国著名的肯尼迪家族成员、美国前总统约翰·肯尼迪（John

Kennedy）的侄子小罗伯特·肯尼迪（Robert Kennedy Jr.）是反疫苗的世界领军人物。当 CDC 的数据出来后，他立马跳出来，在社交媒体上指责 CDC 没有研究孤独症流行率飙升的原因。他的拥趸们一拥而上，纷纷指责是疫苗造成了孤独症。

当然，还有人认为是利益集团在推升孤独症的流行率。据美国联合市场研究（Allied Market Research）2022 年 9 月发布的数据，2021 年全球孤独症领域的市场价值高达 273 亿美元，到 2031 年预计增加到 432 亿美元。这个包含了儿童早期教育、干预、医疗，以及成年孤独症人士支持服务的巨大市场，甚至吸引了很多风投基金的兴趣。但是，如果有人指出孤独症流行率数据的飙升是由于利益集团的推动，就有点阴谋论了，因为目前并没有任何证据可以佐证。

孤独症市场价值的提高，更多缘于服务水平的提高和服务范围的扩大。当前的情况是，很多孤独症儿童得不到受教育的机会，对成年孤独症人士的支持也远远不够。即使在美国，孤独症儿童为了得到诊断、评估和受教育的机会，往往也需要等待很长时间。

2022 年，美国罗格斯大学的约瑟芬·谢努达教授（Josephine Shenouda）指出，即使在全美服务做得最好的新泽西州，也有至少一半的孤独症儿童在 3 岁之前得不到服务。而孤独症儿童高中毕业之后，得到的服务更是断崖式下降。美国德雷塞尔大学 2015 年的数据显示，孤独症青年高中毕业之后，只有 58% 的人能得到一份工作，其中 80% 的工作是临时性的，也就是，成年孤独症人士的就业率不足 20%。他们在就业、自理自立方面需要很多支持。

CDC 发布的孤独症流行率数据不应该是带来恐慌的，而是提醒人们，需要进一步提高对孤独症群体服务和支持的深度和广度。

全球孤独症流行率相对稳定：十年数据解读

近年来联合国倡导的人权、母婴健康和精神卫生极大地促进了孤独症的研究进步和意识提高，全世界在孤独症倡导方面有了很大的发展，但这些并没有带来孤独症服务水平的整体提高。服务水平的提高需要孤独症相关政策的改变，而政策的改变又需要一个准确的流行病学调查数据。

目前除美国疾病控制和预防中心建立了孤独症和发育障碍监测网络外，其他国家和地区还没有建立监测网络和复查系统。但世界各地同样在推进孤独症的流行病学数据调查，评估孤独症人士人口比例和他们的社会经济状况。这些数据可以反映一个国家在孤独症诊断、服务和支持上的力度，也为孤独症机制的研究提供一些直观依据。

加拿大麦吉尔大学玛雅达·埃尔萨巴格教授的团队，在 2012 年第一次综述了全球孤独症流行率的数据。在此基础上，团队在 2022 年再次对 2012—2021 年间的 71 篇论文和 34 个国家的数据进行综述，让我们通过这篇综述了解全球孤独症的流行率。

全球孤独症流行率数据

综述数据显示，孤独症流行率从每万人 1.09 名到每万人 436 名不等，中位数[①]是每万人 100 名，也就是大概 1%（表 2-1）。这个数据十年来一直比较稳定。

———————————

① 中位数就是在统计学中将一组数据从高到低排列，居于中间位置的数字。在孤独症流行率的统计中，用中位数而不是平均值代表孤独症流行率数据，可以避免由于个别数字的过高或者过低使平均值失去代表性。

表2-1　全球孤独症流行率数据[*]

地区	评估数据项	流行率（人数/10000人）		性别比例		智力障碍的比例（%）	
		范围	中位数	范围	中位数	范围	中位数
美洲	30	11.1~250	132.3	2.7~5.3	4.3	24~47	33
欧洲	31	24~268	100	0.8~5.4	4.1	0~47.5	20.9
西太平洋	22	1.09~436	28.3	2.3~6.1	4.7	36.8~67	45.4
东亚和南亚	8	7.5~140	23.2	1.15~3	1.75	—	—
中东地中海	6	10~153	62.6	1.1~4.3	2.85	70.3~70.3	70.3
非洲	2	120~290	205	1~1.2	1.1	—	—
全球	99	1.09~436	100	0.8~6.1	4.2	0~70.3	33

[*]摘译自 J. Zeidan, E. Fombonne, J. Scorah，A. Ibrahim, M. S. Durkin, S. Saxena, A. Yusuf, A. Shih, & M. Elsabbagh (2022). Global prevalence of autism: A systematic review update. *Autism Research: Official Journal of the International Society for Autism Research.*

各国的孤独症流行率在男女性别比例上相差很大，从 0.8：1 到 6.1：1 不等，中位数是 4.2，大体也符合人们一直以来的认知。

在伴随智力障碍的比例上同样相差很大。不同地区中有智力障碍（IQ<70）的孤独症人士比例从 0 到 70.3%，中位数是 33%。唯一一个表明孤独症人士没有任何智力障碍的数据来自意大利比萨的调查，但那个调查中只有 8 名孤独症孩子，具有偶然性。

筛查方式和筛查标准的差异

筛查方式的差异主要体现在数据来源的不同。埃尔萨巴格的综述文章涉及 2 939 篇相关论文，时间跨度为 10 年，其中有 71 篇提供了孤独症流行率的筛查数据，主要有以下两种数据来源：基于社会保障部门和教育部门提供的数据与基于具体的人口筛查数据。

筛查的依据基本上是《精神障碍诊断与统计手册》（DSM）和世界

卫生组织的国际疾病分类（ICD）标准，以及在此基础上发展出来的各种评估工具。

数据来源于政府部门提供的筛查方式主要应用于欧美国家和地区。首先从社会保障部门和教育部门抽取相关数据，在可能的情况下，进一步由专业人士确认孤独症儿童的诊断，从而得到孤独症流行率数据。目前筛查做得比较成熟的为美国疾控中心。加拿大也建立了类似的筛查系统，选取了加拿大的六个省和育空地区作为筛查点。与美国不同的是，加拿大筛查的是 5~17 岁之间的儿童，而且每个儿童都经过专业人士的诊断。法国、丹麦、芬兰和冰岛等欧洲国家，根据本国全民终身医保信息，抽取其中的数据进行分析，得到流行率数据。西班牙则利用本国建立的神经发育障碍大数据进行长期研究，根据结果进行筛查。这类数据的样本量一般都很大，而且具有一定的代表性，但是，这种筛查方式会漏掉那些没有机会接受教育或者医疗服务的儿童，使得流行率偏低。

另一种数据获得是选取某个地区，对每一个儿童进行问卷调查，在可能的情况下，再进行专业评估。这种方法其实最早在 20 世纪 70 年代的英国就实行了，即选定一定的地区，挨家挨户进行筛查。当然，现在可以利用学校的资源，在学校里面进行评估。但是，用这样的方法很难得出大样本数据，而且和筛查人员的专业水平也有关系，遗漏的情况也会有可能出现。

当前，孤独症的筛查和诊断都是基于行为评估，而行为功能在不同的文化背景下的评估标准是不尽相同的。印度专门制定了适合于自己文化的评估工具，以进行筛查。黎巴嫩的筛查采用了根据阿拉伯文化改编的改进版的儿童孤独症量表。沙特和卡塔尔则联合制定了阿拉伯版的社交交流问卷量表。

这篇综述引用的针对中国大陆的一份调查是孙祥（音译）在英国剑

桥大学攻读博士时进行的。该调查采用了中国自己制定的 CCMD-3（中国精神障碍分类）标准，筛查了吉林、佳木斯和深圳三个城市 6~10 岁儿童的情况。其中在佳木斯和深圳只筛查了普通学校的学生，而在吉林则筛查了普通学校和特殊学校的学生。作者认为吉林的孤独症流行率数据与世界其他地方类似，大概是 1%。

这篇综述没有提到另一篇关于中国孤独症流行率的重要文献。由复旦大学附属儿科医院王艺教授领导的团队依据改进版的中国孤独症谱系障碍筛查表，针对上海、北京、长沙、成都、广州、哈尔滨、温州和重庆八个城市开展了孤独症筛查。这篇发表于 2020 年的文章表明，中国 6~12 岁儿童孤独症流行率大概是 0.7%。

根据文化差异制定的筛查标准应该会被越来越多的研究者采用。

孤独症性别比例的差别

这篇综述认为，孤独症在男女比例上的数据比较一致——男性的比例更大。这也符合人们一直相信的"女性保护效应"——在同样的遗传变异和环境因素影响下，男性的承受力不如女性。因而，如果有同样的遗传因素和环境因素，可能男性就符合孤独症的诊断，而女性却不符合。这也能够解释，女性如果有孤独症，那么其特质可能就比较严重。综述引用的文献中，北欧（瑞典、芬兰、丹麦）和法国的数据表明，孤独症女性伴有智力障碍的比例更高。与之对应的是，在美国和英国，在 IQ 比较高的孤独症人群中，男性占绝大多数。其实早在 2003 年，美国的相关研究就发现，随着孤独症症状程度的加重，男女比例逐渐降低。

当然，也不是所有的数据都显示，孤独症男性的比例更高。在南亚的印度、尼泊尔，中东的伊朗等地区的孤独症男女比例都小于 2，而在中东的黎巴嫩和非洲的乌干达、尼日利亚基本上达到了 1∶1 的水平。

社会经济地位与孤独症的关系

孤独症流行率一直被认为和群体的社会经济地位相关。一是与父母的智力水平以及思维方式相关。在英国剑桥大学教授巴伦－科恩提出的所谓极端男性大脑理论中，孤独症流行率在计算机人才聚集的地方比较高，比如荷兰的埃因霍温和美国的加州硅谷。这个理论一直没有被合理的解释，也没有被证实。二是经济发达、教育资源比较丰富的地方，孤独症流行率也比较高，比如，城市的孤独症流行率比资源相对少的农村地区更高。这个体现在美国 CDC 发布的孤独症筛查数据中：在新泽西州和加州这样的经济发达地区，孤独症流行率一直遥遥领先，而在密苏里州和亚利桑那州，近几年的数据甚至有下降的趋势。

人们更多地认为，不是经济发达地区的孤独症流行率本来就高，而是有孤独症孩子的家庭为了孩子的教育，搬到了经济发达、教育资源较好的地区。这点在中国台湾地区的数据中得以体现，孤独症流行率在城市和农村没有明显的区别，希腊的数据类似。印度的数据甚至表明，农村地区的孤独症流行率相对来说还要更高一些。

总体来说，群体的社会经济地位与孤独症的关系可能很不明显。

孤独症的种族性

孤独症流行率与种族之间的关系似乎很明显。美国 CDC 的数据表明，白人中有孤独症人口的比例高于非裔、亚裔等少数族裔，但这种差异其实与文化和认知有关，且没有任何生物学基础。近年来，在非裔和亚裔中，孤独症的比例也在升高，接近白种人的占比水平。

与美国孤独症流行率达到 1∶36（2.78%）不同，世界其他地区的比例远远低于这个值。现在普遍认为，世界人口中 0.6%~0.7% 的人有孤独症，欧洲和东亚的数据大概在这个范围内。但是，世界各地的孤独症流行率数据相差非常大，最高的是澳大利亚 2020 年的 4.36%。非洲只有两项调查，显示孤独症流行率分别是 1.2% 和 2.9%。而印度和中东地区的数据则远低于这些值，每万人中，有 10~20 人是孤独症（0.1%~0.2%）。印度巴甘达农村地区的孤独症流行率最低，为 0.075%。

当然，就像上面提到的，这里面可能更多的是筛查方式和标准的差异原因，而不太可能是生物学上的原因。

全球孤独症流行率一直在上升吗

根据美国 CDC 的数据，孤独症流行率一直在上升，而且上升的速度非常快。CDC 在 2000 年开始筛查时，8 岁孤独症儿童的比例大概是1∶166，到 2020 年，已经增加了近 3 倍，达到 1∶44。而世界其他地区，比如韩国（2008—2015 年）和中国台湾（2004—2010 年）也同样有这个趋势。

应该注意到，美国密苏里州和亚利桑那州的孤独症流行率的升高近几年并不明显，反而还有下降的趋势——可能与这两个州的经济和教育水平相关。综合美国 CDC 2010 年、2012 年和 2014 年的数据，被诊断有孤独症和智力障碍的总人数变化不大，这说明之前可能有很多孤独症被误诊为其他障碍。

从全球范围来说，2012 年和 2021 年的数据相差不大，都是 1% 左右，这不能仅仅用孤独症意识的提高和诊断标准的变化进行解释。

结束语

孤独症是一种不同，也是一种残疾，同样是社会环境造成的一种障碍。对于孤独症个体，需要提供特殊的教育帮助他们提高，也需要消除社会造成的障碍，让每个人都能在自己的环境中，以自己的方式成长，达到自己能够达到的高度。2013 年世界卫生组织在《2013—2020 年精神卫生综合行动计划》中指出，要为孤独症人士提供"及时的、高质量、与本身文化相适应的卫生和社会支持"。这个行动计划的指导原则包括全民医疗保健、有实证支持的干预支持、多种干预形式、全生命过程覆盖和为精神障碍者助力。

孤独症的谱系化：DSM-5 的反思

埃隆·马斯克显然是大家公认的天才型人物。他是美国电动汽车特斯拉和太空探索技术公司的总裁，社交平台 X（原"推特"）和脑机接口初创公司 NeuraLink 的掌门人。他同时也是一个有影响力的网络人物，在推特上有超过 1 亿 4 千万粉丝。

美国时间 2021 年 5 月 8 日，作为《周六夜现场》（SNL）节目的特邀主持人，埃隆·马斯克自曝有阿斯伯格综合征。

美国全国广播公司（NBC）的《周六夜现场》是一档于周六深夜时段直播的综艺节目，已经有 40 多年的历史。这个节目每周邀请不同的明星作为客座主持人，讽刺恶搞美国当下的政治和文化现象。所以马斯克这句声称自己"创造了历史，成为世界上第一个主持 SNL 的孤独症人士"，也许很严肃，也许是恶搞孤独症。

不管出于何种目的，以马斯克在科技界的名声和娱乐界的知名地位，他声称自己被诊断有阿斯伯格综合征，给孤独症领域和孤独症人士带来了很大的影响。

拯救正常

孤独症在 1943 年首次被诊断，随后美国精神医学学会制定了诊断标准，从 DSM-I 到 IV，再到 2013 年的 DMS-5。随着每个版本的更新，孤独症诊断的标准也不断改变，其中变化最大的是从 DSM-IV 到 DSM-5 的更新。

在 DSM-IV 中，孤独症的诊断标准为三个方面的障碍（社交障碍、语言 / 交流障碍和刻板的兴趣 / 重复性的行为），每个方面各有 4

条标准，个体如果符合总共 12 条诊断标准中的 6 条且同时满足社交障碍中的 2 条以及其他两方面障碍中的 1 条，就可以被诊断为孤独症。而在 DSM-5 中，诊断标准为只要在两方面存在障碍（第一方面是社交交流障碍，第二方面是狭隘的兴趣与重复刻板的行为、思维方式），个体如果满足第一方面中的 3 条，第二方面中的 2 条则可以被诊断有孤独症。

DSM-5 将之前定义为广泛性发育障碍的 4 个类别统称为一个宽泛的孤独症谱系障碍，包括阿斯伯格综合征，非特异性的广泛性发育障碍，儿童瓦解障碍和孤独症。

这个宽泛的定义让很多只是有点社交障碍（比如很内向的人）和有些刻板行为的人（其实每个人都会有点这样或那样的刻板），而在认知、语言等方面没有任何问题的人都可能被诊断或者自我诊断有孤独症。

在凯纳第一次定义孤独症后的很长时间里，儿科医生们只给孤独症的诊断。据谱系新闻网（Spectrum News）报道，2007 年，美国精神医学学会开始着手编撰 DSM-5 时，孤独症自我倡导网络（ASAN）的创始人，后来在哈佛法学院攻读法学博士的阿瑞·内以曼（Ari Ne'eman）成功地影响了编撰委员会，他主张孤独症的诊断既能根据个体的当前状态进行，也能根据他们过去的状态进行。因此，近年来，越来越多的成年人虽然小时候没有被诊断，但是在 30 岁、40 岁、50 岁、60 岁甚至 70 岁之后才被诊断有孤独症，有的甚至是自我诊断出的。比如，马斯克在 49 岁时声称自己有孤独症；著名的银行家比尔·格罗斯（Bill Gross）在 71 岁时声称自己有孤独症。再加上媒体的炒作，几乎所有人，特别是天才型的人物，都可以被贴上一个孤独症的标签：牛顿、爱因斯坦、乔布斯、比尔·盖茨。

如此下去，所有人都会有孤独症。所以，《精神障碍诊断与统计手册》第四版的主编、杜克大学的精神病学家阿伦·弗朗西斯（Allen Francis）在退出 DMS-5（2013 年）编撰委员会后，写了一本书：《拯救正常》（*Saving Normal: An Insider's Revolt against Out-of-Control Psychiatric Diagnosis, DSM-5, Big Pharma, and the Medicalization of Ordinary Life*），批评 DSM-5 将数百万"正常人"转变为"精神病人"。

失衡的支持体系

在 DSM-IV 标准下被诊断的孤独症人士，70% 有智力障碍；在 DSM-5 发布之后，70% 的被诊断者没有智力障碍。越来越多的孤独症人士不但没有智力障碍，反而成了高智商人士，孤独症的天才论被进一步发展出来——有人觉得自己是天才，就给自己加个孤独症标签，也有人觉得孤独症人士还没有考上大学，简直是教育的失败。这种观点对那些没有语言能力、有智力障碍或者生活不能自理，甚至为了一张书桌而奋斗的个人及其家庭来说，简直就是莫大的伤害。

不仅如此，越来越多在成年后被诊断的孤独症人士，在神经多样性的旗帜下，声音特别大、要求特别多。而那些真正需要支持和帮助的个人，往往无法为自己发声。能为他们发声的父母，又被极端神经多样性人士斥责为不懂孤独症，不懂得孤独症群体。重度孤独症人士得不到足够的支持，也许就会被边缘化，造成资源的严重偏离。那些将来可能上哈佛法学院的儿童需要的支持力度相对较小，但得到的资源可能更多，而程度相对严重的儿童需要的支持多，反而得不到支持。

这种选择偏差同样出现在研究中。排除程度相对严重的孤独症儿童作为受试者，数据变漂亮了，研究中的方法也成了所谓有科学依据为基础的干预方法，但这样的数据，到底是否扎实，是否真实反映群体的情况不得而知。

支持体系的失衡在孤独症成人世界中也一样存在。在招聘孤独症人士的公司中声音最大的集中在计算机领域。在这样响彻世界的喧嚣中，其实被招聘的也只是极少数能力很强的成年孤独症人士。曾经有世界著名的计算机公司，声称招聘所谓神经多样性员工，负责招聘的女士成为这个方面的招聘专家，到处宣讲该公司的多样性包容性政策。事实上，这家拥有十几万员工的公司只招了 4 名有孤独症的人士。仅仅 4 名，就让他们公司成了雇用孤独症人士的行业标杆。

偏执地反科学研究

孤独症领域的科学研究，包括生物学机制、药物控制、教育干预等方面的研究，当然也不缺民间科学的研究。

在社交媒体上，极端神经多样人士强烈反对并鄙视孤独症领域的任何科学研究。他们认为一旦揭示了孤独症的基因机制，就会像社会达尔文主义的优生学一样试图消灭孤独症人士，而药物和教育干预都是在改变他们的孤独症。拥有孤独症是他们的骄傲，是他们的优势，是他们的身份象征，但由此反对针对孤独症的生物学医学研究，明显有失偏颇。药物虽然不能治愈孤独症，但是能够缓解一些症状。由此反对行为干预和行为管理，同样有失偏颇。一些成年之后才被诊断 / 自我诊断有孤独症的人士反对以应用行为分析（ABA）为基础的教育方式，他们声称自己小时候受到的以 ABA 为基础的教育给他们造成了创伤。但是，美国真正开始在学校实行以 ABA 为基础的教育是在 1993 年后，而且那时候应用得还不广泛。在美国真正大规模实行以 ABA 为基础的教育是在医疗保险覆盖 ABA 之后。直到 2019 年，美国才在全部 50 个州实现了医疗保险覆盖 ABA。所以，他们可能从来就没有受到过以 ABA 为基础的高强度干预，哪来的创伤呢？现在美国和加拿大有不少人要求政府和保险机构撤销对以 ABA 为基础的孤独症儿童教育的支持，全然不顾以 ABA 为基础的干预是程度相对严重的孤独症人士为数不多的选择之一。

极端神经多样性人士的这种反对为很多推行另类疗法的人铺平了道路，提供了支持。比如，以个案成功为基础的 Son-Rise 疗法，激烈反对并攻击 ABA。这种趋势有愈演愈烈之势。

不可企及的客观诊断标准

当马斯克自我诊断有孤独症时，英国剑桥大学的孤独症专家巴伦－科恩在推特上为马斯克大声叫好。在《执着于规律的人》一书中，巴伦－科恩将一位来回开关家里电灯的孤独症孩子，与做了 6 000 多次灯丝材料实验的爱迪生进行比较，认为他们一样都是天才。可是，那位只会玩电灯开关的孩子怎么能和爱迪生相比呢？

在社交媒体上，曾经有人这么提问：一个人有孤独症，但是上了大学，有自己的家和孩子；另一个人也有孤独症，但是在封闭社区戴着防自伤头盔或者穿着尿不湿；还有人的处境在二者之间。如此不同的孤独症人士之间，真的有可比性吗？

所以，是时候对孤独症的诊断进行修改了。即使不回到 DSM-IV 的版本，也应该有其他的亚型区分形式。2021 年 12 月 6 日，著名的医学期刊《柳叶刀》发布了一份委员会报告，题为"孤独症支持和临床研究的未来"。这个以加州大学洛杉矶分校的凯瑟琳·洛德（Catherine Lord）教授领衔撰写的报告，明确指出，在宽泛的孤独症谱系概念中，应该专门有一个"重度孤独症（Profound Autism）"的分类。

依据目前 DSM-5 的标准，孤独症完全可以根据行为观察得出诊断，在短时间内很难消除这样的混乱。耶鲁大学的精神病学教授佛瑞德·沃尔克莫指出，未来的孤独症诊断也许不是根据 DSM 手册，而是根据某些生物标记物。比如，与孤独症相关的雷特综合征和脆性 X 染色体综合征，除了对被诊断人的行为进行观察外，还有明确的基因机制。如果能这样诊断，就不会有争议了吧！

孤独症的反谱系化："重度孤独症"概念

2021 年 12 月 6 日，著名的医学期刊《柳叶刀》发布了一份委员会报告"孤独症支持和临床研究的未来"。在 12 月 7 日，《柳叶刀》召开新闻发布会，由主编理查德·霍顿（Richard Horton）亲自主持，特别介绍了这篇报告。

报告指出："尽管过去 20 年来，人们对孤独症的认识有显著提高，但是，对孤独症人士和他们家庭的支持却止步不前。许多最基本的问题，包括什么样的干预有效，对谁有效，在哪个年龄段有效，以及干预的强度应该怎样，都悬而未决。这份关于孤独症支持和临床研究未来的报告就希望能回答这些非常紧迫的问题。委员会提出未来 5 年（而不是更长时间）的计划，希望建立一种个性化的、有差别的支持体系。"

报告同时指出，包括孤独症在内的所有神经发育障碍个人都是社会组成中重要且有价值的一部分。然而，全球七千八百万孤独症人士在支持和科研方面得到的机会是不平等的。除了需要提高中低收入国家对孤独症的认识，整个社会也需要脚踏实地，认识到有这样一群孤独症人士的真实存在：他们的语言表达能力不足，智力水平不高，他们以及他们的家庭需要更多的支持，需要更多针对他们的研究。

基于此认识，《柳叶刀》委员会特别指出，在宽泛的孤独症谱系概念中，应该专门有一个"重度孤独症"的分类。

在对 DSM-5 的反思中，我们提到，自从 DSM-5 将 DSM-IV 中的孤独症、阿斯伯格综合征、非特异性的广泛性发育障碍和童年瓦解性障碍等都统一为孤独症谱系障碍后，孤独症的概念就一直在扩大化和模糊化。与此相对应的是，孤独症的流行率也在不断飙升。"重度孤独症"

这个概念的提出，可以说与流行的谱系扩大化趋势相反，在孤独症认知的历史上，或许是一个重大事件。

《柳叶刀》委员会由《柳叶刀》杂志的编辑们与学术界的权威组成，针对科学、医学和全球健康等领域的重要问题为全球卫生政策的制定和实施提供参考。到目前为止，《柳叶刀》委员会共有 77 个。《柳叶刀》孤独症委员会由孤独症两个诊断金标准（ADOS 和 ADI-R）的制定者，加州大学洛杉矶分校的凯瑟琳·洛德教授领衔，共有来自 10 个国家的 32 人参加，包括学者、家长、倡导人士和孤独症人士。"重度孤独症"这个概念由《柳叶刀》委员会提出，具有权威性、代表性和深度的影响力。希望能够为孤独症亚型概念的建立提供一个指引，推动孤独症的支持和服务体系的建立，促进孤独症的科学研究。

重度孤独症——被神经多样性边缘化的群体

目前在孤独症领域中有非常强烈的反对研究和干预的趋势。在极端神经多样性人士看来，任何的研究和干预都是为了消灭孤独症和孤独症群体。更为不幸的是，在残障领域，有一个伟大的口号——没有我们的参与，就不要做和我们有关的决定。比如，做城市无障碍建设设计时，一定要倾听肢体残疾、视力残疾等群体的意见。极端神经多样性人士将这个口号简单移植到孤独症领域，认为他们才最有资格给所有孤独症人士做决定，并借此进入很多非营利组织和决策机构。他们攻击程度相对严重的孤独症人士的父母，认为他们没有孤独症，不懂自己的孩子，没有资格代替自己的孩子发言。这些程度相对严重的、最需要支持的孤独症人士，自己不能发声，父母又不能发声，于是就不能进入公众的视野，慢慢地被孤独症社区边缘化，被忽视了。

重度孤独症人士被边缘化会使资源严重偏向那些需要少量支持，甚至不需要支持的儿童。在诊断标准扩大化的背景下，这些儿童会得到更多的支持。在临床科研中，干预和教育方法研究中选择性的偏差，会让科研数据更加漂亮。虽然在生物学机制研究中，可能不会遗忘程度相对严重的孤独症儿童，但是将谱系内行为千差万别的儿童放在一起研究，显然会让研究更加复杂。与孤独症人士问题行为相似的雷特综合征和脆性 X 染色体综合征基因机制的发现给孤独症群体及其家庭带来了一些希望，但是在孤独症谱系障碍这样一个宽泛的谱系中，孤独症人士之间的基因机制有多大的相似性，不得而知。

这些，都是《柳叶刀》委员会提出"重度孤独症"这个概念的原因。

如何界定"重度孤独症"

《柳叶刀》委员会建议的"重度孤独症"的界定标准大致包括：

- 符合孤独症 DSM-5 或者 ICD-11 的诊断。目前这样的人大概占所有孤独症人士中的 18%~48%。
- 容易出现任何令人担心的情况，一天 24 小时都需要有成年人能够随时帮助他们。
- 不能够单独待在家里。
- 没有能力处理日常生活的适应性问题。
- 大多数有严重的智力障碍（比如 IQ<50）或者语言能力有限（比如不能用完整的句子与陌生人交流），或者二者兼而有之。
- 可能会有严重的行为问题，包括自伤、有攻击性行为和癫痫发作，但是这些不是必要条件。
- 由于婴幼儿在发育上的个体差异不大，重度孤独症只用于界定 8 岁以上的孤独症人士，特别是青少年和成年孤独症人士。

《柳叶刀》委员会强调，"重度孤独症"还不是一个诊断的孤独症亚型，而是一个用于个案管理的术语，旨在在孤独症谱系越来越宽的情况下，给家长、老师和公众一个更准确、简洁和有意义的定义。

当然，用《柳叶刀》委员会推荐的标准诊断一个孤独症的亚型可能还有点简单，比如有些智商很高、语言能力很强的孤独症人士也可能由于这样那样的原因而需要 24 小时的支持。孤独症人士的智商测试也很难做到完全准确。"重度孤独症"概念的提出也被极端神经多样性人士指责没有征求那些语言能力不足或者有智力障碍的孤独症人士的意见。但是，就像重度孤独症青年乔纳·卢茨的妈妈艾米指出的，《柳叶刀》委员会的这个报告提出的建立个性化和有差别的支持体系，其实是很多人的共识，这份报告真正的意义是提出了"重度孤独症"作为一个孤独症亚型的概念。她希望《柳叶刀》委员会不要停留在命名的阶段，而是进一步敦促美国精神医学学会和国际疾病分类委员会将"重度孤独症"作为孤独症的一个亚型进行诊断，并以此为契机，进一步划分宽泛的孤独症谱系障碍。尽管亚型的划分可能会带来公众对重度孤独症人士的歧视，但有助于社会建立完善的支持教育体系，促进临床研究和生物学研究的发展。

正如《柳叶刀》委员会的报告指出的，孤独症是以神经多样性为基础的谱系障碍，有着很大的异质性。孤独症人士们既有神经多样性的不同，也有行为能力上的残疾。消除对孤独症群体的歧视和偏见，建立一个融合包容的社会环境，才能消除他们的障碍。

重新认识退步型孤独症的退步

很多孤独症儿童的家长回过头想，多多少少都会觉得孩子在 2~3 岁的时候就退步了，有的甚至是突然退步，原本已经掌握的技能都没有了。特别是语言，似乎孩子在小时候的某个时间段里，本来会说几个字，突然就一个字也不说了——于是大家都说，我的孩子是退步型孤独症。

一般认为退步型孤独症是一种严重孤独症类型，对退步型孤独症儿童的教育效果也不会很好。因而，只要是退步型孤独症的儿童，其前途就被认定是坎坷的，甚至绝望的。

然而，近年的研究表明，退步型孤独症也许不是大众一直以为的样子，是时候重新认识退步型孤独症了。

孤独症早期的二元论

早在凯纳教授首先定义孤独症的时候，就给退步型孤独症的观点埋下了伏笔。1943 年的时候，当时还有"幼儿神经分裂症"的概念。那些儿童的症状与凯纳最早观察的 11 个孩子的非常相似。据《神经部落：孤独症的遗产和神经多元化的未来》一书的作者史蒂夫·希尔伯曼推测，当时凯纳为了标榜自己的原创性，就在他给 11 个孩子的诊断中特别加了"与生俱来"的字眼。

在当时的认知条件下，人们觉得既然有"与生俱来"的孤独症，那也就有后天发展的孤独症。也就是说，孩子刚出生时发育正常，之后逐渐退步了，这就是退步型孤独症。孤独症也就有了所谓的二元论：与生俱来的孤独症和退步型的孤独症。

退步型孤独症曾被各种错误的观点和理论所利用。第一个是"冰箱妈妈"的假设——孩子生来正常，但是由于妈妈的冷漠产生了应激障碍，就像被冰冻起来，退步成了孤独症。反疫苗运动是另一个例子，许多孤独症孩子的家长现身说法，都认为自己的孩子打完疫苗后突然就不说话，退步了。

目前，这样的理论和假设都被学界所摒弃。如果有人因为要推销自己稀奇古怪的理论而一味强调退步型孤独症，那这样的做法并不是我们要讨论的话题，但退步型孤独症的概念确实被保留下来，也一直有人认为退步型孤独症是孤独症的一个亚型。

什么是退步型孤独症？

尽管退步型孤独症的概念一直存在，但学界并没有一个明确的定义。如果没有确定的标准，研究者就不知道自己在研究什么。

布赖恩·巴杰（Brian Barger）和乔纳森·坎贝尔（Jonathan Campbell）分别是佐治亚州立大学和肯塔基大学的心理学教授。他们综述了1966年以来的文献，发现研究者们对退步型孤独症的定义相当混乱，定义中有语言退步、社交能力退步、运动能力退步、混合型退步、发育型退步，甚至非特定性退步，而且根本没有任何的标准。最常见的是语言能力的退步，但是什么样的退步才称为退步呢？是从会说1个字还是20个字退步到不会说呢？还是从会说简单的句子到一个字也不会说？又或者是，孩子仅仅有一个星期的语言还是三个月的语言退步到没有语言？大家并没有一个统一的认识或标准。

因而，在巴杰和坎贝尔看来，退步型孤独症定义的提出是一个灾难。这也就不难理解，为什么在不同报道中退步型孤独症在孤独症总数中的占比的数据之间差异很大（15%~80%不等）。

事实上，大多数退步型孤独症的相关研究都是根据家长的回忆确定的，只要家长说孩子退步了，那就是退步了——这种定义不是真正的学术定义。

退步型孤独症的成因

有些文献认为，退步型孤独症与低智商、癫痫和免疫力等有关。然而，近年的大样本队列研究否认了这些假设。早期干预丹佛模式（Early Start Denver Model，ESDM）的创始人之一，萨莉·罗杰斯（Sally Rogers）早在 2008 年就发表文章指出，退步型和非退步型孤独症两组儿童的智商没有明显差别。癫痫会造成儿童大脑损伤，造成认知能力的退步，但是，在退步型和非退步型的孤独症儿童中，有癫痫的儿童比例却没有差别，因此，癫痫是孤独症的一个共同障碍，并不是退步型孤独症的成因。

然而，确实有两种发育障碍是退步型的。

童年瓦解性障碍（Childhood Disinte-grative Disorder，CDD），也称为海勒（Heller）综合征，是一种严重的广泛性发育障碍，由奥地利教育家海勒在 1908 年首先发现并提出来。CDD 儿童自出生起发育正常（或者发育迟缓，却没有被注意到），到 2~3 岁时，突然（往往 1~2 个月内）在社交能力、语言功能和运动功能等方面都退步到非常严重的程度。1994 年美国发布的 DSM-IV 将 CDD 单独定义为广泛性发育障碍的一种，与孤独症并列。近百年来，科学研究一直没有发现 CDD 的致病原因，因而 DSM-5 和 ICD-11 又将 CDD 划入孤独症谱系障碍。虽然关注孤独症的人越来越多，却几乎无人关注这个小众群体。我们所能查到的筛查数据是 2002 年加拿大麦吉尔大学的学者艾里克·丰博纳（Eric Fombonne）通过综述文献估算出的数据。丰博纳收集了 1966 年以来的相关文献，推算出每 10 万人中有 1.1~6.4 名孩子有 CDD。2009 年他将这个数据更新为每 10 万儿童中有 2 名 CDD 儿童。

雷特综合征是另一个出现退步的发育障碍。一般认为，雷特综合征儿童在 6 个月前发育正常，之后出现退步。与 CDD 儿童不一样的是，雷特综合征儿童在退步后一般会出现稳定期，儿童能够重新学习并掌握一些技能。雷特综合征在女孩中的诊断率大概是万分之一，男孩中极少见。另一个与 CDD 不同的是，雷特综合征有明确的基因机制（X 染色体上的 MECP2 基因变异）。在 DSM-IV 中，雷特综合征和 CDD 一样，是一种单独的发育障碍，而在 DSM-5 中，雷特综合征被剔除在孤独症的范围之外。这个剔除有点令人琢磨不透，学术界对此质疑不断。

对退步型孤独症的最新认识

上文提到，退步型孤独症的定义是混乱的，而且找不到任何相关的生理因素，让研究者开始怀疑此前的研究是否存在某些不合理的部分。

传统上，关于退步型孤独症的研究都是回顾性研究，也就是在儿童确诊有孤独症后，研究者根据家长的回忆，确定孩子是否退步，在什么时候退步，在什么方面退步了，退步了多少等。但是，这种回忆式研究的准确性是个问题：首先，由于是回忆过去的事情，家长有可能记错儿童退步的具体时间，而且特别容易将更早发生的事情记忆成最近发生的事情；其次，家长往往只注意儿童语言发育、共同关注和模仿等，而这些社交交流方面的能力在儿童一岁之前还没有发育出来；最后，在回忆的时候，家长容易将儿童的发育过程与儿童生活中的某些大事联系起来，比如打疫苗，或者生了一次严重的病，甚至父母某次严重的吵架。由于回忆性研究的不确定性和主观性，有的家长会认为儿童在一岁的时候接种疫苗之后就退步了，还有的家长回忆是儿童在 2 到 3 岁之间语言退步了。

加州大学戴维斯分校 MIND 研究中心的萨莉·奥佐诺夫教授（Sally Ozonoff）从十几年前就开始进行相关的研究。早在 2008 年，她就发表文章，认为判断退步型孤独症不能仅仅根据语言、共同关注等社交交流行为，而应该根据儿童在一岁之前就出现的行为，比如应名反应、看父母的脸、与父母眼神对视，等等。如果对这些特质进行研究，孤独症儿童在 6 个月之前甚至更早的时候，就可能已经出现所谓的退步了。

与回顾性研究不一样的是，奥佐诺夫教授采用了前瞻性研究的方法收集数据。从儿童刚刚出生就由专业人士进行跟踪，在 3 岁左右确定有没有孤独症后，将这些儿童分成三组：孤独症儿童、高风险儿童（即家里的哥哥或者姐姐有孤独症）和普通儿童。主要跟踪儿童的对视频率（比如每分钟对视几次）、儿童回应父母亲近的频率、被叫名字时会不会回应等。

研究中，她们采用三种方法进行相互验证。第一种是从儿童出生开始就跟踪录像，然后进行分析。第二种是由专业人士直接观察父母与儿童的互动，并进行记录。第三种是由父母记录在与儿童互动中的数据。数据的记录都是实时性的，在时间的准确性上是可靠的。在数据记录过程中，研究者和父母都无法预测儿童未来会不会被诊断有孤独症，因而，数据相对更客观，更准确。

研究结果表明，在儿童 6 个月的时候，三组儿童的行为能力都比较接近，但是，孤独症儿童慢慢地会退步，而普通儿童和高风险的儿童则慢慢进步，并且差距越来越大。这些早期（两三岁之前）的退步都是微小的退步，家长没有发现，认为孩子是正常发展的。有的行为，普通儿童和孤独症儿童都会退步，比如眼神的对视。在孩子还躺在摇椅上时，眼神交流是所有孩子的交流方式，但是慢慢地眼神交流都会有所退步。只是普通儿童的眼神交流方式在两三岁会被语言等交流方式所替代和补充，而孤独症儿童却没有发展出替代的交流方式，于是家长就觉得孩子退步了。

从这些社交交流行为的数据判断，没有所谓的与生俱来和退步型孤独症的区分，所有孤独症儿童的行为都会退步。或者说，所谓退步只是与普通儿童相比没有进步，差距越来越大。因而，奥佐诺夫教授认为从这个意义上来说，"退步"是孤独症儿童的一个发展规律，退步型孤独症也不是孤独症的一个亚型。孤独症就是孤独症，没有与生俱来或者退步型孤独症的区分。

从语言的发展看退步型孤独症

在所有根据家长回忆的回顾性研究中，儿童退步最多的是语言了。有的儿童在1~2岁之间会咿呀学语，甚至说一些词，还会仿说，但是之后就没有任何语言了。"孩子突然不说话了"大概是很多家长最深刻的回忆。

早在2012年，两个孤独症诊断金标准的制定者凯瑟琳·洛德对18~30个月儿童的研究发现，孤独症儿童在这段时间的语言退步其实不是退步，而是语言的进步没有跟上其年龄的增长，造成与同龄儿童的差距拉大，感觉就是退步了。

美国宾州州立大学的凯特琳·克拉克教授（Kaitlyn Clarke）也同意这一观点。在她看来，孤独症儿童的共同关注缺陷和对社交信号的不敏感是造成孤独症儿童语言滞后的原因。共同关注和儿童语言发育基本上是在1~2岁之间开始的。由于共同关注的退步，甚至缺失，儿童早期的婴语和仿说很难上升为有意义的语言。比如，妈妈指着小狗说"小狗"，孩子也会仿说"小狗"。普通儿童的共同关注能力让他们能够将仿说的"小狗"与实际的小狗联系起来，形成自己的语言，而孤独症儿童缺乏联系配对能力，也不会形成自己的语言，他们的仿说可能仅仅是"小狗"这个发音。在社交上，儿童早期可能都是用嘟嘟囔囔的声音表达需求，家长就会给个玩具并说，"宝宝要玩具了"。普通儿童根据这个社交提示，慢慢地会用"要玩具"取代嘟嘟囔囔，但是孤独症儿童发展不出替代语言，就一直用嘟嘟囔囔表达需求。随着年龄的增长，这个表达方式越来越不合适，在语言上就表现出退步了。

退步的真正含义

退步型孤独症这个称呼虽然从孤独症第一次被诊断时就存在，但是近年的研究表明，所谓退步是孤独症的一种发展规律，并不是孤独症的一个亚型。在某些行为方面，孤独症儿童确实有退步，但是更多的情况是孤独症儿童能力的发展没有跟上他们年龄的增长，因而，与普通儿童的差距越来越大，就有一种退步的感觉。

致谢：本文首发于"大米和小米"微信公众号，收录于本书时进行了修改和资料更新。

第三章　是先天还是后天

　　"自从知道孤独症的遗传因素主要来自高龄的爸爸后，我和婆婆吵架就更有底气了！"

　　今天是周三，又是不太顺利的一天。你对着一堆数据，实在理解不了项目为什么进展不下去。在这种一筹莫展中，新来的技术员做实验时还不小心打碎了一个空的玻璃瓶，把手划破了，你只好带他去社区医院处理伤口。等这一切忙完，已经快6点了。朋友的先生感念朋友带孩子辛苦，每周三晚上自己在家带孩子，让她出去放松一晚，你正好约上朋友一起逛商场散散心。

　　你如约到了朋友家，发现他们一家人相对无言。孩子的奶奶在低头流泪，孩子的爸爸满脸愤怒，朋友几分不满，却一脸坚毅。

　　原来朋友的先生刚刚发过火：昨天好不容易教孩子学会了五加三等于八，孩子今天却不知道三加五也等于八。想当年，自己可是妥妥的学霸，高考数理化都是满分，名牌大学毕业，在大厂做高级电脑程序员，怎么儿子就没有遗传一点点自己的聪明呢。"就像你妈妈一样笨"，爸爸对孩子吼着，都把孩子吓哭了。面对孩子爸爸的无端指责，朋友也是火冒三丈。孩子爸爸每周也就管孩子一个晚上，还每次都冲孩子吼，谁知道孩子的孤独症是不是他吼的结果。

其实朋友两口子幸福和谐，从大学谈恋爱开始就是模范的一对，他们的狗粮总是撒个漫天飞舞。从孩子出生，朋友就是自己带在身边，和许许多多的家庭一样，休产假，然后到孩子上幼儿园，要不是孩子被诊断有孤独症，一家人真是相亲相爱、和和睦睦。

气氛不尴不尬，今天约好的逛商场，大概也去不了了。你陪朋友默默地流了一会泪，就离开了。

朋友说过孤独症有遗传基础，爸爸说遗传了妈妈，妈妈说遗传了爸爸，大家相互指责。想到朋友曾经幸福和谐的家庭，你觉得这样的指责毫无意义，除了增加对彼此的不满，没有任何作用。

但是，对父母的指责并不仅仅发生在家庭内部，还在历史上真真实实地发生过，现实中也每天在上演。

先天遗传：是爸爸的错，还是妈妈的不对

孩子被诊断后，最容易出现的就是家庭成员间的相互指责。爸爸说妈妈没有带好孩子，妈妈说爷爷奶奶对孩子溺爱，爷爷奶奶则指责爸爸多事。一个原本很好的家庭或许就这样因为成员之间的相互指责而闹得人仰马翻。

年长的爸爸造成孩子的孤独症吗？

孤独症遗传基础的研究让爸爸成了被指责的对象——而这个指责是打着科学的旗号，认为孤独症与精细胞的突变有关。

精细胞和卵细胞的产生方式不一样。卵细胞在女性刚出生时就已经在体内存在了，之后在生命过程中不断成熟并按规律释放出来，因而其基因比较稳定，产生新生突变的可能性小。精细胞在男性的一生中都在体内产生和分裂，因而更容易引起基因的新生突变，年龄越大新生的突变越多。基因的新生突变是指，父母本身的基因没有突变，但是在精细胞、卵细胞或者早期的胚胎发育过程发生了突变，使得孩子的基因发生了突变。孤独症可能和这样的突变有关，因而有这样的推测，认为孩子的孤独症可能与父亲的年龄有关，与母亲关系不大。

流行病学的研究似乎也证实了这点。早在 20 世纪 70 年代，美国印第安纳州和威斯康星州的小样本调查研究指出，高龄爸爸会增加孩子有孤独症的概率。1999 年，一项荟萃分析研究也证实了这个结论。2006 年，哥伦比亚大学的多洛雷斯·马拉斯皮纳教授（Dolores Malaspina）等人进行了一项系统性的调查。在这个研究中，研究人员抽取了以色列在 20 世纪 80 年代，六年共计 318 506 名新生儿的信息，其中，大概 41%

（132 271 名）的儿童信息中记录了父母双方的年龄，这里面包括了 110 名孤独症儿童。研究人员又对这 110 名儿童的信息进行统计分析，发现爸爸的年龄在 40 到 49 岁之间，其孩子有孤独症的可能性是爸爸在 20 到 29 岁之间的近 6 倍，而母亲的年龄与孤独症的相关性在统计上并不显著。

2012 年，《自然》杂志报道了一篇关于爱尔兰 78 个家庭基因测序的研究成果。参与研究的家庭中，父母在精神与智力上都非常正常，其中有 44 个孩子有孤独症，21 个孩子被诊断有精神分裂症，而其余的 13 个孩子作为对照组进行了基因的全测序。另外还对 5 个家庭的祖父母进行了基因的全测序。结果表明，儿童的新生突变都来自爸爸的遗传，而且，与爸爸的年龄呈线性相关。在研究中，他们还发现与孤独症相关的两个基因：CUL3 和 EPHB2。这样，高龄爸爸造成孩子有孤独症就有了理论和事实依据。

妈妈的年龄和孩子有孤独症无关吗？

在现实生活中谈论优生优育的时候，人们往往会关注孕产妇的年龄。大量研究也证实妈妈的年龄确实与某些疾病的发生有相关性，如唐氏综合征。如果只说爸爸高龄造成儿童有孤独症的概率升高，似乎与一般认知不相符。

2009 年，哥伦比亚大学社会学教授皮特·贝尔曼（Peter Bearman）等人发表了一篇文章，分析美国加州 1992—2000 年间出生的儿童的调查数据。在这个研究中，总共涉及近 500 万儿童，其中 18 731 名儿童被诊断有孤独症。与以色列的研究不一样的是，他们分别处理每年的数据，而不是简单地将所有数据放在一起处理，这样就减少了由孤独症流行率逐年增加带来的统计偏差。结果发现，40 岁以上的爸爸孩子有孤独的概率比年龄在 30 岁以下的爸爸高 1.29~1.71 倍，相同维度的比较下，妈妈的数据为 1.27~1.84 倍。

上面两个调查研究有个共同点是，都只单独比较了父母其中一方的年龄，而忽略了另一方年龄的影响。2016 年，《分子精神病学》发表了一份针对瑞典、丹麦、挪威、以色列等国家的综合筛查。在这个筛查中，总共涉及 570 多万个家庭，其中孤独症儿童超过 3 万人。他们将妈妈和爸爸的年龄进行分段，研究在每个年龄段中配偶年龄的影响。结果表明，和 20 多岁的爸爸相比，50 岁以上的爸爸的孩子被诊断为孤独症的概率增加了 66%，40 岁以上的爸爸则是增加了 28%。同样，和 20 多岁的妈妈相比，40 岁以上的妈妈的孩子有孤独症的概率增加了 15%。

稍感意外的是，这篇文章的结论同样表明，年龄小于 20 岁的妈妈，孩子有孤独症的概率比 20 多岁的妈妈也增加了 18%。同时，父母双方的年龄相差大于 10 岁以上时，新生儿有孤独症的概率也增加了，特别是其中一方的年龄在 35~44 岁，更加明显。如果说高龄的父母增加了基因的新生突变而使儿童有孤独症的风险增高的话，上面这个结论就很难解释了。就像研究中所显示的，女性的生育年龄与孩子有孤独症风险的关系是一个 U 型分布，最佳生育年龄在 20~30 岁。从流行病学调查的角度来说，爸爸和妈妈的年龄过高都会增加孩子有孤独症的风险，任何指责一方的表述都是不正确的。在年龄的问题上，应该是双方都有影响，而且双方共同的影响会有叠加作用，谁的基因都不会更加出色。

从基因变异的角度来说，这也是事实。尽管父母的基因变异会给孩子带来影响，但大部分基因变异对孩子的表观行为没有影响，甚至有好的影响。除了遗传自父母的基因变异外，在胚胎发育过程中同样会发生新生突变。早在 2003 年，原圣路易斯华盛顿大学的精神病学教授约翰·康斯坦汀诺（John Constantino）研究组就发现，同卵双胞胎即使都有孤独症，他们特质的严重性也有很大的差别，这说明在新生命产生的过程中新生突变普遍存在，这点也得到基因测序结果的证实。

2021 年 1 月，冰岛的一家基因解码公司（deCODE genetics）在《自然·遗传学》（*Nature Genetics*）上发表的一篇研究报告证明，同卵双胞胎的基因突变也不完全一致。在胚胎期，同卵双胞胎基因突变的差异个数平均达到了 5.2 个，最多的基因突变数相差达到 100 个。不同突变的数量比起人类的总体基因变异数量来说也许不算很多，但可能就是这些突变将个体的孤独症的特质推到了极限。

虽然父母的年龄会影响孩子有孤独症的概率，但指责父母任何一方的遗传也是错误的。新生突变可以发生在精子、卵子中，也可以发生在受精卵和胎儿的发育过程中——而这些突变发生的原因现在并没有合理解释。

高龄爸爸妈妈就不能生孩子吗？

从科研的角度来看，尽管结论不尽相同，但这些研究相对来说都还算严谨。大量的流行病学数据也为进一步研究孤独症的生物学机制、遗传学和表观遗传学因素提供了基础。但是，我们不能基于某一篇科研文章武断地下结论，是高龄的爸爸造成儿童孤独症的风险，或者根据另一篇文章推断是高龄的妈妈让孩子的孤独症风险增加。任何断章取义的结论都不科学，都会影响社会对孤独症的认识，影响家庭的团结和稳定。孤独症家庭，无论是爸爸还是妈妈都承受着巨大的压力，这种无端的指责只会让事情变得更加糟糕。

就像冰岛的那份研究报告中指出的，即使科研的结论完全正确，父母的年龄也不能解释所有的问题。文章指出，由于教育程度的提高，冰岛新手爸爸的平均年龄从 1980 年的 27.9 岁攀升到 2011 年的 33 岁，这段时间也正是孤独症诊断人数增长最快的时期。该文章的作者同时也注意到，1900 年冰岛新手爸爸的平均生育年龄是 34 岁（图 3-1），却没有任何资料显示那个时候的孤独症人数有多高。当然，我们可以说，那个时候，人们还不认识孤独症，很多孤独症孩子没有得到诊断。

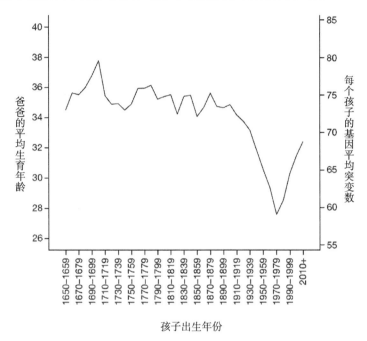

图 3-1　1650—2010 年，冰岛新手爸爸的平均生育年龄变化（摘译自 *Nature*, 2012, 488, 471–475.）*

*摘译自 A. Kong, M. L. Frigge, G. Masson, et al (2012). Rate of de novo mutations and the importance of father's age to disease risk. *Nature*, 488, p. 474.

从美国的情况来说，爸爸高龄也不能完全解释近 40 年来孤独症人数的爆发式增长。《纽约时报》曾报道，自 1980 年以来，超过 40 岁才做爸爸的人数增加了 30%，但是，孤独症的诊断人数却增加了 10 倍，爸爸妈妈的年龄显然不足以解释这个爆炸似的增长。

风险虽然增加了，但这并不代表高龄父母的孩子一定会有孤独症。尽管流行病学研究中有提到一些极端情况，如 50 岁的父母，孩子有孤独症的风险会增加 1 倍，但概率也只是从 1% 增加到 2%，孩子没有孤独症的可能性更大。高龄的父母仅仅因此而放弃生育的权利，也是没有必要的。

从优生优育的角度来说，当然有最佳的生育年龄，但是，现代社会的生活压力很大。20 岁出头的小夫妻，往往生活还没有十分稳定，经济上还不是很充裕，个人的事业还需要奋斗，这个时候如果有了孩子，无疑会增加许多的负担。而年龄稍大一些的夫妻，在生活上可能会更加稳定一些，心智也更加成熟，能够把孩子照顾得更好一点。每个人、每个家庭都不一样，应该根据自己的实际情况考虑何时要孩子，这个时间并没有一个普遍的标准。

让事情变得更复杂的是，2020 年，费城大学孤独症研究中心的克里斯滕·莱尔教授（Kristen Lyall）对头胎孩子有孤独症的家庭调查发现，年轻爸爸的二胎孩子的认知水平不如高龄爸爸的二胎孩子，这似乎证明，高龄爸爸的孩子有孤独症的概率并不一定就高。

后天养育：荒诞的"冰箱妈妈"假说

孤独症的"冰箱妈妈"假设认为，孤独症是恶劣的家庭环境，特别是妈妈的冷漠造成的。因为妈妈像冰箱一样的冷漠，给成长中的孩子造成了创伤，让孩子没有了依恋，于是就退缩成为孤独症孩子。这个理论曾经在很长时间内误导着公众对孤独症的认识，造成对儿童教育方法上的认识偏差。虽然这个假设已经被摒弃了大半个世纪，但是总有人出于某些原因，不断挖出来反复提及。养育一个孤独症的孩子，对其父母来说已经很困难了，而被指责是他们自己造成了孩子的孤独症，简直是让这种困难加倍了。

"冰箱妈妈"假设产生的社会背景

20世纪初期，精神分析法得到很大的发展。那个时候，人们认为人类的许多心理和精神问题都来自童年的心理创伤，所以很容易把这些问题都归结是父母造成的，特别是对孩子影响最大的母亲。

同一时期，种族主义思潮泛滥，在优生学背景的影响下，种族主义者不仅歧视一些所谓的"劣等人种"，同时也歧视残障群体及其家庭。他们认为这些家庭既没有生育的权利，也没有养育孩子的权利，通过限制这些家庭的权利达到优化人种的目的。据记载，1933年，在美国弗吉尼亚州就有1 333个家庭被禁止生育，而那些被医生诊断为"不正常"的孩子从父母身边被带走，进入有所谓的专业优良人士看护的"州立医院"等封闭机构里。由于许许多多未知的原因，这些从小被送入这种机构的孩子很多再也没有回到社会，他们的结局不得而知。

凯纳教授和第一个被诊断为孤独症的孩子

世界上第一个被诊断为孤独症的孩子，唐纳德·特里普利特（Donald Triplett），就是在这样的社会环境下出生的，唐纳德出生在美国南部密西西比州一个叫福雷斯特（Forest）的小镇。刚出生的时候，唐纳德似乎并没有与众不同之处，但是，父母慢慢发现这个孩子从不直视他人，也不与他们亲近，更多的时候，他喜欢自己一个人待着，注意力也更多地在物体而不是人身上。在他的世界里，一个"是的"永远代表着他想被爸爸举起来。然而，有时候，父母又觉得他非常聪明，总是在思考。他被悄悄地送到一个专门收养"非正常人"的封闭机构，成为那个机构里年龄最小的孩子。待了近一年之后，特里普利特夫妇发现孩子并没有任何进步，于是他们将孩子接出来。夫妻俩遍访名医，1938年，在唐纳德5岁的时候，他们在美国约翰·霍普金斯医学院找到了利奥·凯纳教授。

凯纳教授是一位奥地利出生的精神病学专家，于1924年来到美国，成为北达科他州立医院的医生。短短4年的时间，他在精神病学方面的突出贡献引起大名鼎鼎的约翰·霍普金斯医学院的注意，他被邀请去组建该校儿童医院的精神科学系。1935年，他出版了第一部英文版的儿童精神病学专著。

作为儿童精神病专家，经过两次五个星期的近距离观察，凯纳教授却无法将唐纳德的症状归入精神病学的范畴。他感到这个孩子唯一的不同之处是他没有能力与其他人产生任何联系。之后整整四年，唐纳德的父母数次带孩子北上，凯纳教授也几次南下。双方还以几乎每月一封书信的形式，不断交换唐纳德的情况与对唐纳德症状的想法。经过四年的艰辛思考，凯纳医生于1943年发表了题为"情感交流的自闭性障碍"的论文。在论文中，凯纳教授提出了孤独症的概念，同时指出：

1. 孤独症儿童从出生起就完全生活在自己的世界里，对外人的存在没有反应，对父母至亲缺少亲昵和依恋。

2. 孤独症本来就存在，他并不是发现了孤独症，只是将其报道了出来。

3. 他无法将孤独症归纳到任何一种精神疾病中。

凯纳教授的这一发现，纠正了人们对这一类孩子的认识，也为这些孩子的教育提供了理论基础。然而，在凯纳教授发表论文之后的六年中，他的这一发现在医学圈中仅被少量人提及，并没有在社会公众中引起任何重视。

《时代》周刊杂志的封面人物：B博士

与此同时，另外一位来自奥地利的被称为 B 博士的布鲁诺·贝特尔海姆声名鹊起。B 博士自称是维也纳大学的心理学博士，学习了当时流行的精神分析学。维也纳大学的心理学系当时就是心理学领域的圣殿，弗洛伊德①也是那里毕业的。因为 B 博士是犹太人，曾在德国纳粹集中营关押了 11 个月，出来后，移民来到了美国。在他看来，纳粹集中营看守们的冷酷无情，造就了被关押者性格和命运的不同：有的有了精神障碍，最终无法走出来；有的如 B 博士，自愈后变得更加强大。根据这段经历，1943 年，他在《异常与社会心理学杂志》上发了题为"极端条件下的个体与群体行为"的文章。这篇文章使他一下子成为人们眼中的教育专家、精神分析专家，还被芝加哥大学聘为索尼亚·山克曼培

————————

① 西格蒙德·弗洛伊德（Sigmund Freud），奥地利精神病医师、心理学家、精神分析学派创始人。

训学校的校长。

这个时候，他读到凯纳教授几个月前发表的关于孤独症的文章，于是，他决定将自己的研究方向转向孤独症。当时的美国远离欧洲大陆，没有多少人有纳粹集中营的经历，当然也没有多少人知道孤独症是怎么回事，而 B 博士却能将二者联系起来。1967 年，他出版了一本惊世骇俗的著作《空洞的城堡》(*The Empty Fortress: Infantile Autism and the Birth of the Self*)。在书中，他描述了一个叫乔伊的孩子，在经受母亲造成的创伤后，拒绝成为人，而是成为一台机器，每天的行为方式像机器一样，重复且刻板。B 博士对孤独症如此简洁直观的描述，让他成为当时"权威"的心理学家、孤独症领域的大牛，成为 1968 年《时代周刊》的封面人物。在他看来，纳粹分子的冷漠造成了被关押者的一些特质，这些特质与孤独症特质相似，因而推测，孤独症孩子的妈妈们就像冷酷的纳粹分子一样，造成了孩子的孤独症。

自此，全社会开始指责、鄙视孤独症孩子的妈妈。

他任职的索尼亚·山克曼培训学校也理所当然地成为名噪一时的治疗孤独症儿童的机构。在机构里，B 博士主张用精神分析的方法干预孤独症孩子。孩子打人了，他就鼓励打得好，认为这样可以发泄孩子内心的恐惧和不满，从而走出孤独症。孩子不想穿衣服，他认为那是孩子渴求自由的一种表达方式。他宣称机构里的孤独症孩子的康复率达到85%——而他的康复标准是，"我说孩子康复了就康复了"。

凯纳教授的错误

然而，这个时候，凯纳教授正百思不得其解。他在 1943 年发表的那篇里程碑式的文章里报道了孤独症，但直到 1949 年也没有在公众中引起任何反响，没有任何的媒体采访他，报纸杂志也没有邀请他写这方面的文章。在孤独症的世界里，他似乎被遗忘了。凯纳教授向自己十分尊敬的精神病学家路易丝·德佩尔（Louise Despert）道出了苦闷，得到的回复是，"你将孤独症定义为与生俱来，而不是后天造成的，与主流的精神分析思想背道而驰"。

1949 年，凯纳教授发表了他关于孤独症的第三篇文章，在文章中他将孤独症的成因归结于父母，尤其是妈妈的冷漠，创造了"冰箱妈妈"这个词。他也将自己一直欣赏和赞扬的唐纳德的妈妈描述成冷漠无情的妈妈。这个符合潮流的改变让他从此声名鹊起，终于奠定了他在那个时代孤独症领域的领袖地位。

尽管他已经注意到，这些孩子的表现有其他内在的原因。二十年后，在不同的场合上，他多次强调"冰箱妈妈"的假设不是他的本意，也否定了自己提出的"冰箱妈妈"假设，甚至主动将自己发表的文章从杂志上撤了下来，然而，错误已经造成并被他人利用了。

"冰箱妈妈"这一假设造成的人道灾难

"冰箱妈妈"的假设让许许多多的孩子被从父母身边强行带走，送到指定的机构去康复，妈妈们不仅要忍受失去孩子的痛苦，还要被贴着"冰箱妈妈"的标签。她们被社工们纠集在一起，去努力回忆自己何时何地给孩子造成了创伤。一位妈妈说，自己好像对两个孩子中的另一个好点。另一位妈妈说，有一天太累了，多睡了 30 分钟。还有一位妈妈经过一个星期的回忆，终于想到自己在孩子刚刚出生时，看见孩子因为黄疸而全身发黄，觉得他像刚孵出来的丑陋小鸡——自己的潜意识里一定是讨厌了孩子，而孩子感受到了，就退缩成孤独症了。

我没有找到任何资料记载着到底有多少妈妈忍受不了这种痛苦而选择结束自己的生命，但是，在许多记载着那段故事的书里，都反复提到很多妈妈没有生存下来。

本来凯纳教授认为孤独症是与生俱来的，却又错误地把孤独症的成因转变成一个教育与关爱的问题。孩子们继续被送往各个封闭的机构进行以精神分析为基础的治疗。

在臭名昭著的纽约威洛布鲁克州立学校住着数以千计的残疾人士，他们与世隔绝。在那里，孩子们不仅没有得到很好照顾，反倒被虐待、被欺凌，甚至被用来做人工病毒实验。福克斯记者热拉尔多·里韦拉（Geraldo Rivera）孤身潜入其中，制作了纪录片《威洛布鲁克：最后的大耻辱》，并由此赢得了广播电视媒体界最具权威的奖项——皮博迪奖。许多著名的政治人物包括大名鼎鼎的罗伯特·肯尼迪（美国前总统约翰·肯尼迪的兄弟）也义愤填膺，他甚至将威洛布鲁克州立学校称为"毒蛇之坑"。美国 1975 年出台了第一部残障儿童教育法案，这才确保以上这样惨绝人寰的悲剧不再发生。

"冰箱妈妈"假设的颠覆

推翻这么一个荒诞不经的假说是需要勇气的。

第一个站出来挑战这一假说和 B 博士的是当时刚刚崭露头角的实验心理学博士伯纳德·瑞慕兰。28 岁时，他的第一个孩子出生了。然而，孩子两岁的时候，他发现自己的孩子有些不同。翻开自己学生时代的心理学教材，他发现孩子有孤独症。然而，当他看到教科书上将孤独症的成因归结于"冰箱妈妈"时，他愤怒了。他和妻子从幼儿园时期就相互认识，他清楚地知道妻子是多么的温柔善良、爱心满满。他也看到自己的妻子是如何小心地呵护自己的宝宝，这样的妈妈怎么可能是冷漠的呢？他利用自己在军队里做心理咨询师，需要去各地出差的机会，收集各地孤独症儿童的情况，发现孤独症有其生物学基础，证明了自己的太太不是一个冷漠无情的"冰箱妈妈"。

在凯纳教授的鼓励下，瑞慕兰于 1964 年出版了《婴儿孤独症：其症状及对行为神经理论的影响》(*Infantile Autism: The Syndrome and Its Implications for a Neural Theory of Behavior*)，凯纳教授亲自作序。书中大胆地颠覆了当时流行的"冰箱妈妈"理论，为改变公众对孤独症的看法铺平了道路。

同样愤怒的还有纽约的露丝·苏利文(Ruth Sullivan)。作为护士，她很清楚有些医生在束手无策的时候，就会将病人的一切问题都怪罪于家人。她有 7 个孩子，她相信自己对 7 个孩子一视同仁，不可能单单"冻住"了中间的孩子乔(Joe)。她开始将妈妈们组织起来，反对荒诞的"冰箱妈妈"假设，并为孤独症孩子争取上学的权利。在她们发现了瑞慕兰博士的书之后，很快将瑞慕兰博士请到新泽西，酝酿成立"美国孤独症协会(Autism Society of America，ASA)"，以此对抗以 B 博士为代表的"冰箱妈妈"理论。苏利文后来成了美国孤独症协会的第二任会长。

同样质疑"冰箱妈妈"理论的还有来自北卡罗来纳大学的年轻教授埃里克·邵普勒(Eric Schopler)。他找机会参观了 B 博士那座被高墙重重围住的培训学校。据说，室内布置倒是十分温馨，但是，B 博士不让父母观看干预的过程，这让邵普勒教授非常不理解。再看看那些接受了以精神分析为基础的干预的孤独症儿童，他们不但没有进步，反倒出现了许多问题行为。后来，邵普勒教授发展出孤独症及相关沟通障碍儿童治疗与教育方案(TEEACH)。他们在干预室里装上了那种单向玻璃，以便于家长观察和学习。

作家和编辑理查德·波拉克(Richard Pollak)的弟弟也有孤独症。在目睹弟弟在 B 博士的机构里进行着毫无意义的训练后，看着每日以泪洗面、忍受着屈辱的妈妈，他对权威的 B 博士提出了质疑。经过几年的调查，波拉克终于发现 B 博士编造自己的简历。虽然他在维也纳大学获得了博士学位，却不是心理学博士，而是艺术史学博士，他仅仅是在大学里选修了几门心理学的入门课程。他劣迹斑斑，来到美国通过结婚拿到绿卡后，马上与妻子离婚（据说 B 博士前后结婚 5 次）。波拉克还发现，B 博士的机构与世隔绝，要经过 7 道关锁才能进入。他惯用的伎俩就是推销"冰箱妈妈"假设，虐待孩子，恐吓家长。机构里的孩子的康复率数据自然都是伪造的。1997 年，波拉克发表了《B 博士的来历》揭露他的虚假宣传。可惜，B 博士早在 1990 年就离世，逃过了应有的惩罚。

孤独症的遗传学基础——推翻"冰箱妈妈"的假设

双胞胎分为同卵双胞胎和异卵双胞胎两类。双胞胎的母体环境是一样的，而同卵双胞胎是从同一个受精卵分裂而来，被认为在基因上百分之百相同。因而，长期以来，同卵双胞胎一直被用来研究疾病和残疾到底是"先天还是后天"（Nature or Nurture）造成的，是环境还是基因造成的，在遗传学研究上有着特殊的地位。

"冰箱妈妈"的假设被推翻了，但是，孤独症的成因到底是什么，依然是一个谜。瑞慕兰提出的孤独症的生物学基础，更多的是通过一些观察得出的结论，缺乏科学依据。

英国医生 M.P. 卡特（M. P. Carter）致力于收集英国的孤独症双胞胎数据，试图找到孤独症的遗传学基础。可惜，卡特英年早逝，他的遗孀将他收集的双胞胎数据交给当时在儿童精神病学领域赫赫有名的迈克尔·路特教授（Michael Rutter），希望能够完成自己丈夫的心愿。

迈克尔·路特，1993 年获得英国皇家爵士封号，是英国第一位儿童精神病学教授，被认为是"儿童心理学之父"。他和自己的学生苏珊·佛罗斯坦（Susan Flostein）一起调查了卡特医生找到的那些孤独症儿童家庭。他们根据凯纳教授的标准，制定了一整套调查问卷。苏珊根据问卷详细记录每一个孩子的情况，并汇编成号。路特教授根据每份问卷的内容，进一步诊断哪个编号的受访者有孤独症。在总共收集的 21 对同性双胞胎中，经过严格鉴定，其中 11 对是同卵双胞胎，10 对是异卵双胞胎。结果表明，在 21 对双胞胎的 42 名受访者中，25 名有孤独症。最后，他们把编号与具体受试者对照研究，发现有 4 对双胞胎同时有孤独症，而且这 4 对都是同卵双胞胎。计算后的结果表明，在基因百分之百一致的同卵双胞胎中，有 4/11=36% 的可能性同时有孤独症；在基因不完全一致的异卵双胞胎中，有 0/10=0% 的可能性同时有孤独症。这个结果发表在 1977 年的《儿童心理学和精神病学杂志》（*Journal Of Child Psychology And Psychiatry*）上。

根据凯纳在 1943 年建立的标准计算，当时孤独症的流行率是四五千分之一。而在这个研究中，在样本只有 21 对双胞胎（11 个同卵双胞胎，10 个异卵双胞胎）的情况下，36% 这个超高的比例，证明了孤独症有其遗传学基础。

后来新的孤独症诊断标准和更大规模的数据显示出基本相似的结果，同卵双胞胎同时有孤独症的比例在 70%~95%，而异卵双胞胎是 10%~30%。

尽管臭名昭著的"冰箱妈妈"理论已经被大多数人所唾弃，然而它依然阴魂不散，会以不同的形式、不同的说法反复再现。回过头来，即使刨除所有的生物学数据，"冰箱妈妈"假设的荒谬性也是有目共睹的。正如凯纳教授后来认识到的，不是因为有了"冰箱妈妈"，才有了孤独症的孩子，而是因为孩子有了孤独症，所以和妈妈缺少亲近感，表现出相互之间的冷漠。

遗传学证据：我们能预测孤独症的发生吗？

日常观察、双胞胎研究和大数据统计都证明，孤独症的形成机制与基因有关，具有遗传性。然而，通过对成千上万个家庭进行的基因测序，也很难指证孤独症孩子携带的基因变异来自父母的遗传。在这种看起来相互矛盾的关系中，如何理解孤独症是遗传的呢？2022 年的研究表明，孤独症的形成与常见变异和罕见变异都有关。常见变异中很多是由于父母的遗传，而罕见变异中很多是由于不可控制的环境因素引起的新生变异。

孤独症主要是遗传的结果

当孩子被诊断有孤独症后，往回看他们的家庭，可能会发现爸爸或者妈妈，甚至祖父母也有某些孤独症的特质。例如，孤独症孩子存在社交交流障碍，爸爸或妈妈可能是非常内向的人；孤独症孩子有重复刻板行为，他们的爸爸或者妈妈做事情很专注……有的父母甚至在孩子被诊断后，自己也去医生那里，拿到一个轻度孤独症的诊断书。

孤独症的这种遗传特质首先在对双胞胎的研究中被发现。1977 年，英国儿童精神病学教授迈克尔·路特做了第一个关于孤独症双胞胎的研究，后来在英国、北欧、美国密苏里州和日本所做的四组大规模的双胞胎研究中都得到类似的结果：在被认为基因完全一样的同卵双胞胎中，同时有孤独症的概率是 70%~95%，而基因不完全一样的异卵双胞胎中，同时有孤独症的概率是 10%~30%。

2019 年，瑞典学者斯文·桑丁（Sven Sandin）领导的研究小组对多个国家的约两百万人（其中 22 156 名被诊断有孤独症）的大数据进行分析，他们得出了类似的结论：孤独症 80% 是基因作用的结果。其他的 20% 可以归结为环境的影响。

寻找 "孤独症基因"

理论上，对大量有孤独症个体的家庭进行基因测序比对就可能找出 "孤独症基因"，类似临床筛查唐氏综合征一样，并预测下一代有孤独症的可能性。或者弄清了孤独症的遗传机制，就可能发展出精准的干预甚至药物治疗方法。

现代基因测序技术的发展，大数据处理能力的提高，让大规模测序成为可能，也能够对大量孤独症家庭的基因进行比对。大名鼎鼎的西蒙斯（Simons）基金会已经建立了一个近 3 万个个体（包括孤独症人士和他们的家庭成员）的基因测序数据库；孤独症之声和谷歌公司合作，也已经建立了 1 万多个基因测序的 MSSNG 数据库；在剑桥大学学者西蒙·巴伦 – 科恩的领导下，英国也计划对 1 万名孤独症人士进行基因测序。有了这些海量的数据，理论上，利用全基因组关联研究（genome-wide association studies，GWAS），比对家庭中有孤独症和没有孤独症的父母、兄弟姐妹之间的基因，就能找到与孤独症相关的基因变异，找到一个家庭中的孤独症基因。但是，事情没有想象的那么简单。2015 年，英国万人谱系项目的研究人员估计，大概有 65 个基因的变异与孤独症有关。2018 年，这个数字增加至 102 个，2019 年增加至 184 个，2021 年增加至 255 个。有人估计，与孤独症相关的基因可能有上千个。

然而，目前还没有哪一个相关的孤独症基因能够被称为孤独症基因。所谓孤独症的遗传，往往是这样：一个人有了孤独症的诊断，总能在其基因中找到一个或者很多个基因发生了突变；反过来，任何一个孤独症相关基因发生突变，携带该基因突变的个体却不一定符合孤独症的诊断。即使那些在孤独症孩子和没有孤独症的父母身上都测出来的携带罕见变异的基因，也不能就此断定为孤独症基因。

在整个孤独症群体中，大概只有5%~20%的孤独症个体能用罕见的基因变异进行解释。这些罕见的基因变异对个体的发育有重要影响，可能与孤独症的形成有关，但它们不全是父母遗传下来的，大部分是新生变异。比如，与孤独症相关的雷特综合征，被认为是MECP2单基因变异造成的，研究数据显示，只有1%~2%来自父母的遗传。

因此，虽然存在与孤独症相关的基因，但是并没有确凿的证据证明孤独症家庭的下一代就一定会有孤独症，也没有找到哪个基因可以明确地定义为孤独症基因。正如美国加州Dascena公司的首席医学官大卫·雷德贝特（David Ledbetter）和宾夕法尼亚州的盖辛格医学院副教授斯科特·迈尔斯（Scott Myers）曾经联合撰文指出的，"根本就没有孤独症的基因，只有大脑发育的基因"。

孤独症的遗传到底是怎么回事？

既然没有孤独症的基因，孤独症与基因的相关性又真实地存在，该如何解释这一现象呢？

我们总说，世界上没有两片相同的树叶，也没有两个相同的人。这种不同取决于每个人染色体中的遗传物质（DNA）携带的变异——基因变异。这些变异大部分是从父母那里遗传的，也有一些是新生变异。如果某个变异发生在少于1%的人群中，通常称为罕见变异；大于1%的则称为常见变异。有些变异发生后，会给个体带来较大的变化，有的则对个体没有明显的影响。没有哪一个单基因的变异能决定一个人的全部，数以百万或者千万计的变异才成就了我们每个人独特的个性。

每一个孤独症人士都是一个独特的个体，他们的孤独症，不能用某个具体的基因变异解释，甚至某个孤独症的特质也可能是各种变异叠加的结果，是各种变异带来的加权影响，即所谓的"多基因变异贡献值"（polygenic scores，PGS）。通过统计的方法计算 PGS 值，也许就能预测孤独症甚至破解孤独症的遗传奥秘。前文提到的几个大型孤独症基因库的建立，使孤独症的多基因贡献值（PGS）的计算成为可能（表 3-1）。

表3-1　几个大型基因库的名称及官网信息[*]

REAGENT Or RESOURCE	SOURCE	IDENTIFIER
Deposited data		
MSSNG	This paper	https://research.mss.ng/
Simons Simplex Collection	SFARI	https://www.sfari.org/resource/sfari-base/
SPARK	SFARI	https://www.sfari.org/resource/sfari-base/
1000 Genomes Project	1000 Genomes Project Consortium	https://www.internationalgenome.org/
Human Reference Genome Build 38(GRCh38)	Genome Reference Consortium	https://www.ncbi.nlm.nih.gov/grc/human
Genome aggregation database (gnomAD)	Broad institute	https://anomad.broadinstitute.org/

* 摘自 B.Trost, B. Thiruvahindrapuram, A. J. S. Chan, et al (2022). Genomic architecture of autism from comprehensive whole-genome sequence annotation. *Cell*, 185, p. 4427.

2022 年，西蒙·巴伦－科恩和加拿大多伦多大学的斯蒂芬·谢勒（Stephen Scherer）领导的研究小组分别对上述基因库（还有另外几个基因库）进行分析。孤独症个体的 PGS 显著要高于没有孤独症的同胞兄弟姐妹。巴伦－科恩等人还进一步证实，PGS 值与孤独症的核心障碍（社交交流障碍、狭隘的兴趣和重复刻板的行为与思维方式）相关。这些论文的结论充分证明孤独症与常见变异相关。

当然，这些研究结果还不足以用来预测个体有孤独症的可能性。尽管无法确定到具体的基因，现有研究仍可以说明，遗传自父母的常见变异与孤独症，特别是孤独症核心特质的形成相关。

孤独症是常见基因变异和罕见基因变异共同作用的结果

虽然通过 PGS 值的计算，可以说明孤独症与遗传自父母携带的常见基因变异相关，但是，大多数孤独症孩子的父亲或者母亲并不符合孤独症的诊断。

根据父母的孤独症 PGS 值，并不能预测孩子有孤独症。即使那些有多个孤独症孩子的家庭，也很难说他们家庭就有孤独症的基因。就像谢勒的文章所证实的，有多个孤独症孩子的家庭的 PGS 值与只有一个孤独症孩子的家庭的 PGS 值并没有显著区别。一个孩子要符合孤独症的诊断，除了常见基因变异的 PGS 值还有罕见新生突变的"贡献"。

在巴伦 - 科恩的研究中，单独比较了 579 名孤独症人士与 3 681 名没有孤独症的同胞兄弟姐妹，两个群体的 PGS 值并没有明显区别，但是孤独症人士的基因中都带有罕见新生变异。这说明，基因的罕见新生变异对孤独症形成的"贡献"不可忽略。

在动物模型的基因中，引入新生严重的罕见基因突变，动物模型均表现出明显的孤独症核心特质。比如，2011 年和 2019 年，麻省理工学院的冯国平研究小组建立的 SHANK3 小鼠和猴子模型；2016 年，日本的片山悠太研究小组建立的 Chd8 小鼠模型和 2016 年中国科学院上海神经所仇子龙研究小组建立的 MECP2 食蟹猴模型。但是，单独携带严重的罕见新生基因变异的人，并不总是符合孤独症的诊断。

巴伦 - 科恩的研究小组认为，新生严重变异也许和孤独症的核心特质并不相关，但是可能决定了与孤独症共存的发育障碍，比如智力障碍和运动障碍。这点在加州大学圣地亚哥分校的乔纳森·塞巴特（Jonathan Sebat）研究小组 2022 年 6 月发表在《自然遗传学》的论文中同样可以得到证实。塞巴特将基因中携带的常见变异、新生严重变异和罕见的遗传变异三个值综合在一起计算，综合值最高的个体比最低值的个体，有孤独症的可能性高 2.2 倍。

2022 年 10 月 25—29 日，在洛杉矶举行的美国遗传学协会年会上，加州大学洛杉矶分校的教授丹尼尔·格施温德（Daniel Geschwind）领导的研究小组指出，孤独症的形成是罕见基因变异和常见基因变异共同作用的结果，当二者综合达到一定的阈值时，孩子才有可能符合孤独症的诊断。

常见基因变异很多是从父母那里遗传来的，罕见基因变异很多是不可控的环境因素造成的，这可能就是孤独症的形成机制——遗传和环境因素共同作用的结果。

孤独症能够被筛查和预防么？

我们说孤独症是常见变异和罕见变异共同作用的结果，因而，无法进行筛查和预防。即使那些被认为有单基因基础的孤独症相关障碍，也很难做到。

唐筛是孕检中的一项重要的基因检测，如果类比唐筛，会发现筛查孤独症要困难和复杂得多。唐氏综合征的特征是染色体异常，即多了一条 21 号染色体，如果将人的两三万个基因比作一本两三万页的书，唐筛是检查那本书是否多了几百页，而筛查孤独症就有点像找书中的错别字，而且你不知道，是需要找一页书中的错别字，还是一百、一千页。即使找到了许多错别字，对于全书的内容可能完全没有影响，不能构成孤独症的诊断。

更复杂的是，最新的研究还发现，染色体中非编码部分的变异同样对孤独症的机制有重要影响。这对于筛查孤独症而言，就像你还没有找完那两三万页书的错别字，却突然发现，还有另一整套丛书要看。

尽管测序技术和大数据处理能力已经十分强大，但按照上述孤独症筛查的数据量，等测序、分析完数据，孩子早就已经生下来，甚至过了周岁、开始上小学了……

此外，基因测序的误差依然存在。比如，2012 年，SHANK1 被发现是孤独症高风险基因，能够解释约占比 0.04% 的孤独症人士的基因机制。然而 2019 年，吉林大学的学者在重复试验中，并没有发现 SHANK1 与孤独症有相关性。

再如，MECP2 基因的变异也曾被认为是雷特综合征的基因基础，但是近来又有发现，CKDL5 和 FOXG1 两个基因的变异，对于雷特综合征的发病机制也很重要。

可以说，当前的孤独症遗传研究仍处于相对早期的阶段，利用基因筛查达到优生学目的仍属于一种想象和对未来可能性的担忧。

结束语

在我们探寻孤独症的遗传机制的时候，很难确定孤独症是某个特定基因的作用结果，还是父母双方携带的常见遗传基因变异导致的。丹尼尔·格施温德研究小组计算的孤独症孩子的 PGS 值比父母的 PGS 值都要高，可见父母双方携带的常见基因变异都对孩子的 PGS 值有重要贡献。一个沉默寡言、不善社交、做事专一的爸爸或者妈妈，遗传给孩子的既可以说是孤独症特质，也可以说是一种个性。

即使父母孤独症 PGS 值高，孩子也不一定就符合孤独症的诊断，还有罕见基因变异的贡献。当前，新生严重罕见变异的发生依然无法预测，在某个未知或者特定的环境因素影响下，可能就有新生变异的发生。

可以说，两个相爱的人，无论是否在合适的时间、合适的地点遇见，他们的孩子都可能有孤独症或者其他障碍。

致谢：本文首发于"赛先生"微信公众号，责任编辑陈晓雪，收录于本书时略有删改。写作过程中，得到遗传学肖博士、神经科学王教授、神经生物学博士望望同学的指导和帮助，一并感谢！

疫苗之殇：孤独症与疫苗的谎言

从电视剧《康熙王朝》说开去：疫苗是人类医学史上的伟大成就

陈道明等人主演的电视剧《康熙王朝》第二集中，端妃娘娘和皇子玄烨——就是后来的康熙皇上，身染重病，太医们束手无策，整个皇宫如临大敌。当日孝庄太后发布懿旨，"所有皇子皇孙，日落之前，避痘离宫"。顺治皇帝责令手下，对该病"不许胡说"，并称之为"这等冤孽"。让整个大清皇宫慌乱的就是一种极强的传染病——天花。

天花是由天花病毒感染人引起的一种烈性传染病，是最古老也是死亡率最高的传染病之一，传染性强，病情重。人被感染后无特效药可治，重型天花病死率约为 25.5%，即使生还，患者在痊愈后脸上会留有麻子，"天花"由此得名。

最基本有效而又最简便的预防天花的方法是接种疫苗。资料表明，我国早在宋朝时就开始使用接种"人痘"的方式预防天花，明朝时使用更广。只是清兵从关外来，没有接触过"痘"，体内没有免疫力，所以有多位皇帝得过天花，顺治和同治不治而亡，康熙则幸运地生存下来，成就了康熙盛世。

今天，可能许多四五十岁的人都知道天花，也接种了预防天花的疫苗，而年轻人恐怕对这种恐怖的传染病并没有太多了解。这归功于天花疫苗——"牛痘"的普遍接种。1796 年，英国人爱德华·詹纳（Edward Jenner）发现"牛痘"可以预防天花。从此，医学界就一直推动天花疫苗的接种（我国在新中国成立不久就开始推广天花疫苗的接种）。1977年，索马里青年阿里·马奥·马阿林（Ali Maow Maalin）成为世界上最后一例天花患者（他后来积极推动疫苗接种，以消除脊髓灰质炎，2013年不幸死于疟疾），之后全世界再也没有天花感染的消息。1980年，世界卫生组织宣布，折磨人类几千年的恐怖瘟疫——天花病毒不复存在。接种包括天花疫苗在内的各种疫苗有效地控制了许多传染病。可以说，疫苗是世界公共卫生领域的伟大成就之一。

当然，历史上疫苗也出现过问题，致使公众对疫苗的信任度下降，最严重的一次发生在1955年。那时候，多数疫苗还是灭活疫苗，也就是生产时让病毒失活而不致病，然后接种给人群，激起人体的免疫反应，从而预防感染。当时美国加州制药厂的卡特实验室没能有效地灭活脊髓灰质炎病毒，造成4万人感染脊髓灰质炎，200名儿童患上不同程度的残疾，10名儿童死亡。这个事件造成公众一定程度上对疫苗的反对。

一篇造假科研论文打开的潘多拉魔盒

如果说1955年的疫苗危机是科学与生产上的失误，欧美世界1998年开始的反疫苗运动则被媒体描述为有意的作恶。

1998年，英国皇家医学院的年轻医生安德鲁·韦克菲尔德在著名的医学杂志《柳叶刀》上发表了一篇科研论文，报道了12名儿童在1周岁左右接种麻腮风疫苗后出现孤独症的特质，并且在他们体内发现了麻腮风疫苗残留。此文在世界范围内引发疫苗会造成孤独症的恐慌，欧美国家和日本开始抵制疫苗。在一些律师的推动下，许多孤独症儿童的家长以此为由，起诉药厂和政府，要求赔偿。

然而，不久后，记者布雷恩·迪尔（Brain Deer）调查发现，韦克菲尔德受到一个律师团体的资助，研究中的受试儿童都来自一个反疫苗组织，而且文章存在造假行为：文章宣称的接种疫苗前没有孤独症的儿童，其实有 5 名之前就有诊断，而有 2 名儿童后来并没有被诊断有孤独症。12 名作者中，除了韦克菲尔德本人和一名没有联系上的共同作者，其余 10 名共同作者都承认实验有错误。该文章终于在 2010 年由于伦理问题被《柳叶刀》杂志撤稿。韦克菲尔德也被英国有关部门取消了行医执照，只好辗转到美国，开始了其职业反疫苗的生涯。

尽管韦克菲尔德的文章被证明数据造假，也有很多研究证明疫苗和孤独症没有关联，但是，韦克菲尔德的报道还是打开了潘多拉魔盒，开启了疫苗导致孤独症的伪科学之路。

首先，有人认为虽然疫苗不造成孤独症，但用于疫苗保鲜的硫柳汞可能造成孤独症。硫柳汞是重金属硫化物，其类似物，比如将硫柳汞中的一个乙基换成甲基，毒副作用强烈。在疫苗保鲜条件的浓度下，硫柳汞其实是安全的。然而，在 2002 年，为了平息公众的恐慌，美国政府决定从大多数疫苗中除去该化合物。当然，之后的筛查数据证明，孤独症流行率并没有降低。

无厘头的是，由此出现了形形色色的孤独症成因的说法，包括几乎被淘汰了的水银温度计也成了致病因素。最荒谬的是，美国生物学家马克·盖格（Mark Geiger）甚至在一次大会上信口胡说，由于中国（太平洋的东海岸）的发展，环境中的汞飘过太平洋，降落在美国加州（加州位于太平洋的西海岸），从而造成加州儿童出现孤独症。美国著名的肯尼迪家族的小罗伯特·肯尼迪认为灯泡中有汞蒸气释放出来。

由于这个错误假设的误导，使用"螯合疗法"治愈孤独症一度非常盛行。螯合疗法即服用或者涂抹螯合剂，使之与体内的汞及其他金属结合而排出体外。

2004 年，《儿科学》杂志刊发了萨拉·K. 帕克（Sarah K. Parker）等人的综述文章，文章中称没有发现硫柳汞和孤独症有关联，但仍然有人相信这种不科学的方法。

2005 年，一个 5 岁的英国男孩在美国费城接受螯合疗法，最终不幸去世。在 2016 年之前，国内曾经也有人支付高额费用，将孩子的头发寄给美国的一个实验室，测量其中汞（以及其他金属）的含量。由于没有明确的标准，这种测量的有效性几乎为零。

盖格在反科学的路上走得当然更远了。他和他学艺术史的儿子根据一个毫不相关的理论，提出体内的雄性荷尔蒙结合了汞造成孤独症，因而必须采取方法抑制雄性荷尔蒙在体内的分泌。于是他创造了自己独特的螯合疗法，就是给小男孩们服用被称为化学阉割剂的醋酸亮丙瑞林（Lupron）。

2012 年，盖格父子因涉嫌非法行医被逮捕，判刑 4 年。

麻腮风疫苗与孤独症没有直接关联

韦克菲尔德指责麻腮风疫苗会造成孤独症的论文给全世界带来了巨大的公共卫生危机，因此，对孤独症与麻腮风疫苗的关系的研究迅速展开。

由于疫苗的使用，美国政府在 2000 年宣布消灭了麻疹，但是在韦克菲尔德等人的推动下，许多地方的疫苗接种率大幅降低，在美国又开始出现麻疹的局部流行。近年在美国发生的几起麻疹暴发事件无不与此相关。2017 年 4—5 月间，美国明尼苏达州最大城市明尼阿波利斯的索马里裔社区总共发现了 65 例麻疹患者。该社区处于城市中心地带，很容易造成大规模感染。《华盛顿邮报》报道，韦克菲尔德之前多次造访该社区，当地的麻腮风疫苗接种率也从 92% 下降到 40%。2019 年，美国华盛顿州由于发现麻疹病例，一度宣布进入紧急状态，并临时立法，要求所有儿童除医学原因外，都必须接种麻腮风疫苗。然而，在反疫苗人士的诱导下，许多父母以宗教或者其他原因选择不让孩子接种疫苗，使接种率下降到60%。

同样的情况也发生在英国、日本等国。医疗发达的地区，麻疹暴发还没有造成很大的伤害，而人口只有30万的南太平洋岛国萨摩亚就没有这么幸运了。2019年底，媒体发现当地大量从邻近的新西兰进口儿童水晶棺材，以此得知当地发生了大规模的麻疹感染，有5%~10%的1~4岁儿童感染，造成60多名幼儿死亡。当时，全国处于紧急状态，所有政府雇员挨家挨户给儿童接种麻腮风疫苗，多个国家（包括中国）派出医疗队前往支持。

萨摩亚天高地远，本来与外界交流不多，但是，据《华盛顿邮报》报道，当地的反疫苗人士把小罗伯特·肯尼迪请了过去，几番"操作"下来，该国的疫苗接种率从95%下降到低于50%，让这个天堂一般的岛国差点成为人间地狱。

英国是在1988年引入麻腮风疫苗的，如果麻腮风疫苗真的造成了孤独症，那么英国的孤独症流行率应该在1988年开始接种三联疫苗后有突然的增加，但是，并没有数据显示这种增加。孤独症流行率一直以来都在上升，在20世纪80至90年代，疫苗的接种率也是升高的。如果二者有关联，那么，它们的增长率应该相近。一份基于美国加州的研究和另一份基于英国的研究都发现，那段时间，麻腮风疫苗接种率增加在10%左右，而孤独症流行率却增加了3~4倍。与美英等国类似，日本也在1989年引入了麻腮风疫苗，要求儿童接种，但是，由于对疫苗的担心，1993年，这一疫苗接种政策被终止。2005年，一项对日本横滨1988—1993年出生的儿童的研究发现，孤独症流行率并没有随着麻腮风疫苗的接种终止而降低。

当然，上面的研究是基于整个人口的生态学研究。另一种研究是直接对比接种和没有接种疫苗的两类人群的孤独症流行率。日本横滨、美国亚特兰大、波兰和英国等地的研究，都发现两组儿童在孤独症流行率上没有差别，甚至接种过疫苗的儿童的孤独症流行率还较低。

科学界投入了大量的时间和精力进行研究，证明疫苗和孤独症并没有直接的关联，但是带来的正面影响远不如一篇造假论文带来的负面影响大，连世界最大的孤独症倡导组织孤独症之声也因此而分裂。2008年末，作为孤独症之声的发起人，鲍勃和苏珊·赖特（Bob and Susanne Wright）这对夫妇在疫苗是否造成孤独症的争论中，陷入了两难的困境。一方面，以爱莉森·辛格（Alison Singer）为代表的孤独症之声的高层人物认为，已经有足够的证据表明，疫苗不会造成孤独症。由于孤独症之声的一言一行可能影响到美国政府，甚至世界各国在孤独症科学研究上的相关政策。如果继续开展疫苗与孤独症关系的研究，不但会误导社会大众，还会浪费大量的研究资源。另一方面，赖特的女儿凯蒂（Katie）则在媒体上公开认为，是疫苗造成她儿子的孤独症。赖特夫妇倒向了女儿，坚持要进行疫苗与孤独症关系的研究。辛格在无奈之下退出孤独症之声，转而创立了孤独症科学基金会。

尽管科学证据很强大，但是，在阴谋论者看来，不过都是药厂和监管机构的阴谋而已。反疫苗的主力军从韦克菲尔德（依然是反疫苗的旗手）和盖格（刚刚出狱不久）这样有科学背景的人，转变成小罗伯特·肯尼迪这样的三教九流了。

小罗伯特·肯尼迪有着显赫的家世，他爸爸老罗伯特·肯尼迪是前美国参议员、司法部部长和总统候选人，他也是前总统约翰·肯尼迪的侄子。他是盖格的坚定信徒，除了反对麻腮风疫苗，还反对一切疫苗，包括基于 RNA 的新冠疫苗。2017 年 1 月 10 日，他在接受时任美国总统特朗普的接见后宣称，特朗普将任命他为"疫苗安全和科学诚信小组"主席，主管疫苗的安全。这一宣称引起了孤独症社区以及美国公共卫生界的恐慌（他后来并没有在特朗普内阁中担任任何职务）。非常有意思的是，2021 年，在新型冠状病毒感染流行的时候，小罗伯特·肯尼迪通过他的明星妻子邀请很多好莱坞名人到家里聚会，却要求出席的嘉宾必须接种疫苗。他一方面坚定地反对疫苗，另一方面却要求来家里聚会的嘉宾接种疫苗，很让人怀疑其反对疫苗的动机。

叶酸：天使还是魔鬼

叶酸是二十世纪最伟大的公众卫生成果之一

2016 年 5 月 14 日，在国际孤独症科研大会（现名：国际孤独症研究协会）的年会上，来自约翰·霍普金斯医学院公共健康学院的科研小组报告说，新生儿母亲的血液中同时存在高含量的叶酸和维生素 B_{12}（VB_{12}）时，新生儿患孤独症的风险提高了 17 倍。其后，报告作者将这一结果发表在同行评议的《儿科和围产期流行病学》杂志上。

这个发现是爆炸性的，当时，美国疾控中心发布的孤独症流行率数据还是每 68 个孩子中就有 1 个被诊断有孤独症。这样算来，分娩期母亲的血液中叶酸和 VB_{12} 同时过高，新生儿有孤独症的概率就几乎高达 25% 了，这个数字是非常惊人的。

叶酸是人体新陈代谢过程中一个重要的化合物，也称为维生素 B_9，由于从日常食物中获取不足，从世界卫生组织到各国政府，大多推荐孕期妈妈补充叶酸。这个报告几乎推翻了有关叶酸在减少新生儿疾病方面的所有研究成果，也违背了给孕期准妈妈们补充叶酸作为公共卫生要求的准则，因此引起了广泛关注。

对叶酸及其作用与功效的发现，可以说是 20 世纪最伟大的公众卫生成果之一。1928 年，英国伦敦女子医学院（现名：英国皇家自由医院）的年轻医生露茜·威尔斯（Lucy Wills）前往印度孟买调查当地纺织女工的孕期巨红细胞性贫血现象，发现这些贫穷的准妈妈们食物单一，缺乏蛋白质、蔬菜和水果，这让威尔斯意识到，她们可能是因为营养不良而生病的。实验证明，给妈妈们补充一种酒曲的提取物（尽管当时还不知道是什么成分）能够预防并治疗她们的这种贫血。后来珍妮特·沃森（Janet Watson）和威廉·卡斯尔（William Castle）在动物肝脏中也发现了同样的成分，并且发现它对治疗贫血症有效，她们将这种成分命名为"威尔斯因子"。直到1941年，叶酸首先从菠菜的叶子中被提取出来，从而得名叶酸。后来经过化学合成、化学结晶确定了其结构，叶酸成为一种非常重要的临床用药。2020年，叶酸成为美国人最常用的处方药，每年被开出超过1 000万份，排名所有处方药中的第67位。

叶酸对生物体的细胞分裂、遗传物质脱氧核糖核酸（DNA）的合成起关键作用，特别是在脱氧核糖核酸（DNA）、核糖核酸（RNA）和蛋白质的甲基化中起着重要作用，在中枢神经系统的细胞修复以及神经系统的发育上也起着重要作用。1990年前后的研究表明，妊娠期准妈妈们体内叶酸的不足会导致新生儿的神经管缺陷，造成新生儿的严重畸形，甚至危害生命。叶酸富含于水果与蔬菜中，但是其稳定性不好，在现代食品的高度处理过程中会严重流失。因而，美国卫生部门在1996年提议在谷物食品中补充人工合成的叶酸。这项提议在1998年得以立法，被认为是美国二十世纪下半叶最成功的一个公共卫生成果。有数据显示，在这个举措下，美国每年减少了至少1 000名有缺陷的新生儿。鉴于叶酸对孕期准妈妈们的重要性，美国食品药品监督管理局以及世界卫生组织都建议，妊娠期准妈妈们每天应该补充大概400微克的叶酸。到今天，全球有80多个国家要求在谷物食品中添加叶酸。

补充叶酸会增加新生儿得孤独症的风险？

神经管缺陷是一种神经发育障碍，DNA的甲基化可能影响基因的表达，或者这两方面的因素都与叶酸有关，也被推测为导致孤独症的生物学原因。很多研究者都认为，叶酸能够降低新生儿得孤独症的风险。

2012 年，加州大学戴维斯医学院科研小组在《美国临床营养学杂志》上发文称，妊娠期准妈妈补充叶酸有助于降低新生儿患孤独症的风险，但相关性不是很明显。文章作者认为，因为美国要求在谷物食品中添加叶酸，孕期妈妈除了从补充维生素剂中获得叶酸外，可能已经从食品中补充了叶酸，因而作为对照组的妈妈体内已经有了足够多的叶酸，结果表现出的相关性就不明显。

与美国不一样，挪威并不要求在谷物食品中添加叶酸。挪威公众卫生研究院的科学家们在 2011 年和 2013 年分别在《美国医学会杂志》上就此发表文章。2011 年的文章所提到的研究收集了 38 954 个样品，表明孕妇在孕前 4 周和孕后 8 周之内服用叶酸补充剂，她们的新生儿语言严重迟缓的比率大大地降低。2013 年的文章所涉研究是叶酸与孤独症的关系。在参与统计的 85 176 个新生儿中，妈妈在孕前 4 周和孕后 8 周之内补充叶酸的有 61 042 个，其中有 64（0.1%）个孩子被诊断为孤独症，而没有补充叶酸的 24 134 个妈妈中，孩子被诊断为孤独症的有 50 个（0.21%），从概率来说，增加了 110%。结果表明，妊娠期妈妈补充叶酸有助于降低新生儿患孤独症的风险。

VB_{12} 是一种含金属钴的维生素，在红细胞的形成、神经系统的功能和 DNA 的合成上发挥重要作用。同时，VB_{12} 还保护叶酸在细胞内的转移和贮存。人体内缺乏 VB_{12} 会对大脑和神经系统造成不可逆转的伤害。虽然 VB_{12} 和孤独症之间的关系没有像叶酸和孤独症的关系那么紧密，但是，阿曼的科学家发现，孤独症儿童体内中叶酸和 VB_{12} 的含量普遍偏低。这些大规模数据的研究结论与约翰·霍普金斯医学院的研究结果几乎截然相反。

补充叶酸会过量吗？

约翰·霍普金斯医学院公共健康学院的研究前后历时 15 年（1998—2013 年）。他们的研究其实也表明，在三个不同妊娠期，准妈妈们每周服用 3~5 次含有叶酸和 VB_{12} 的多种维生素补充剂，新生儿得孤独症的风险降低了 52% 到 67% 不等。

在这项有 1 391 名妈妈参与的研究中，除了回顾性调查妈妈们的叶酸补充情况外，研究者还测试了妈妈们血液中叶酸的含量。在叶酸含量高于世界卫生组织规定标准的 140 位妈妈中，有 16 名新生儿被诊断有孤独症，概率是妈妈体内叶酸含量正常的新生儿的两倍。在叶酸和 VB_{12} 的含量同时过高的 21 位妈妈中，几乎有一半（10 名）的新生儿被诊断有孤独症，风险提高了 17.6 倍。

研究结果表明，虽然这其中有 VB_{12} 的影响，但是，叶酸与新生儿得孤独症的风险之间的关系，就像是 "U" 形字母的两个极端，过高和过低都会增加新生儿得孤独症的风险。这个结论引起了一些公众和媒体的恐慌。

从生物化学的角度来说，这样的恐慌不是完全没有道理。叶酸是一系列叶酸相关化学物质的统称。具有生物功能的叶酸是四氢叶酸（THF）和它的衍生物，统称为 VB_9。人体无法自我合成这些化学分子，必须从食物中获取。但是，食物中的天然叶酸并不稳定，所以无论是维生素补充剂中的叶酸还是食品中添加的叶酸，都是人工合成的。人工合成的叶酸稳定性好，被人体吸收后，在肝脏中转化为天然叶酸发挥其生物学功能。

如果孕期妈妈摄入的合成叶酸过多，或者身体的新陈代谢不好，可能会造成未代谢的叶酸在体内累积而带来一定的副作用——这也是一些欧洲国家并没有强行要求在谷物食品中添加叶酸的原因。与此相对应的，美国医学科学院规定，每天摄入的叶酸量大概是 400 微克，不超过 1 000 微克。

为了研究未代谢的叶酸会不会造成新生儿得孤独症，约翰·霍普金斯医学院的同一个研究小组对此测量了脐带血中天然叶酸和合成叶酸的含量。他们发现，其中未代谢的叶酸含量与非洲裔新生儿的孤独症概率呈高度正相关，但是在其他族裔中却没有这个现象。连作者自己也认为，这个奇怪的结论不但没有回答任何叶酸与孤独症关系的问题，反倒带来了更多困惑。

一般来说叶酸本身的水溶性很好，未代谢的叶酸应该很容易通过尿液排出体外，即使每天服用多达 15 000 微克~100 000 微克，其副作用也不明显。2020 年瑞典一个对 100 名准妈妈的跟踪研究也表明，妈妈体内的叶酸含量与新生儿得孤独症并没有很强的相关性。

一般来说，一个家庭的头胎孩子有孤独症，第二个孩子有孤独症的概率会升高，研究这种风险相对较高的妈妈摄取叶酸的数据可能更准确一些。2022 年，加州大学戴维斯分校丽贝卡·J. 施密特（Rebecca J. Schmidt）教授的研究进一步确定，孕期妈妈每天的叶酸摄入量少于 400 微克时，新生儿得孤独症的概率会升高，但是，和约翰·霍普金斯医学院研究小组的结论不同的是，孕期妈妈每天的叶酸摄入量高于 1 000 微克，新生儿得孤独症的概率并未升高。

结束语

从现有的数据来看，补充叶酸显然有利于胎儿的发育，必要的叶酸补充对于降低新生儿得孤独症的概率有帮助，但是叶酸补充过量是否会造成新生儿得孤独症的概率升高，并没有定论。

　　需要指出的是，叶酸是一种重要的维生素，对于人体的生理功能有重要的作用。叶酸还在预防新生儿出生缺陷、心血管病和癌症等方面都有重要作用。如果仅仅根据某些研究就断言叶酸摄入量过高会造成孩子得孤独症，甚至因此让准妈妈们放弃补充叶酸，或者指责妈妈们服用叶酸不当，都是错误的，是非常不可取的。2016 年，约翰·霍普金斯医学院的报告刚刚出来时，参与研究的流行病学家玛格丽特·丹尼尔·法林（Margaret Daniele Fallin）教授没有想到能引起如此大的影响。她表示，事态的发展令人担心，他们不希望传递这样一个危险的信息，即妊娠期准妈妈补充维生素会造成更大的风险。她同时强调，"从目前的数据来说，孕期准妈妈应该服用维生素补充剂"。至于补充多少叶酸，还要根据自身的情况以及医生的嘱托。

孕期因素：不是孤独症的问题，
而是母婴健康的问题

孕期因素与孤独症关系的研究

在"冰箱妈妈"假设、疫苗造成孤独症、高龄爸爸等假说或者理论被一个个推翻后，母亲的孕期因素又成功上位，成为新的孤独症致病成因。孕期因素包括母亲糖尿病、孕期用药、维生素补充等。与"冰箱妈妈"假设是出于认知上的谬误，疫苗造成孤独症是一些阴谋论的炒作不同，孕期因素与孤独症的研究往往看起来很有道理，媒体借机炒作，然后引起轰动。

需要指出的是，这样的研究都是相关性研究，有一定的意义，但这并不是因果关系的研究，不能过分解读，错误的解读会误导公众对孤独症的认识，更重要的是影响妈妈和新生儿的健康。剖宫产和最佳怀孕间隔与孤独症的相关性就是这样的研究。

2019 年 8 月 28 日，《美国医学会杂志·网络开放》报道，剖宫产的新生儿得孤独症的概率比顺产儿高 33%，得多动症的概率比顺产儿高 17%。这个荟萃分析研究是一个瑞典的研究小组完成的。他们搜索到 6 953 篇相关论文，并根据设定的条件，挑出 61 篇文章进行荟萃分析，总共综述了 19 个国家的 2000 万份产科数据，从而得出上述结论。

2021 年 11 月，在《孤独症研究》杂志上发表的一份大数据调查研究报告指出，如果怀孕间隔期选择不当，会造成新生儿得孤独症。该文根据芬兰、丹麦和瑞典三个北欧国家 1998 年到 2007 年的 90 多万份新生儿数据，调查了从第一个孩子分娩到第二个孩子怀孕的生育间隔期（Inter-pregnancy Interval，IPI）与第二个孩子有孤独症的可能性的相关性。经过一系列数据分析，最后发现一个很强的相关性数据：间隔期 35 个月的第二个孩子有孤独症的概率最低；间隔期更短或者更长都会增加第二个孩子有孤独症的概率。芬兰和丹麦的调查数据显示，如果保证第二个孩子在最佳怀孕间隔后出生，孤独症儿童的数量可以减少 5% 和 9%。

需要特别指出的是，这些研究都是相关性的研究，也就是从数据上，二者看起来有点关联，但并不代表二者是因果关系。剖宫产新生儿得孤独症的可能性可能更高，不代表剖宫产就会造成新生儿得孤独症，同样，怀孕最佳间隔期太长或者太短也不代表就会造成新生儿患孤独症。

相关性研究不代表因果关系研究

1945 年，海洋生物学者蕾切尔·卡逊（Rachel Carson）接到朋友来信，说他们当地的鸟儿数量近来减少了。结合之前的调查，卡逊认为，这和当时农药滴滴涕（DDT）的广泛使用相关，于是 1962 年，她出版了在环境保护领域引起极大震撼的书：《寂静的春天》（*Silent Spring*）。尽管 60 年来，这本书依然还存在争论，但是，DDT 的广泛使用正好与鸟儿数量的减少有时间重合——这就形成了二者之间的相关性，因而被普遍认为有一定的因果关系。

这样的研究与写作过程非常辛苦。卡逊从 1945 年就开始关注农药与环保的问题，直至 1962 年成书，前后共 17 年。从事现代的相关性研究，大部分不必像卡逊那样辛苦，坐在电脑前，直接从数据库、已有的文献中搜索一下，就能找到一些数据进行各式各样的、非常炫酷的分析，并且得出很多看起来非常有道理的结论。

詹妮·麦卡锡（Jenny McCarthy）的职业生涯丰富，从夜总会的舞蹈者，到演员再到电视主持人，然后转型为孤独症专家。她就是一名疫苗造成孤独症的错误假设的鼓吹者——并因此发明了神奇的方法，她可以让自己的儿子今天有孤独症，明天没有。对此，科普作者阿尔温德·苏雷什（Arvind Suresh）也做了一个相关性调查（图3-2）：孤独症流行率的提高，与詹妮的知名度提高有很强的正相关性，那么詹妮的知名度和孤独症诊断率的提高有没有因果关系呢？当然，这是搞笑和讽刺。不让詹妮出名，并不能降低全世界的孤独症流行率。

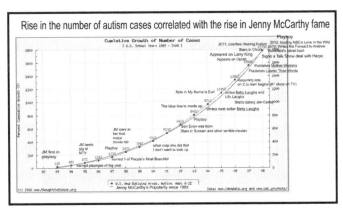

图3-2　孤独症诊断率和詹妮知名度的相关性*

* 摘自 A. Suresh (2022). Autism increase mystery solved? No, it's not vaccines, GMOs, glyphosate—or organic foods.

酚麻美敏片（泰诺）是美国儿科协会推荐的孕妇可使用的药物，孕妇在出现体温升高时可降低体温，缓解症状，也是用于儿科的常用药。

2013 年，肖·威廉姆斯（Shaw Williams）发现，常用的感冒药泰诺在美国是非处方药，而在古巴是处方药，因而泰诺在美国的人均使用量远远高于古巴。与之相对应的是，美国的孤独症流行率也远远高于古巴。因此，威廉姆斯得出结论，泰诺的大规模使用是美国孤独症流行率飙升的原因。这样的相关性完全没有考虑到古巴社会对孤独症的定义和认识可能与美国大不一样。但是，对这个说法却不断有人支持。2022年开始，甚至出现了针对泰诺的生产厂家和分销商的大规模法律诉讼。

查查资料、看看数据，把数据用各种统计方法处理一下，总能得出这样或那样的相关性，关键是，这种相关性有多少是真正的因果关系？比如，我们发现，特教老师家里的孤独症儿童的比例比普校老师高，但这并不能说明特教老师的孩子更容易有孤独症，更可能的是，由于家里有个孤独症的孩子，这些家长更容易选择去做特教老师。

剖宫产会增加孩子得孤独症的风险吗？

尽管 2019 年瑞典的研究发现剖宫产会增加孩子得孤独症的风险，而且有两千万份产科数据做支撑，但是，在一定程度上，这个研究并不严谨。早在 2015 年，就有另一个瑞典的研究小组调查了瑞典 1982—2010 年两百多万新生儿数据。在整体对比上，剖宫产似乎与孩子得孤独症的概率相关。文章比较了孤独症兄弟姐妹的信息，发现一个家庭的多个孩子中，剖宫产和顺产的孩子得孤独症的概率没有差别。这份研究与 2019 年的不同之处在于考虑了第三种因素，即准妈妈选择剖宫产的原因。比如，许多有糖尿病的产妇、高龄产妇或者有免疫问题的产妇，医生会建议她们选择剖宫产。

令人意想不到的是，2019 年那篇文章的作者在 2021 年大概也终于想到了第三种因素，重复了自己的研究。他们对瑞典 1990 年到 2003 年的一百多万名新生儿的数据进行研究，并对具体家庭的数据进行比较，这次得出的结论是，剖宫产与新生儿得孤独症的概率没有任何关联。尽管 2015 年的文章比 2019 年的更加严谨，而且所发表的杂志水平更高，作者后边也重复研究，得出了相同的结论，但都远远不如 2019 年那篇文章的结论更轰动、更吸引眼球——错误的结论往往更容易传播，而纠正错误的结论却没有人关心。

如果根据 2019 年那篇文章的结果指导妈妈们，那么可能会给妈妈和新生儿都带来危险。

怀孕间隔期与孩子有孤独症是因果关系吗？

有了第一个孩子，是否要第二个孩子，或者什么时候要第二个孩子，更多的是父母是否准备好了的问题。但是，头胎有孤独症孩子的家庭对任何的孕期因素可能产生的影响都会特别关注，也就会更关注是否要、何时要第二个孩子。

2011—2013 年间，美国加州、加拿大和挪威的研究者就认为，怀孕间隔短（小于 12 个月）比间隔长于 36 个月的第二个孩子，得孤独症的概率会高，但怀孕间隔长（比如 5 年）对第二个孩子得孤独症的概率没有影响。

2014 年，芬兰的一个研究同样也发现，怀孕间隔期短于 12 个月，第二个孩子得孤独症的概率增加。与之前的研究不同的是，这份研究报告指出，怀孕间隔 5 年以上，第二个孩子得孤独症的概率也增加了。2015 年，对威斯康星州 31 467 个第二个孩子的调查发现，怀孕间隔小于 12 个月或者大于 84 个月，第二个孩子得孤独症的概率是怀孕间隔 24~47 个月的第二个孩子的 2 倍。

这个相关性的研究延续下来，就有了本文开篇提到的 2021 年对北欧三个国家产科数据的分析研究，该研究调查了最佳怀孕间隔与孤独症的相关性。尽管研究结果显示三个国家的最佳间隔分别是 30 个月、33 个月 和 39 个月，但是三组数据综合处理后的结果竟然准确到了 35 个月（图 3-3）。

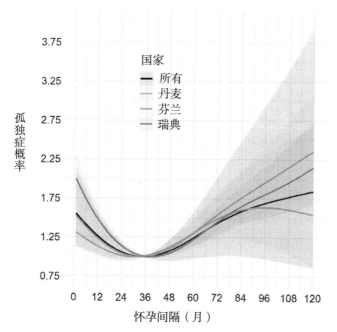

图3-3 2021年丹麦、芬兰和瑞典三个国家怀孕间隔与第二个孩子孤独症概率的关系*

* 摘译自 G. Pereira, R. W Francis, M. Gissler, et al (2021). Optimal interpregnancy interval in autism spectrum disorder: A multi-national study of a modifiable risk factor. *Autism Research*, 14, p. 2438.

2011—2021年间的所有研究都只是相关性研究，所有文章在讨论怀孕间隔期和孤独症的关系时都重复着一样的话，怀孕间隔短会造成母体环境的微量营养成分自上一次生育后没有恢复到最佳水平。有其他研究显示，孕期叶酸的补充能够大大降低孤独症儿童的出生率，所以，怀孕间隔期与第二个孩子有孤独症的研究文献都在推测叶酸可能补充不够。而间隔期过长为什么会造成第二个孩子得孤独症的概率升高，则几乎没有什么像样的解释。可能的原因是，间隔期长的产妇往往是高龄产妇了。之前的研究也认为，高龄父母的孩子有孤独症的可能性更高。

孕期首先讨论的应该是母婴健康的问题

尽管孕期因素与孤独症的研究目前基本上是相关性而不是因果关系的研究，但这方面的研究还是很重要。应该看到孕期因素与孤独症关系的研究，首先不是孤独症的问题，而是一个健康和卫生的问题，是母亲和新生儿健康的问题。

生孩子的时候，自然分娩一直是医学界所鼓励的生产方式，中国疾控中心妇幼保健中心总结，自然分娩不仅对产妇，对新生儿也有好处。比如，减少对产妇的身体伤害，利于产妇的产后康复，也有助于促进新生儿免疫系统的发育与成熟，使新生儿身体更健康。但是，仍有很多产妇由于身体原因或各种突发状况而没有办法选择自然分娩，面临很多危险。剖宫产是现代医学的伟大成就，挽救了无数妈妈和孩子的生命，在医学上是不可或缺的。如果过分解读剖宫产与孤独症的关系，只会增加家庭的焦虑。

关于怀孕间隔期的讨论也应该将母婴健康放在首位。有报告指出，过短的怀孕间隔期可能会造成各种妇科并发症，增加婴儿早产的可能，甚至造成母婴死亡。因而，世界卫生组织认为怀孕间隔期是一个全球性的公共卫生问题，一般建议怀孕间隔期为 2 年以上为宜。英国皇家妇产学院主席莱斯莉·里根教授（Lesley Regan）在 2016 年接受采访时指出，如果能够保证怀孕间隔期在 24 个月以上，就可以避免全球 79 000 位妈妈的死亡和 110 万名婴儿的夭折。

如果不考虑母婴健康，仅仅考虑孩子得孤独症的概率，是不负责任的，至少是不科学的。谱系新闻网在评论怀孕间隔期对第二个孩子得孤独症的影响时曾经很尖锐地指出："这样的研究，其实对于妈妈们来说意义不大。妈妈们曾经被指责是她们造成孩子得了孤独症，有关怀孕间隔期这样的研究同样也是指向妈妈的各种生活习惯和身体原因。"

不仅如此，在母婴健康和孤独症之间，选择拿孤独症说事，其实本身也是对孤独症和孤独症群体的一种歧视。

致谢：本文中有关剖宫产内容的部分文字首发于"大米和小米"微信公众号。收录于本书时整合了怀孕间隔期的数据，进行了较大的修改和资料更新。

第四章 可能的希望：科学的干预和有效的支持

"ABA 是唯一有科学依据的孤独症儿童教育方法。"

朋友前些日子辞职了，专门去孩子接受干预的机构陪读。临走的时候，她推荐你接任她做公司志愿者的召集人。对于有点社恐的你来说，召集人这个任务很有难度。好在你要对接的就是好友参与的一个孤独症倡导机构，朋友会安排好需要做的事，你只要在公司发个邮件，告诉志愿者们时间地址就好了。

昨天是你作为召集人参加的第一次活动，你需要作为志愿者，与孤独症孩子一起在城市公园里或走或跑 5 公里。你是跑过半程马拉松的，5 公里简直连小菜都算不上，你决定陪着朋友和她的孩子一起走，大不了最后抱着孩子走。最近去朋友家比较多，孩子已经接受你抱他了。朋友说，这也是孩子近期的一大进步。

不过，集合的时间已经过了半个小时，报名的家庭还没有到齐。有的小朋友不肯穿上为当天活动准备的衣服；也有小朋友地铁到站了，还要继续坐几站——一位妈妈知道自己孩子的这个特点，特意早早出门，先带孩子绕着地铁环线坐了一圈，倒是没有迟到。当然，还有位开车来的爸爸迷了路，幸好小朋友以前和妈妈来过，一路导航过来。

　　活动开始了，你正在寻找朋友和她的孩子时，就听见轻轻的一声"阿姨"。回头一看，竟然是朋友的孩子在喊你。"哇"，你叫了起来，"小朋友会说话了呀！"朋友表示，最近两三个月，通过正强化的训练，孩子的进步真的很大，不但让人抱了，还终于开口说话了。这让朋友看见了的希望，所以决定辞职，一门心思地带孩子干预。

　　孩子会说话就好了吧，你想。不过，什么是正强化训练呢？强化谁不会啊，大家从小不都是被告诉应该做什么，不该做什么吗？

　　你们像之前一起逛街一样，边走边聊。开心时，你们把孩子抱起来了，回头才发现，不少孩子已经被抱起来了。还有个孩子冲出行进的队伍，想要冲进旁边的小湖游泳。大家手忙脚乱地好不容易拦住他，又有年龄大一点的孩子不想走了，志愿者抱不动，只好坐下来，徒然地等。这么庞大的队伍，偶有状况发生。作为召集人，你也不断地去帮忙。

　　晚上回来，你把自己扔在床上足足睡了 12 小时。几年来，生活工作都挺没趣的，项目做不出来，没有加薪也没有提职，你想过被炒鱿鱼或者炒公司的鱿鱼。今天能够这样睡一觉，也算不错——只是不知道，经过昨天一天，朋友是不是也累了？

　　当然，想归想，班还是要去上的。到公司大门的那一刻，就是无聊无趣的一天的开始。前台的姐妹看见你，冲出来催促你赶紧上楼，大老板都来了。

　　迎接你的竟然是一个巨大的蛋糕！原来昨天的志愿者活动被本地媒体报道了，给了公司很正面的宣传，相当于给公司做了一次广告。大老板宣布昨天参加志愿活动的同事们下午放假半天，表扬了你作为召集人的"丰功伟绩"——记得上周大老板来视察的时候，还不知道你叫什么名字呢。不过，谁在乎呢？反正就是意外之喜，太激动了！

　　你给朋友打电话，问她下次活动是什么时候——你突然明白，原来放假半天和表扬能让你主动做事，这大概就是正强化训练了。

建立个性化阶梯状的教育支持体系 ①

2021 年 12 月 6 日，著名的医学期刊《柳叶刀》发布了一份委员会报告"孤独症支持和临床研究的未来"。这份纲领性文件是由一个独立的委员会通过近 2 年时间的讨论而得出的一些基本共识和面向未来的倡议。该委员会包括 32 名来自 10 个国家的专家教授、孤独症家长、孤独症人士和孤独症倡导者，领衔人物和联合主席之一就是大名鼎鼎的凯瑟琳·洛德。

这份长达 45 万字（含参考文献）的报告主要根据几个最新的、激动人心的研究数据库（MoBa, SNAP 和 EDX），总结了现有的孤独症支持干预和研究的状况，涵盖了孤独症领域的绝大多数基本认识和最新概念。特别重要的是：①报告提出了"重度孤独症"这一重要概念；②报告针对（主要是）未来 5 年的孤独症支持和研究提出了一个新的支持干预体系——"个性化阶梯状"支持模式，并对今后的孤独症研究提出一些期待和倡议。

孤独症人士也可以拥有快乐和健康的人生

"孤独症儿童及成人可以过上快乐健康的生活，但目前最紧要的是帮助他们获得这样的美好未来。"

——摘自《柳叶刀》

---

① 本文共同作者：望望博士、黎文生。

《柳叶刀》的这篇报告，首先提出了关于孤独症认知的两个前提：

1. 每个生命都是平等而有价值的。

2. 孤独症儿童和成年人也能够拥有快乐和健康的人生。

第一个前提，要求公众不能把孤独症简单地理解为一种疾病，每一个生命都需要得到尊重。孤独症人士首先是"人"，然后才是有孤独症的人。第二个前提，说明每一个孤独症人士都有接受教育的权利和必要性——这也是《柳叶刀》委员会从既往的孤独症研究成果和讨论中总结出来的。最新的两个长时程追踪调查的结果证明，孤独症儿童和成年人也能够拥有快乐和健康的人生。其中，在英国进行的 SNAP 调查共有 156 名孤独症儿童参与，为期 11 年，研究者针对 12 岁至 23 岁的孤独症儿童的特殊需求、教育及可能致病的因素进行研究。而凯瑟琳·洛德教授领导的 EDX 调查在美国进行，共有 123 名孤独症人士参与，为期近 30 年（最长的调查自参与者 2 岁确诊追踪至 30 岁）。值得一提的是，这两个长时程的追踪研究不仅仅做了研究开始和结束时一头一尾的评估工作，还进行了全程追踪。在几十年的时间里，他们在各个时间段都为调查参与者进行了专业的评估，并记录他们的进步，总结可能影响他们成长的因素。整个研究倾注了作者几十年的精力和心血。

两份报告分别在 2020 年以论文形式发布，不仅总结了孤独症孩子成年后的良好预后数据，还指出了某些影响他们成长的关键因素。例如：语言 IQ（Verbal IQ）的进展、孤独症诊断观察量表（ADOS）的得分、父母对于孤独症的教育认识和参与干预的积极程度等，这些对于孤独症儿童的成长都有影响。

孤独症的定义：医学模式和社会学模式

> "孤独症的表现形式是随时间改变的，需要（在他们的）全年龄段提供不同形式的干预支持；从最开始的诊断直至成年后的生活。"
>
> ——摘自《柳叶刀》

《柳叶刀》上的这篇报告认同孤独症是一种复杂的中枢神经系统的发育障碍。目前的诊断依据是美国精神医学学会颁布的 DSM-5 或者国际卫生组织制定的 ICD-11 中的定义，核心症状为：①在多种场合下，社交交流和社交互动方面存在持续性缺陷；②限制性的、重复的行为模式和兴趣或活动。

《柳叶刀》上的这篇报告认同孤独症应该被理解为神经多样性的一种存在方式，体现了孤独症人士的大脑在发育过程中与正常大脑的一种偏差。这些偏差让孤独症人士有自己的特殊之处和特长，这是他们特殊身份的表现，我们不能单纯地将孤独症理解为残疾或者疾病。

"神经多样性"并不是一个神经学或生物学上的定义，而是一个以为孤独症人士争取权利为目的的存在，以防孤独症群体被污名化、边缘化甚至妖魔化。"神经多样性"与肢体残疾的"社会模式"的定义一样具有革命性的意义。

针对孤独症的支持不能仅限于对小龄儿童的诊断、干预和支持，要形成一个系统的、分年龄段的、覆盖到成年阶段的支持模式，需要个体、家庭、学校及社会的共同参与。

孤独症的多样性和当前单一的支持模式

> "孤独症（人群）是一类具有高度多样 / 异质性的存在，他们每个人需要有证据支持的评估和干预，以及可获得的和能接受的支持，这将改善他们个人和家庭的生活。"
>
> ——摘自《柳叶刀》

以 1%~2% 的孤独症流行率计算，全世界目前有大约 7 800 万孤独症人士。对孤独症人群分布的流行病学研究表明，孤独症与种族、文化没有太大关系。然而，高收入国家 / 地区的孤独症流行率远远高于中、低收入国家 / 地区，欧美主流人群（白人群体）中孤独症的流行率远远高于少数族裔（有色人群）群体。造成这种差距的主要原因是，中、低收入的国家 / 地区能够给适龄儿童提供的评估诊断资源严重不足，即使在高收入国家，少数族裔群体能获得的评估诊断资源也相对较少。因此，在中、低收入国家 / 地区生活的人群，以及少数族裔群体中，孤独症的诊断人数是被严重低估的，他们能获得的治疗、干预和支持的力度也非常有限。

除了认知程度低之外，由于文化上的差异，在一些地区，人们甚至有着一些奇怪的认识，这些认识会造成对孤独症的污名化，有的个人及其家庭因此不愿意接受诊断或者寻求帮助和支持。《柳叶刀》这篇报告的共同作者，印度非政府组织桑加斯（Sangath）的戈里·迪万（Gauri Divan）博士指出："我们必须解决全球对孤独症的支持和教育资源稀缺的问题，尤其要帮助资源匮乏地区的个人及其家庭。在这些地区，孤独症和其他神经发育障碍被污名化或被忽视的可能性更大。很多儿童无法得到诊断，甚至从未被诊断过。"

即使在同样的社区环境，孤独症个体的需求也是多样的，同时还会随着时间而改变。目前，孤独症研究主要集中于小龄儿童的诊断、干预和支持。研究的对象也往往主要是高功能（较低需求）的孤独症群体，社会对于重度孤独症群体缺乏足够的研究和相应的支持。事实上，自孤独症概念被提出至今，孤独症群体中很大一部分人都已经长大成人，第一批孤独症人士已是耄耋之年。然而，为他们提供支持基本上不在专业人士的考虑范围内，这一事务大多由家庭和社会福利体系负责。这是很不公平的！

最后，孤独症人士也可能伴有一种或多种共同障碍，以及一些行为和情绪异常——这些问题非常突出，却被当前的诊断和干预体系所忽视。《柳叶刀》的这篇报告总结了 11 种可能需要引起医疗人员关注的孤独症人士的共同障碍（如：智力障碍、语言／运动问题、肠道、睡眠异常等）、12 种行为和情绪异常（如：抑郁、焦虑、强迫症，甚至自残、自杀等），以及 6 种常见的疾病（如：癫痫、基因缺陷、脑瘫等）。这篇报告详尽地列出了各种可能的障碍和相应的干预治疗方案，推荐了针对情绪障碍的精神类药物。因此，从多样化的共同障碍来看，孤独症人士的需求也是多种多样的。

新的"筛查—评估—诊断"模式

> "诊断评估的首要目标是帮助孤独症人士及其家庭制订相应的治疗计划。"
>
> ——摘自《柳叶刀》

详细的诊断和评估，需要由专业的临床人士进行。根据《柳叶刀》的报道，以下 5 点需要注意：

1. 现有诊断和评估体系仅仅基于行为观察（DSM-5和ICD-11），而未来的评估体系应表现为多学科参与，多专家评估，多因素考虑（个体或家庭的既往历史，临床诊断，个体各项能力评估，共同障碍，家庭状况等）。

2. 核心评估要素应该包含孤独症的核心症状（社交障碍/刻板兴趣行为）、语言/发育/适应性行为、情绪/行为障碍和身体医疗状况。

3. 评估及诊断的形成应该是分层级和个性化的，评估者必须评估个体所需要的支持力度，以及个体在不同年龄阶段的不同需求。

4. 评估者在与个本及其家庭沟通评估结果时，既要参考初始诊断的结果，也需要参考在个体成长中的各项评估结果，注意到相对于婴幼儿，对青少年和成人的评估侧重点的不同。

5. 完成诊断评估后的首要目标是与孤独症人士、家庭和社区一起制订相应的干预计划。

全新的"个性化阶梯状"支持模式

> "阶梯状支持的一个重要原则是（干预支持的）任务分享。应尽可能降低支持服务的价格，并由更易于获得的服务者且高度受训过的专业人士提供。"
>
> ——摘自《柳叶刀》

综上所述，《柳叶刀》的这篇报告在对孤独症的两个基本认识的基础上指出，孤独症是一种神经多样性的存在，根据对孤独症人士长期跟踪评估的结果，为他们提供系统性、多年龄段的干预支持，才能保证孤独症人士获得幸福健康的生活。但从孤独症人士需求的多样性和孤独症社群的复杂性的角度考虑，目前孤独症的支持模式"筛查—评估—诊断—干预支持"是比较单一的。为了满足全球孤独症社区多样化的需求，报告提出了"个性化阶梯状"支持模式。

个性化的干预体系不是简单的以个人为中心的干预方式，指的是整合了孤独症人士、家庭和社区的综合干预支持模式。不同的个体得到同样的孤独症诊断并不代表就需要相同的干预方案。没有一种单一的干预模式是万能的，是适用于全年龄段的，甚至是必要的。在制订干预计划时，我们需要对个体进行综合性的诊断和评估（行为评估和医学评估），评价个体和家庭需求，对于不同的需求给予不同的干预支持，对于共同障碍，给予必要的药物支持。

对孤独症儿童来说比较适宜的教育形式是融合教育，简单地将孩子扔进普通学校并不是真正的融合教育，孤独症儿童需要多元化的教育环境。

对孤独症儿童的干预和支持不仅要坚持用以循证科学为基础的方法，还应考虑全年龄阶段、不同个体的需求。比如，目前普遍认为的每周 40 小时的 DTT 不是所有年龄段的所有孤独症人士必需的，我们应该更多地为孤独症人士提供在自然环境下的干预和支持。对于学龄前（<6岁）儿童，干预和支持可以以针对个人的干预（JASPER、PRT、ESDM等）和对父母的教育（PACT[①] 等）为主；对于学龄阶段（6~11 岁）儿童，除了上述对个人和家庭的干预教育外，学校以及机构的干预更为重要；待孤独症儿童进入青春期甚至成年，干预和支持对学校、社会、

———————

① PACT：学龄前孤独症沟通干预（Preschool Autism Communication Trial）是一项由父母进行的、以沟通为基础的干预，针对孤独症儿童的社交互动和沟通能力缺陷，其依据是让父母的沟通方式适应孤独症儿童的缺陷，进而改善孤独症儿童的沟通和社交能力。

政府的要求则更高了。

对成年孤独症人士的支持也应该多元化。劳动是每个人的权利，成年孤独症人士需要更多来自社会的支持。不是每一个成年孤独症人士都需要，或者能够实现竞争性就业，志愿者活动、支持性就业等都是合适的。在成年孤独症人士的住房、医疗等福利保障方面，社会也需要提供不同形式的干预。

除了个性化的支持，报告重点提出"阶梯状的干预支持"，总的原则是"考虑需求，由简入繁，由易向难"。

1. 根据诊断评估和一些可能的共生障碍/共患疾病，确定孤独症人士需要的干预和支持。选择其中最迫切的需求，与个体及其家庭开展合作，制订干预、支持的目标。

2. 考虑个人因素及其家庭因素。个人因素需包括人身安全、年龄及发育状况、认知及语言能力、孤独症程度和一些个人的偏好、兴趣、特长等；家庭因素包括家庭医疗偏好、行为干预、动机、是否能参与干预支持、家庭接受程度和其他的人生危机及大事等。

3. 在考虑干预的支持费用与获得难易程度的前提下，优先选择更容易获得的、经济实用的干预支持，如：家庭干预、学校特教干预及网络支持等。

4. 还需要考虑那些偏远地区或者由于情况特殊不易获得干预支持的个体，如：提供住院治疗或全天候远程干预等。

该阶梯式干预支持的三个重点是：①以增强孤独症人士的个人能力为主要目标；②应尽量减少壁垒；③优化人与环境的关系。同时也应考虑不同文化、不同国家的实际状况与可能获得的干预支持。

全球协作体系

综上，这是一份关注未来 5 年时间里孤独症照护和临床研究的重大报告。该报告呼吁政府、社会部门、卫生保健提供者和特殊教育机构进行全球协作，改革孤独症的评估诊断干预治疗模式，呼吁更贴近孤独症人士及其家庭生活质量的临床研究，希望在个体及其家人、家庭及社区的积极参与下，将"个性化阶梯状干预支持"的策略贯穿到个体的一生之中。

致谢：本文首发于"大米和小米"微信公众号，成书过程中有更新。

应用行为分析的历史：孤独的斗争

20 世纪 80 年代，像所有家有孤独症孩子的妈妈一样，凯瑟琳·莫里斯（Catherine Maurice）很茫然。在臭名昭著的"冰箱妈妈"理论背景下，针对孤独症孩子的主要干预方式不是干预孩子，而是干预父母，希望能改变父母的所谓冷漠态度，让他们重新建立与孩子的关系，达到干预孤独症孩子的目的。

然而，这一套荒诞的说辞被证明是伪科学，希望通过干预父母进而让孩子康复的方法也毫无意义。那么要怎么帮助孤独症孩子呢？ 凯瑟琳·莫里斯就在这样的彷徨中，带着孩子去医生那里，医生推荐的方法是所谓拥抱疗法，就是每天和孩子紧紧拥抱 45 分钟，该方法试图通过这样的亲近行为，让父母和孩子建立感情。孩子越来越大，力气也越来越大，拥抱越来越困难，凯瑟琳每天筋疲力尽。直到有一天，凯瑟琳接到姐姐的电话，向她推荐加州大学洛杉矶分校的伊瓦尔·洛瓦斯教授写的一本书，《教育发育障碍儿童：我的书》（*Teaching Developmentally Disabled Children: The Me Book*）。正好当地有位大学生对这本书描述的干预方式很感兴趣。于是，凯瑟琳邀请这位大学生按照书中的方法教育自己的孩子。

1993 年，凯瑟琳根据自己的家庭故事，写了《让我听见你的声音——一个家庭走出孤独症的故事》[1]，分享了自己的孤独症孩子康复的过程，这无疑是给所有的孤独症家庭一剂强心剂，让他们看到了希望。

---

[1]《让我听见你的声音——一个家庭走出孤独症的故事》（*Let Me Hear Your Voice: A Family's Triumph Over Autism*）中文简体版于 2018 年由华夏出版社出版。

从此，洛瓦斯教授首创的基于应用行为分析（ABA）的回合尝试教学（Discrete Trial Teaching，DTT）开始传播开来，特别是在学校系统中。当然，取得这些成果并不容易。

ABA的发展历史

在约翰·库伯（John Cooper）等人撰写的、被誉为ABA经典教材的《应用行为分析》①一书中，关于ABA的定义是这样的：ABA是一门科学，依据行为主义原理，发展出一系列的方法，系统地用于改进具有重要社会功能的行为，并且应用试验的方法确定行为变化的原因。

ABA的基本理论可以说最早是由行为主义的创始人约翰·华生提出的。尽管华生是个很有争议性的人物，但是，1913年，华生摒弃了当时意识决定论，第一次将人的行为量化，使之能够被测量，让心理学摆脱不可知论，成为科学。后来，行为主义大师斯金纳在华生的基础上发展了实验行为分析法，形成了一整套系统的行为学习体系。1959年，休斯敦大学的特奥多罗·埃隆（Teodoro Ayllon）和杰克·迈克尔（Jack Michael）（杰克后来去了西密歇根大学）报告他们培训护士使用代币系统对有精神分裂症和智力障碍的人进行行为管理——这被广泛认为是应用行为分析的开始。

1968年，美国堪萨斯大学的学者们唐纳德·贝尔（Donald Bear）、杰伊·伯恩布劳尔（Jay Birnbrauer）、托德·里斯利（Todd Risley）、蒙特罗斯·沃尔夫（Montrose Wolf）、詹姆斯·谢尔曼（James Sherman）和伊利诺伊大学的西德尼·W.比茹（Sidney W. Bijou）等人共同创立了《应用行为分析杂志》。贝尔、沃尔夫和里斯利撰写了题为"当前应

① 《应用行为分析（第3版）》（*Applied Behavior Analysis: Third Edition*）中文简体版于2023年由华夏出版社出版。

用行为分析的几个维度（Some Current Dimensions of Applied Behavior Analysis）"的论文，文中第一次定义了 ABA 的 7 个基本维度：应用性（具有社会意义的行为）；行为性（可以准确测量、需要改善的行为）；分析性（可以对行为的功能进行分析）；技术性（可重复性）；系统性（基于行为主义的原则）；有效性（干预的结果）；泛化性（干预的结果可以延续）。50 多年过去了，这 7 个维度依然是应用行为分析的准则。

　　几乎与此同时，洛瓦斯教授开始将"零错误教学"和"强化与惩罚"的方法用于孤独症儿童的教育，并且提出了 DTT 的教学模式。在这种模式中，教学者强化孤独症儿童好的、正确的行为，惩罚不当的、错误的行为，多次重复，从而达到干预行为的目的。1987 年，洛瓦斯发表了题为"孤独症儿童的行为治疗、教育和智力水平（Behavioral treatment and normal educational and intellectual functioning in young autistic children）"的文章，这是应用行为分析领域针对孤独症的第一篇有科学依据的论文。文中显示，经过一周 40 小时的密集干预，19 名孤独症儿童中，有 9 名儿童（47%）的语言得以发展，智商提高了 30%，并且能够在普通教育学校接受教育。1993 年洛瓦斯对这些儿童进行回访，发现其中 8 名儿童没有退步，并且他们的社交和情感能力都在"正常"范围，也就是我们常说的，这些儿童康复或者"脱帽"了。

　　在今天看来，洛瓦斯的研究并不是完全意义上的双盲对照试验[①]，那么所谓的康复或者脱帽可能也不是回归严格意义上的"正常"。但是，20 世纪 60 年代，当所有的发育障碍儿童都被主流学校排斥而被关进精

---

　　① 编注：双盲试验是指在试验过程中，测验者与被测验者都不知道被测者所属的组别（试验组或对照组），分析者在分析资料时，通常也不知道正在分析的资料属于哪一组。双盲试验旨在消除可能出现在试验者和参与者意识当中的主观偏差和个人偏好。在大多数情况下，双盲试验可以达到非常高的科学严格程度。

神病院的时候，洛瓦斯证明孤独症儿童也可以进入普通教育学校，这无论如何都是一个伟大的进步。洛瓦斯坚持的"如果我们的教育方法不能让儿童进步，那么就应该找到一种能够帮助儿童学习的教学方法"，依然是所有教育的真谛。

在洛瓦斯之后，简·霍华德（Jane Howard）等人在 2005 年，艾德琳·佩里（Adrienne Perry）等人在 2011 年都改进了洛瓦斯的试验设计，采用了更大的样本，证明洛瓦斯的方法对孤独症儿童的教育效果。

从此，以 ABA 为基础的孤独症儿童教育，特别是 DTT 被美国甚至全世界认为是有科学依据的方法，得到广泛应用。在很长一段时间里，人们认为 ABA 就是 DTT，DTT 也等同于 ABA。

ABA的百花齐放

ABA 是一门科学，DTT 是其中的一种应用教育形式。这种教育形式正好对包括孤独症儿童在内的发育障碍儿童有效果，特别是在快速提高儿童的认知能力方面效果更明显，所以 DTT 在孤独症儿童的教育中被广泛应用。

发表第一篇应用行为分析论文的杰克·迈克尔是斯金纳语言行为学的追随者和实践者，他发展了现在常用的代币系统，取代了实物系统，对孤独症儿童的行为进行强化。杰克的学生马克·L. 桑德伯格（Mark L. Sundberg），在老师的基础上，进一步钻研斯金纳的语言行为学，发展出一套评估和教育语言行为的系统性方法，就是现在人们普遍使用的语言行为里程碑评估及安置程序（VB-MAPP）。

洛瓦斯的学生，加州大学圣巴巴拉分校的罗伯特·凯格尔教授（Robert Koegel）注意到孤独症儿童在动机、对多个社交暗示的反应、自我管理和社交发起等关键领域中的能力缺失，与妻子琳（Lynn

Koegel）一起，发展了关键反应训练（Pivotal Response Treatment，PRT）。PRT 强调给予儿童自我选择的机会、根据学习任务的不同进行不同的教学、采用直接和自然强化的模式，增强孤独症儿童的社交和自主学习动机。

由于注意到孤独症儿童在婴幼儿时期就呈现出来神经发育和行为方面的不同，加州大学戴维斯分校的萨莉·罗杰斯（Sally Rogers）和北卡罗来纳大学教堂山分校的杰拉尔丁·道森（Geraldine Dawson）分别根据自己早期在科罗拉多大学工作时的研究成果，以及在大脑成像方面的研究，共同发展出了早期干预丹佛模式（Early Start Denver Model，ESDM）。2010 年，她们共同发表了随机对照试验报告，对 48 名 3 岁以下儿童的研究表明，与其他常用的教育方法相比，ESDM 能够全面改善儿童的孤独症特质（包括提高智商、提高适应性行为能力，甚至让他们不再符合孤独症的诊断等）。罗杰斯的学术诚信非常值得赞扬，2019 年她在自己主导的多中心随机对照试验以及 2020 年的荟萃分析中发现，孤独症儿童虽然有进步，但 ESDM 并不比其他 ABA 教育方法更有效。讽刺的是，本来 ESDM 是和其他以 ABA 为基础的方法进行比较，却被反 ABA 的人士认为是 ABA 无效的证据。当然，与 VB-MAPP 和 PRT 的发展者不一样的是，罗杰斯和道森本质上不是行为分析学者，而是心理学和精神病学专家。

从洛瓦斯开始，加州大学洛杉矶分校一直是孤独症领域重要的研究中心。朱迪·尤格勒（Judy Ugerer）和玛丽安·西格曼（Marian Sigman），以及彼得·芒迪（Peter Mundy）都是那里的教授或者研究者。他们认为孤独症儿童缺乏共同注意和象征游戏的能力，这是阻碍他们发育的关键原因。西格曼的博士后研究员康妮·卡萨里（Connie Kasari）在此基础上发展出了 JASPER 的方法，重点提高孤独症儿童共同注意（Joint Attention）、象征游戏（Symbolic Play）的能力、参与（Engagement）和调节（Regulation）能力，并在 2006 年完成了第一个实证试验。

区别于洛瓦斯发展的 DTT 方法，PRT、ESDM 和 JASPER 都是在 ABA 基础上发展的自然发展行为干预方法（Naturalistic Developmental Behavioral Interventions，NDBI）。

医疗保险覆盖的ABA

美国的医疗保险是一个很大的产业。病人希望保险的覆盖范围越大越好，而保险公司却希望降低成本。与现在的大部分商业保险不一样，在美国前总统奥巴马于 2014 年推出平价医保法案（The Affordable Care Act）之前，如果个人已经被诊断有某种疾病，保险公司有权提高其保险费用，或拒绝提供保险，甚至有权利拒绝赔付患有该疾病个体的其他生理和心理疾病的诊断和康复费用。这样一来，孤独症儿童的孤独症以及相关症状的诊断、干预和治疗都在被拒绝赔付范围之列。他们在神经发育、大脑发育，甚至脑部肿瘤和癫痫方面的医学检查都被认为与孤独症相关而被拒绝赔付。

2000 年前后，一群印第安纳州的家长因此极为愤怒，他们走进州议院，试图改变这种保险政策，为自己的孩子争取正当的医疗保险权益。在这个斗争中，他们寻求该州国会议员丹·博顿（Dan Burton）的帮助——博顿的外甥也被诊断有孤独症。经过不懈的努力，他们不仅争取到了孤独症儿童的医疗保险权益，还争取到保险公司对孤独症儿童干预服务的支持。2001 年，印第安纳州成为全美第一个强制医疗保险覆盖孤独症儿童干预服务的州。然而，这个法案虽然规定了保险必须覆盖孤独症儿童的干预服务，但是，并没有明确哪一种干预方法应该被覆盖。由于以 ABA 为基础的孤独症儿童干预服务费用比较昂贵，保险公司便以种种理由拒绝覆盖以 ABA 为基础的干预服务，这导致很多孩子的康复费用无法使用医疗保险报销。

这个法案的通过为其他州的立法树立了榜样。2005 年开始，南卡罗来纳州的萝莉·尤纳姆（Lorri Unumb）领导了一批家长与州议会进行斗争，虽然失败了一次，但还是在 2007 年成功地促使州议会通过了与孤独症相关的保险法案，并且明确提出，保险必须覆盖以 ABA 为基础的干预服务。尤纳姆是一名律师，在一次会议中，她提到，她创造性地以自己儿子的名字瑞安（Ryan）命名该法案，如此一来，那些试图投反对票的议员，就会担心，他们反对的不仅仅是法案，而是剥夺了瑞安接受教育的权利，他们面对的是一群家长、一群选民。

尤纳姆在南卡的成功让当时刚刚成立的孤独症之声（Autism Speaks）备受鼓舞。2007 年的时候，极端神经多样性运动还没有兴起，孤独症之声还非常强势。他们邀请尤纳姆加入，领导着律师团队，推动着一个又一个州通过类似的法案。

在 2019 年，全美 50 个州以及华盛顿特区都通过了医疗保险覆盖以 ABA 为基础的孤独症儿童干预服务的法案。虽然尤纳姆自己的儿子当时已经是青少年，不再需要洛瓦斯提出的密集干预了，而且夫妻俩的收入丰厚，能够负担孩子的干预服务费用，但这对于彷徨无助、经济窘迫、面对孩子的问题行为束手无策的孤独症儿童的家长来说，简直是天大的福音。

应用行为分析的批判：傲慢与偏见

从 1993 年开始，以 ABA 为基础的孤独症儿童干预方法在美国深受欢迎，到 2019 年，全美医疗保险必须全部覆盖以 ABA 方法为基础的干预服务，行为分析师们宣称，"ABA 是唯一有科学依据的方法"，并且不接受反驳。

但是，近年来，反 ABA 在孤独症谱系圈已经成了一种时髦，连带着一些圈外的人也来"凑热闹"——虽然他们大多数人只是为了宣传自己的"另类疗法"或者纯粹为了博人眼球，跟着一块儿反对以 ABA 为基础的各种方法。

在反对的声音中，很多人可能只是人云亦云，认为 ABA 是训练小猫小狗的，或者 ABA 是刻板的等。前者大概听说了 ABA 是从行为主义发展而来，而行为主义历史，甚至可以倒推到巴甫洛夫的动物实验，于是就简单地将 ABA 与动物实验等同起来。后者大概是看多了 ABA 中的 DTT 形式，并将 ABA 等同于 DTT：行为分析师和孩子坐在一起，一板一眼地训练，看起来的确很刻板。

但是，当前最大的反对声音，可能来自坚持极端神经多样性的人士。他们坚持孤独症作为一种神经多样性的存在是孤独症社会学模式的基础，有利于消除对孤独症的妖魔化、污名化和歧视。但是，当神经多样性走向极端的时候，用来干预孤独症人士行为的 ABA 方法，就被认为是为了消灭孤独症，因而备受攻击。出生于 1984 年的艾米·赛昆齐亚（Amy Sequenzia）在 2 岁时被诊断有孤独症，迄今没有语言交流能力。如今作为极端神经多样性理论的代表，她声称自己小时候受到了以 ABA 为基础的干预的创伤。

接受 ABA 干预时受到创伤的声音，也可能源于早期的 ABA 干预，确实用到很多惩罚性的方法来干预孤独症儿童的行为。洛瓦斯就曾经用电击的方法惩罚儿童，现在有一家 ABA 机构还在用电击纠正孤独症人士的问题行为，被人告到法院后，该机构还胜诉了。但是洛瓦斯从 1980 年就开始反思自己的惩罚性手段。1990 年，俄勒冈大学的罗伯特·H. 霍纳（Robert H. Horner）发表了一篇具有里程碑意义的文章，文中指出，正强化的方法在孤独症儿童的教育中比惩罚性的方法更加有效。因此，他正式倡议，在孤独症儿童教育中，应该使用非"惩罚性"的方法——正强化。

但是，我们上文已经讲到，密集的以 ABA 为基础的教育是从 30 年前（1993 年）才开始的，凯瑟琳所著的《让我听见你的声音》一书出版之后 ABA 干预才开始慢慢被家长接受。很难相信，宣称自己受到 ABA 干预创伤的艾米到底受到多少以 ABA 为基础的干预。她 8 岁开始在美国雪城大学接受"辅助者交流（Facilitated Communication）"训练，马上就会写诗了，如今可以依靠"辅助者交流"技术进行沟通——关于辅助者交流这一方法的科学性，我们在下一章将专门讨论。

所以，艾米是否真的接受过 ABA 的干预服务，她反对 ABA，到底代表自己、辅助者，还是其他什么人——这些都是谜。

但是，ABA 的从业者们，也确实应该反思，为什么现在反对 ABA 会成为一种时髦？

应用行为分析师的傲慢

ABA 广泛应用于社会生活的各个方面。在企业管理学中，有企业行为管理学，许多大学都开设这个课程，这门学科的内容在公司的效益创新、系统分析和安全管理上发挥重要的作用。20 世纪 70 年代初，埃默里（Emery）航空货运公司的一位销售经理爱德华·J. 费尼（Edward J. Feeney），运用从斯金纳那里学到的行为分析知识，为当时规模不大的公司每年多盈利 200 万美元。这个案例的相关报道还曾经发表在 1971 年的《经济周刊》上。1980 年，在《刑事司法和行为杂志》（*Criminal Justice and Behavior*）上的一篇文章曾论证过应用行为分析在刑事司法实践中的应用。

同时，行为分析师们会宣称，ABA 既是应用技术，也是哲学。这种骄傲可以追溯到行为主义的创始人，约翰·华生，他关于"一打婴儿"的论述，不仅臭名昭著，也充满了傲慢：

"给我一打健全的婴儿，把他们带到我独特的世界中，我可以保证，将其中随机一个婴儿训练成任何类型的人物——医生、律师、艺术家、商人，或者乞丐、窃贼，不用考虑他的天赋、倾向、能力、种族和他们父母的职业。"

当然，根据文献，后人对上面华生的那段话的解读，有点断章取义。他的本意是批判那些将人的发展完全归结于遗传和家庭出身的言论，因而，他紧跟着的后一段话是："我承认我脱离事实，可是持相反态度的那些人（人的一切都是天生注定的），几千年来，不是一直这么夸张吗？"

华生的这种傲慢，再加上行为分析师们的不作为，造成了严重的后果。华生认为，父母不必过多地与孩子亲近，而要创造合适的环境，让孩子成长——不但华生自己的孩子成年后恨他，他的太太和他最得意的学生都公开反对他。但是直到今天，依然有很多人盲目信奉华生的育儿理念。

几年前有报道，一位年轻妈妈跟着机构，训练 3 个月大的女婴独立睡觉。妈妈在视频监控里看到婴儿趴着睡后，担心女儿窒息。但是她的督导和一群和她一样的学员，却告诉她"现在进去看娃的话，之前的一切训练和努力就功亏一篑，一切都得重来"。于是，年轻妈妈就没再去关注女儿，最终女儿窒息而亡。

悲剧的发生，在一定程度上，是因为这位新手妈妈被洗脑，有点愚昧：进行行为干预并不是让新手家长违背儿童的生长规律，甚至让家长丧失作为家长的本能，不去抱 3 个月大的孩子。行为干预的训练需要个别化，而不是盲从于某个所谓的专家。

但是，如果行为分析师们能够承认，华生这种纯粹行为主义式的育儿方式忽略了孩子的正常成长以及亲子关系，能够承认华生的这种傲慢和错误，这样的悲剧也许就不会发生。

其实，ABA 的原理还是简单的，操作性条件反射和对环境刺激的反应，还是比较容易懂的，但是，各种 ABA 的经典教材，不管是中文的还是英文的，都晦涩难懂。约翰·库伯等人撰写的经典教材《应用行为分析》，除了用来应付考试，会有多少人试图去阅读呢？

ABA 的操作，在一定程度上，也非常简单：蹒跚学步的孩子，在妈妈的鼓励下，一步步勇敢地走出去；成年人上班，老板发工资，还偶尔发奖金鼓励员工努力工作；跑马拉松的人，即使再辛苦，也咬牙坚持，去追求那种成就感和奋斗的满足感……

在以 ABA 为基础的技术受到广泛攻击的时候，很少有行为分析师，或者 ABA 的机构站出来发声——他们可能并不是不想反驳，而是不屑于反驳。往往只有家长站出来，认为自己的孩子得益于 ABA 干预服务——如果没有以 ABA 为基础的方法，家长该怎么教会孩子认知并对其进行行为管理呢？

近年来，反对 ABA 成了一种时髦，这种现象的出现在某种程度上是由行为分析行业的傲慢造成的。

以ABA为基础的技术是有科学依据的吗？

一个 5 岁的孤独症儿童每天因为找不到自己心爱的玩具而哭闹。行为分析师经过一个星期的观察，收集了基线数据：孩子每天哭 10 次，7 次是因为找不到东西，但是父母又不知道他要找什么。孩子具有一点阅读能力，只有简单的语言，不会提问。

于是行为分析师设计了一个简单的教学方案：把孩子最喜欢的玩具恐龙藏在沙发底下，同时，在一个纸盒里留一张纸条，写着"恐龙在哪里？"当孩子开始找小恐龙的时候，引导孩子去打开盒子，读纸条上的问句。当孩子读完问句，马上帮助孩子找到小恐龙，孩子很高兴。重复几次之后，再把小恐龙换成孩子喜欢的其他东西，然后孩子就学会了提问："XX 在哪里？"同时每天记录孩子提问的次数和哭闹的次数。经过 2 个星期的训练，孩子每天提问 5~6 次，哭闹次数减少到每天 2~3 次。与干预前相比，孩子的行为能力有显著提高。行为分析师认为这是一个成功的 ABA 教学案例。

这就是一个单一被试设计（Single Subject Design，SSD），SSD 是行为学、特殊教育学研究中常用的方法，起源于实验行为主义，试验中可能只有一个或者少数几个受试者。但是这种试验设计方法，并不符合现代循证医学研究的标准——随机对照试验（Randomized Controlled Trial，RCT）。在临床医学中，特别是在 3 期临床研究中，选中的受试者被随机地安排在试验组和对照组，而受试者、研究者、医生或者护士，以及评估人员都不知道谁在试验组，谁在对照组，从而减少人为、主观的偏差。在药物研究中，试验组服用药物，而对照组则服用安慰剂，比如不包含活性成分的类似药片。如果是注射药物，那么对照组的安慰剂可能就是生理盐水。而且在这样的临床试验中，受试者人数比较多。比如美国药监局批准的第一个雷特综合征的药物曲非奈肽口服液（Daybue），试验组有 93 人，对照组有 94 人。而 2020 年，在辉瑞公司的 RNA 新冠疫苗临床试验中，受试者总共有 4 万多名。

单一被试设计的试验设计方法，虽然在行为管理学上取得了巨大的成功，但并没有得到广泛的认可。

行为分析的先行者，西德尼·W. 比茹于 1946—1948 年在印第安纳大学师从斯金纳。之后他将斯金纳的实验行为分析法带到了华盛顿大学，并聚集了一批才华横溢的青年学者。当时的华盛顿大学校方对斯金纳主义并不认可，对单一被试设计的研究方法也是强烈反对，双方针锋相对，像是发生了一场"内战"。在这次学术争论中，洛瓦斯去了加州大学洛杉矶分校，后来创立了到今天大家依然在使用的回合尝试教学（DTT）；而唐纳德·贝尔与一批年轻学者去了堪萨斯大学，并在 1968 年创立了《应用行为分析杂志》，让堪萨斯大学成为应用行为分析领域最负盛名的研究中心。

受现代循证医学随机对照试验设计的影响，在应用行为分析领域研究者也尝试采用类似的研究设计。1987 年，洛瓦斯首先推出了他自己的双盲对照试验结果，证明他发展起来的 DTT 对孤独症儿童教育的有效率达到 47%。自此，在应用行为分析领域，陆续出现了很多符合现代循证医学设计的结果，其中包括洛瓦斯的学生史密斯在 2000 年开展的一个随机双盲对照试验，证明密集的干预方法对孤独症儿童有效果。

美国国家孤独症中心创立的国家标准项目（National Standards Project，NSP）是为了对孤独症干预方法进行综合性评估、制定临床实践标准和指南，帮助家长和专业人员选择最有效的孤独症儿童教育方法。2015 年，经过评估，NSP 认为 14 种方法是有科学依据的。美国国家职业发展中心（National Professional Development Center，NPDC）同样通过评估孤独症儿童的干预方法为教育工作者提供资源和支持，以提高他们的教学技能和知识水平。2015 年，他们从 1990—2011 年发表的 29 106 篇论文中，筛查出 456 篇符合标准的文章，进而认为 27 种孤独症干预方法是有效的。无论是 NSP 还是 NPDC 认定的有效干预方法，基本上都以 ABA 为基础。

2022 年，加拿大和澳大利亚的学者在综述了 770 篇文献后，认为 ABA 的方法对改善孤独症人士的认知水平、语言能力、社交 / 交流、问题行为、适应性行为、情绪控制、孤独症特质和生活质量都有帮助，是有科学依据的。

在这许许多多的研究、评估中，以 ABA 为基础的方法被认为是唯一有科学依据的孤独症儿童教育方法，ABA 干预服务是医疗保险必须覆盖的，而其他的干预服务则不在此列。甚至曾被列入 "2012 年十大科学进展" 的早期干预丹佛模式也被认为不符合 ABA 的 7 个维度，在美国有些州不被保险覆盖。

不管这些综述怎么认定 ABA 方法的有效性，有一个绕不开的问题是，几乎所有证明 ABA 方法有效果的试验设计都很难符合随机双盲对照试验的标准。

首先，这些试验的样本量非常小。洛瓦斯的研究只有 20 名儿童参与，史密斯的研究也只有 28 名儿童（15 名试验组，13 名对照组）参与，这与药物试验中成百上千甚至几万名受试者的样本量不可同日而语。

其次，有关 ABA 科学依据的文章，其试验设计大部分采用的是 SSD。在 NDPC 的综述中，只有 8% 的研究采用了随机对照试验设计，其余大部分采用的是 SSD。2022 年综述的 770 篇文章中，有 64% 的文章中的受试者人数少于或者等于 3 名。2018 年，科克伦（Cochrane）发表了一篇综述，他们从 3 660 篇儿童早期干预的文章中，最后只筛选出 1 篇文章的试验设计符合随机双盲对照试验，4 篇文章的试验设计符合临床对照试验（Controlled Clinical Trial，CCT，即分组不随机）。5 个研究加起来，总共也才 219 名儿童参与，其中 116 名试验组，103 名对照组。即使这 5 篇文章的试验设计符合随机对照试验和临床对照试验设计，由于研究组内成员之间高频率、经常性的互动，很容易就能区分出谁在试验组，谁在对照组，在评估干预方法有效性的时候就很难做到客观公正。尽管研究显示，早期干预在提高儿童的适应性能力、智商、表达性语言和接受性语言方面有意义，但由于这些文章的研究设计大部分不符合现代循证医学的要求，其中的数据缺乏客观性，因而，很难证明以 ABA 为基础的早期干预方法的有效性。截至目前，科克伦的综述被认为是孤独症早期干预领域中最权威、最科学的文献综述。

2020 年，得克萨斯大学奥斯汀分校的米切尔·桑德班克（Micheal Sandbank）教授（现北卡罗来纳大学教授）领导的孤独症荟萃分析项目（Project AIM），评估了 7 种孤独症儿童干预方法：基于行为理论的干预、基于发展理论的干预（主要是地板时光）、自然发展行为干预（NDBI）、感觉敏感的干预、基于计算机技术的干预、TEACCH 和动物辅助干预。

文章指出，如果不考虑研究设计质量（是否符合现代循证医学要求），基于行为理论干预、基于发展理论的干预（主要是地板时光）和自然发展行为干预（NDBI）效果显著。如果考虑随机对照试验设计，那么只有 NDBI 是有效果的。但由于安慰剂在孤独症研究中的影响是个普遍存在的问题，作者认为，如果剔除安慰剂影响，完全客观评估的话，没有一种方法有效果。

关于 ABA 的争论一定会继续下去。这样的争论其实也有利于行业的发展，有利于孤独症儿童的教育。ABA 的支持者和反对者（从科学的意义上反对，而不是基于其他目的的反对）都应该有开放的态度，允许被质疑。ABA 有着汗牛充栋的文献支持，应该允许被质疑，那些少有或根本没有文献支持的神奇疗法，各种伪科学甚至反科学的方法，更应该受到质疑。只有这样，家长在选择孩子的教育方式方法时，才能够更加理性。

应用行为分析的流派：对抗与合作

史密斯教授和 DTT

2001 年，纽约罗彻斯特大学的特里斯特拉姆·史密斯（Tristram Smith）教授在一篇文章中这样定义回合尝试教学（DTT）：基于应用行为分析的 DTT 是一种促进儿童学习的个别化的、简单明了的方法。DTT 可以用于教授孤独症儿童新的行为模式以及新的辨别能力，比如，孩子不曾拥有的语言发音能力或者运动能力，以及对不同要求的不同反应能力。同时，DTT 也能用于教授更多高级技能，并且帮助孩子管理问题行为。

史密斯在 1983 年成为加州大学洛杉矶分校（UCLA）的研究生，跟随洛瓦斯教授学习。据洛瓦斯早期干预研究院主席斯科特·赖特（Scott Wright）回忆，史密斯是洛瓦斯晚年患帕金森综合征之后唯一还能记住的学生。史密斯（还有斯科特自己）除了传承了洛瓦斯的学术理念，甚至连洛瓦斯喜欢的午饭也一样喜欢。

1987 年，洛瓦斯发表了 ABA 领域针对孤独症的第一篇实证研究论文，证明 DTT 对孤独症儿童的干预有效果。史密斯进入 UCLA 读博士的时候，该实证研究的数据收集工作已经进入尾声，因而他对那篇论文的贡献不大。史密斯在 1990 年获得博士学位后的 10 年间，一直留在 UCLA，帮助洛瓦斯进一步推广 DTT，并继续证明基于 ABA 的 DTT 能够帮助大多数孤独症儿童，是一种有效的孤独症儿童教育形式。

后来的事情，大多数人都知道，DTT 成了孤独症儿童干预的主流方法，DTT 在家庭、学校或者其他教育场景中都得到广泛的应用。在很长时间内，人们认为 ABA 就是 DTT，DTT 就是 ABA 的全部。批评者对 ABA 的攻击，其实就是攻击 DTT。批评者找出 DTT 的各种弊端，就认为同样找到了 ABA 的弊端——没有人区分 ABA 其实是一门科学，而 DTT 只是基于这门科学的一种教育形式。

近年来，对 DTT/ABA 的批评似乎越来越激烈，对洛瓦斯早期使用的包括电击的惩罚手段的抨击更是猛烈。然而，正是洛瓦斯的 DTT 第一次证明了孤独症儿童也是能够被教育的。

当然，有很多批评，即使资深的 DTT 执行者也是无法回避的。DTT 被认为是完全基于行为学发展起来的，通过不断重复，让孤独症儿童掌握新的技能，可能会让儿童的行为变得更加刻板。DTT 没有考虑到儿童的发展规律，没有应用儿童发展学的观点。DTT 使用系统强化鼓励儿童掌握新的行为，学习新的技能。虽然 DTT 中有一级、二级强化物的说法，但是大部分 DTT 主要使用一级强化物（比如食物），而没有使用更高级的自然强化物（比如表扬，让孩子有满足感）。DTT 往往是在桌面进行，这是一种人为设置的场景，脱离了儿童生活的实际情景。尽管 DTT 强调泛化，也采用不同的策略促进泛化（包括同一个技能由不同的老师教），但泛化是一个复杂的过程，无法评估泛化是否成功。

基于 DTT 的这些缺点，行为主义者发展了各种自然情景下的孤独症儿童的干预方式，并且和 DTT 一样，进行了标准的遵从医学模式的临床双盲试验，试图以此回击"ABA 很刻板"的批评。ESDM 和 PRT 无疑是其中的代表。而近年来，最深入人心的，可能是 JASPER 了。

JASPER和康妮·卡萨里

加州大学洛杉矶分校的朱迪·尤格勒教授和玛丽安·西格曼教授，以及加州大学戴维斯分校的彼得·芒迪教授等人认为，孤独症儿童缺乏共同注意和象征游戏的能力。共同注意是指两个人之间积极分享彼此对某个事物的关注的能力，一般儿童在 6 个月之前就具备了这个能力。比如，儿童的目光能够跟从大人的指令注意到感兴趣的事情或者某个物体，这也被称为注视跟随（gaze following），目前有很多研究利用计算机技术追踪儿童的注视跟随能力，从而进行孤独症诊断。儿童一般在 3 岁之前就能发展出象征游戏的能力，表现为在游戏过程中，将一个物体假想为另外的物体或者拟人化。一个 3 岁的女孩可能将一个布娃娃拟人化为一个小婴儿，或者一个 3 岁的男孩把一个玩具卡车开进几个木块搭成的车库。研究表明，儿童早期的共同注意和象征游戏能力对于社交和语言能力的发展非常关键。儿童在进入幼儿园之前的语言能力甚至可以预测儿童的发育进程。

康妮·卡萨里在 20 世纪 80 年代初在北卡罗来纳大学获得博士学位之后，跟从玛丽安·西格曼教授继续博士后研究，后来成为 UCLA 的教授。她的研究重点是发展孤独症儿童的共同注意和象征游戏的能力——这些都需要儿童的主动参与。同时，她们也注意到，孤独症儿童自我调节控制情绪和行为的能力对于他们的学习和交流非常重要。因而，她们将重点放在儿童共同注意、象征游戏、参与和调节 4 个方面的能力上，以提高儿童的语言和社交能力为目标，发展出了 JASPER 的方法，并在 2006 年完成了第一个实证试验。

JASPER 方法基于 ABA 的原理，但是与 DTT 使用实物为强化物有所不同，采用自然强化物将儿童干预的场景从桌面更多地转入游戏这样更自然的环境中，是一种自然行为干预方法（NDBI）。DTT 教育模式是由老师主导，是教导儿童游戏（teach to play），而 JASPER 是在游戏中教育（Play-to-teach）的方法。这种完全相反的做法显然是针锋相对的，所以，主张 DTT 教育模式的特里斯特拉姆·史密斯和主张 JASPER 教育模式的康妮·卡萨里成了完美的对手。

对抗与合作：DTT和JASPER对比临床试验

三国时期的曹丕在《典论·论文》中写道："人善于自见，而文非一体，鲜能备善。是以各以所长，相轻所短。"这就是所谓的文人相轻。在孤独症研究领域，同样存在文人相轻的现象。发展DTT的洛瓦斯和发展TEACCH的埃里克·邵普勒之间的关系，据说就是势如水火。两位在孤独症儿童教育领域都做出了巨大贡献的学者简直是一生的敌人。

史密斯是洛瓦斯的学生，卡萨里毕业于邵普勒所在的北卡罗来纳大学。与他们的前辈一样，二人也成了对手。与他们的前辈不一样的是，他们没有成为敌人，而是在对抗中合作。卡萨里在接受谱系新闻网采访时说，2007年他们第一次相遇时就发现两人都关注着孤独症群体中那些被遗忘的个体（家庭经济条件不好、语言行为能力不好的孤独症孩子）。正因为如此，他们在2009年共同发起了一项临床试验，专门选择这样的孩子，同时头对头地比较DTT和JASPER在孤独症儿童教育中的有效性。这种头对头的试验与一般临床随机双盲对照不一样的是，试验中没有对照组，也就是所有孩子都被随机地安排到两个试验组，然后将这两个试验组的效果进行直接对比。

他们从三个城市（洛杉矶、纽约和巴尔的摩）的192名儿童中，筛选了164名平均年龄45个月、语言能力不足的儿童——分别是完全没有语言能力的儿童（51名），只会说一个词的儿童（87名），只会说两个词的儿童（23名），将他们随机分成DTT和JASPER两组。

卡萨里和史密斯亲自培训他们的学生作为干预师，在儿童的社区环境（幼儿园）里进行每天1小时，每周5小时的干预训练，总共进行4个月。从第5个月开始减少为每周3小时，在第6个月，对儿童进行每周 2 小时训练的同时对其父母进行培训。

　　6 个月临床试验结束，他们评估完成试验的儿童的语言和其他能力，6 个月后再进行跟进评估。结果表明，两组儿童都取得了显著的进步，特别是在父母最关心的语言发育上，根据雷妮氏语言综合评估量表，他们都取得了明显进步，甚至有 30% 的儿童突破了"语言能力不足"的界限，能够说简单的句子（三个词及以上），为进入小学做好了准备。

　　由于 JASPER 和 DTT 在教学中的侧重点不同，试验开始前，作者认为，JASPER 小组儿童将会在表达性语言、接受性语言、共同注意和游戏水平方面进步更大，而 DTT 组的儿童会在认知能力上进步更大。但试验结果表明（表 4-1），两组儿童的综合能力都取得了明显的进步，进步幅度也非常类似，没有显著差别。

表4-1　DTT和JASPER儿童进步对照表[*]

儿童语言评估	DTT组儿童人数			JASPER组儿童人数		
	试验前	试验后	跟进评估	试验前	试验后	跟进评估
没有语言能力	27	10	8	24	14	14
只会说一个词	42	33	30	45	32	26
只会说两个词	13	18	16	10	10	13
句子（三个词及以上）	0	21	22	0	23	23
总数	82	82	76	79	79	76

[*]摘译自 Smith, & Tristram (2001). Discrete trial training in the treatment of autism. *Focus on Autism & Other Developmental Disabilities*, 16, p. 86.

孤独症儿童需要什么样的干预

　　卡萨里和史密斯的试验耗时近 10 年才完成。2018 年，在论文写作过程中，57 岁的史密斯心脏病突发离世。论文最后由 UCLA 的卡萨里教授，约翰·霍普金斯医学院肯尼迪·克里格研究所的蕾贝卡·兰达（Rebecca Landa）教授和史密斯的学生，罗彻斯特大学的琳恩·来瓦托（Lynne E. Levato）共同完成，发表在 2023 年 4 月的《孤独症研究》杂志上。

从头对头的临床试验对比来看，两个试验组的儿童的进步都非常明显。需要指出的是，这个头对头的比较试验不是严格的双盲对照试验，所以不能排除儿童取得的进步也有成长带来的进步。在以 ABA 为基础的孤独症儿童干预已经被认为有效的情况下，卡萨里认为，她和史密斯都不希望放弃任何一个入组的儿童——毕竟这些儿童都是他们所关心的容易在孤独症研究中被忽视的儿童。

虽然结果表明，两种方法都能帮助儿童取得明显的进步，但我们也应看到，即使在最好的老师的干预下，还是有相当数量的儿童并没有取得进步。比如，DTT 组 27 名没有语言能力的儿童中，17 名取得了进步，10 名没有；JASPER 组 24 名没有语言能力的儿童中，有 14 名依然如故。在三个试验点中的一个试验点，根据穆伦早期学习量表（Mullen Scales of Early Learning, MSEL）评估，DTT 组儿童在表达性语言方面的进步更大一些；JASPER 组儿童在接受性语言和共同注意方面进步更大。

这个研究结果告诉我们（表 4-2），即使情况非常类似的儿童（也就是根据行为能够划分为一个亚型的儿童），在同样的环境中，干预效果也不同。卡萨里认为，要解决这个问题可能需要更个别化的干预方式，根据儿童的接受能力或接受方式，选择以 JASPER 为主或 DTT 为主的教学模式。在实际教学中可以根据教学目的，在 JASPER 教学中使用 DTT 的技术，在 DTT 教学中，也可以使用 JASPER 的教学模式，二者不是相互排斥的。

表4-2　儿童干预效果表*

入组时的语言能力	干预效果	
没有语言能力	入组人数	51
	进步	23（45%）
	没有进步	28（55%）
只会一个词	入组人数	87
	进步	42（48%）
	没有进步	45（52%）
只会两个词	入组人数	23
	进步	6（26%）
	没有进步	17（74%）

*摘译自 Smith, & Tristram (2001). Discrete trial training in the treatment of autism. *Focus on Autism & Other Developmental Disabilities*, 16, p. 86.

就像史密斯曾经援引洛瓦斯的话所说的，"当孩子接受教育却学不会的时候，就要找到一种能让孩子学会的方法"。

事实与幻想：走出孤独症的深渊

如果被诊断的孤独症孩子能够康复或者被"治愈"而变得"正常"，不再符合孤独症的诊断标准，那将是值得欢呼雀跃的事情。

对47%康复率的质疑

洛瓦斯教授在那篇著名的"47%"论文中介绍，如果对孩子进行每周多达 40 小时的以 ABA 为基础的训练，经过两年或者更长的时间，有 47% 的孩子到一年级时"能够进入普通学校学习，智商达到平均水平"，从而"康复"了。

这一数据一直受到质疑。加州大学戴维斯分校的彼得·芒迪教授在 1993 年就提出，洛瓦斯的康复标准，即智商达到平均水平、在普通学校学习，是许多高功能孤独症儿童都能达到的，但是他们的核心症状可能并没有消失，不能被视作康复。如果说，孤独症孩子完全康复了，那么很可能是这个孩子一开始就被误诊了。

波士顿儿童医院的伊丽莎白·哈斯塔德（Elizabeth Harstad）2023 年 10 月 2 日在《美国医学会杂志·儿科学》上发表了一篇论文，文中的研究结果指出，213 名 12~36 月龄被诊断有孤独症的儿童，在 5~7 岁进行复查的时候，有 79 名（37.1%）的儿童不再符合孤独症的诊断——孤独症儿童有走出孤独症（即"摘帽"）的可能。这个研究似乎消除了上面对误诊和康复标准的质疑。

该文章介绍，从儿童的初诊到康复后的评估都是由著名的波士顿儿童医院的医生根据 DSM-5 的标准进行的，每名儿童由 1 名儿童行为发育科医生和 1 名博士后水平的心理医生组合进行诊断。总共 12 名儿童发育科医生和 11 名心理医生，分为 44 种不同组合模式的诊断小组。对 5~7 岁儿童的评估采用了标准的孤独症评估工具——ADOS、ADI-R、贝利婴幼儿发展评估量表（Bayley-III）和文兰适应性行为评估，评估工具很是完备。综上，这个研究不存在误诊的可能。

如果说是误诊，唯一的可能就是诊断这些儿童的标准基于的是 DSM-5 的孤独症定义，而这个定义一直因为其非常宽泛的标准而备受批评。根据 DSM-5 的标准诊断被扩大化是很有可能的。这种扩大化让很多有轻微孤独症特质的儿童也可能被诊断为孤独症。因此，如果文章中能提供儿童孤独症严重程度的数据，结论才会更加可靠。另外，孤独症儿童所需支持的程度也没有在文章中体现出来。

这个研究中有个令人不解的事实是，本来抽取了 1 175 名曾被诊断有孤独症的儿童的信息，其中 55 名儿童由于各种原因不符合研究要求，比如非英语为母语的儿童，携带确定致病基因的儿童（脆性 X 染色体综合征、唐氏综合征等）。这样，总共也有多达 1 120 名儿童符合研究要求，可是最后纳入研究的却只有 213 名儿童。大多数儿童的信息缺失，难免会给研究带来某些偏差。比如，可能"摘帽"儿童的家庭更愿意参与研究，或者更不愿意参与研究——关于这一点，文章中并没有讨论。

基于以上分析，37.1% 的儿童曾经被诊断有孤独症，再次接受评估后就不再符合孤独症诊断标准了，这一数据和洛瓦斯 47% 的康复数据一样，都有点夸张。

是康复还是最佳干预效果？

早在 1979 年，第一个做孤独症双胞胎研究的迈克尔·路特教授就观察到，大概 1.5% 的孤独症人士在成年后能够融入社会，不再符合孤独症诊断标准。

美国康涅狄格大学心理学系教授黛博拉·费因（Deborah Fein），做了 40 年的孤独症研究。2013 年，她在《儿童心理学和精神病学》杂志上发表文章，记录了她在仔细观察了 34 名不再符合 DSM-IV 的诊断标准的孩子的语言、脸部表情识别能力、社交能力、交流能力后，谨慎地认为在这些孩子身上呈现了"最佳干预效果（Optimal Outcome）"的过程。

凯瑟琳·洛德是孤独症研究界的重量级人物，她长期以来辗转密歇根大学、美国纽约长老会医院和加州大学洛杉矶分校，主持制定了被誉为孤独症诊断的两个金标准（ADOS 和 ARI）。2014 年，她对 85 名在 3 岁之前被诊断有孤独症的儿童重新进行评估，其中有 8 名孩子（9%）获得了最佳干预效果。与费因一样，洛德没有用"康复"这个词。

美国纽约爱因斯坦医学院孤独症中心主任、儿童发育专家丽莎·舒尔曼（Lisa Shulman）的研究也佐证了这一点。她于 2019 年 3 月发表在《儿童神经学》杂志上的研究报告中说明，对 569 名 3 岁之前被诊断有孤独症的儿童进行跟踪（依据的是 DSM-IV 的诊断标准），4 年之后，其中有 38 名（7%）儿童得到了最佳干预效果，不再符合 DSM-IV 的诊断标准。

这几个研究都有长期的跟踪，而且有比较详细的诊断记录，可靠性很高。费因等人综合各种证据得出结论，有 3%~25% 的孤独症人士会走出孤独症，在认知、适应性能力和社交能力上进入"正常"的范围。也就是说，确实有部分孩子，或许是某一孤独症亚型的孩子，最终能够取得最佳干预效果。然而，在所有研究中，研究者都无法明确判断，到底是什么样的孩子，或者哪一亚型的孩子能够"摘帽"成功。

寻找能够"摘帽"的孤独症儿童

孤独症个体的核心障碍是社交交流障碍和狭隘的兴趣与重复刻板的行为、思维方式。孤独症个体走出了孤独症的深渊，说明在其成长过程中，这两方面的障碍都得到了改善，而孤独症儿童的相关障碍是否得到改善，取决于他们的认知能力、智力水平和适应性能力能否得到提高。

教育包括孤独症儿童在内的所有儿童时，一个重要的方面是提高儿童的认知能力，这有助于提高儿童的交流技巧，也有助于儿童认识到自己的重复刻板思维方式和行为在某些特定的场合中是否合适，但是，在所有研究中，认知能力都无法作为预测儿童能够"摘帽"的一个指标。

智力水平显然是最容易引起关注的。长期以来，很多学者都认为，如果不是误诊，那么智商较高的孩子更容易走出孤独症。如果要预测一个孤独症儿童长大后的最佳干预效果，凯瑟琳·洛德通过研究认为，儿童在 2~3 岁时的智商，包括语言智商和非语言智商是唯一有可能用来预测的指标。

哈斯塔德在 2023 年的文章中也详细分析了孤独症儿童的智力水平（IQ）和取得最佳干预效果的关系。在这篇文章中，那些"摘帽"儿童的 IQ 值普遍达到正常水平（不低于 70），但是在依然符合孤独症诊断的儿童中，有 88 名儿童的 IQ 值高于 70。

诚然，与所有人一样，达到平均智力水平的儿童的潜力可能更大一些，但是，达到平均智力水平并不能保证未来他们就能有最佳的干预效果，也不能保证被"摘帽"。只能说，达到平均智力水平是儿童走出孤独症的前提条件，但不是必要条件。

适应性行为能力，一定程度上与社交能力和社交意愿有关。新到陌生的环境，或者从一个场景到另一个场景，或者从一个活动到另一个活动的过渡，有人会很焦虑，有人却很容易适应。孤独症儿童，特别是适应性行为能力比较差的儿童，焦虑感可能更强，甚至出现哭闹等问题行为。尽管不是所有的研究都支持此观点，但是哈斯塔德 2023 年的研究发现，在初次评估中儿童的适应性行为能力得分每提高 15%，再次评估时，仍然保持孤独症诊断的可能性就降低 20%~26%。比如，一个儿童的适应性行为能力得分为 70，保持孤独症诊断的可能性是 70.43%，而得分为 85 时，保持诊断的可能性就降为 44.72%。女孩在这方面更有优势。在 36 名女孩中，有 22 名"摘帽"，占比 61%，与之相对的是，177 名男孩中，有 57 名"摘帽"，占比 32%。

确实有部分幼年被诊断有孤独症的儿童，最后会走出孤独症的深渊，只是到底哪一方面能力的改善能够帮助儿童走出孤独症，并没有一个准确的判断。就像费因所说，"我研究了 40 年孤独症，自认为在该领域做得很好，但是，在我的观察中，我依然无法预测哪些孩子可以进步更多，哪些孩子不能。实际上，我不但不能预测最佳干预效果，甚至无法预测哪些孩子最后是高功能，哪些孩子最后是低功能……未知的事情实在太多了"。

追逐"摘帽"的梦想

自从洛瓦斯发表了他那篇著名的循证论文后，ABA 在一定程度上就被神化了。没有任何研究证明，单纯的 ABA 训练足以让儿童走出孤独症。

比如，哈斯塔德 2023 年的研究显示，在 213 名儿童中，201 名（94.4%）儿童接受了各种针对孤独症的教育，其中 5 名接受了早期干预丹佛模式干预，7 名接受了地板时光干预，1 名接受了 SCERTS① 模式干预，1 名接受了人际关系发展干预（RDI）疗法干预，另外 197 名儿童接受了以 ABA 为基础的教育干预（猜测主要是 DTT 的形式），在 197 名儿童中有 10 名儿童接受了多种孤独症相关的教育干预。

如果以 ABA 为基础的教育能够像洛瓦斯说的一样，帮助孤独症儿童"摘帽"，那么，在能力相近的儿童中，早期接受以 ABA 为基础的教育的时间越长的儿童，就更容易摘帽。但从这篇文章的结论来看，正好相反，那些"摘帽"的儿童接受 ABA 教育的平均时间反倒更短一些。

这一结论正好给那些坚定反对 ABA 的人提供了证据——既然"摘帽"儿童接受的密集 ABA 教育更少，那么说明 ABA 对于孤独症儿童的教育是无效的。当然，这个说法很武断。一般来说，儿童的孤独症症状越轻，其"摘帽"的可能性越大，而由于症状轻，这些儿童可能并不需要传统而密集的 ABA 干预。

况且，教育的事情，也不能这么简单地进行判断。就像普通儿童的教育一样，即使教育方法有效，也不代表这个方法就能让所有人都考上重点大学，只是让他们达到自己能够达到的高度。同样，我们说以 ABA 为基础的教育对孤独症儿童有效，更多的是强调其教学形式，比如系统性强化和行为分解，能够让孤独症儿童更愿意、更好地学习，增强其学习的主动性，达到他们能够达到的高度。

所以，洛德指出，以 ABA 为基础的教育对于孩子的进步非常重要，但是，洛瓦斯的将近一半的康复率的结论，显然过度夸大了干预的效果。而这种夸张，会让家长们盲目相信，只要选择合适的方法，孩子就

---

① SCERTS 模式是一种专门针对孤独症的综合教育干预模式，由社交沟通（Social Communication, SC）、情绪调节（Emotion Regulation, ER）和交往支持（Transactional Support, TS）三个主要维度组成。

可以康复，可以"摘帽"。

ABA 教育虽然不能让儿童走出孤独症，但是确实有大量的研究证明其有效。令人担心的是，追逐"摘帽"的梦想，会让家长不惜一切代价，让各种无科学依据的、打着"摘帽""康复"旗号的神奇疗法掏空自己的腰包。

无处安放的担忧

尽管研究证明，确实有部分个体能够走出孤独症，但是，走出孤独症不应该成为孤独症儿童教育的追求目标，而且，即使不再符合孤独症的诊断标准，也并不代表儿童个体就达到了所谓的"正常"。

44 岁才被诊断有阿斯伯格综合征的卡罗尔·格林伯格（Carol Greenburg）是一位特殊教育的倡导者。她在《理性思考者的孤独症指南》（*Thinking Person's Guide to Autism*）一书中对此进行了思考。她从自身的经历和她儿子的经历出发，认为这些所谓"走出孤独症"的个体，其实并没有完全摘掉孤独症的"帽子"。她认为，这些所谓的"成功者"在成长过程中只是学会了如何隐藏自己的孤独症特质，在评估中让自己不再符合孤独症的诊断标准。格林伯格认为"孤独症的特质就好像是计算机的硬件，不是软件，不能改变"。

格林伯格的推测也确实有道理。费因研究组对这些获得最佳干预效果的个体进行语言训练，使用图像方法，观察他们大脑活动的变化，发现这些"成功者"的大脑语言区的活动规律更接近没有"摘帽"的孤独症人士，而不是没有孤独症的群体。当然，大脑图像与孤独症的关系目前还不清楚，对这个结论更多还是猜测。

同时，获得最佳干预效果的孩子仍然存在一些影响他们社交能力的非孤独症特质，比如，焦虑、抑郁和冲动性行为。在洛德的报道中，也有类似的结论。

　　舒尔曼进一步对这些问题进行了量化。在她的 38 名获得"最佳干预效果"的孩子中，68%（26 名）的孩子被诊断有语言和学习障碍；49%（19 名）的孩子则有外化行为问题，包括注意缺陷多动障碍（ADHD）、对立违抗性障碍、破坏性行为障碍；24%（9 名）的孩子有内化行为问题，包括情绪障碍、焦虑症、强迫症和选择性缄默症；5%（2 名）的孩子有严重的精神健康问题（精神失常）。只有 8%，即 3 名孩子没有任何其他的诊断。

　　因而，在舒尔曼看来，尽管这些孩子已经成功走出孤独症，有最佳干预效果，但他们仍需要持续的特殊教育支持和关注，特别是他们可能出现其他精神障碍。

　　每一个个体都是独特的，每个人都有自己的天花板。家庭、学校和社会要客观地看待"摘帽"的可能性。对于孤独症儿童的成功干预，每个人都有不同的定义，接受孩子，教育孩子接受自己、自理自立，才应该是我们真正追求的目标。

第五章　始于希望，总是失望

"为了治愈孤独症孩子，你愿意走多远？"

周末的早晨，你睁开眼睛，看见一缕阳光，本来可以暂时不去想工作的事情，但还是不自觉地想起了一个失败的项目。这已经不知道是第多少次了，再这么下去，即使不被公司炒鱿鱼，自己也要崩溃了。

就在这个时候，好友打来电话要你陪着去听一个讲座，说是美国的资深科学家讲国外最先进的治疗方法，这种方法对孤独症的治愈率高达80%。朋友好不容易抢到两张高价票，想请你这个理工女一起听听，回来好帮忙判断与把握内容的科学性。这真是个振奋人心的消息！接你的车很快就来了，你刷牙洗脸，妆也来不及化，就匆匆赶去了会场。

司机很给力，你们提前5分钟到了。这是一个很高端的报告厅，里面乌泱泱的全是人。人们都充满了热切和希望的眼神，交流着之前听来的用这个方法治愈的案例。

一天的讲座，由美国资深科学家来讲。哇，幻灯片真的太漂亮了，看起来非常专业。讲座也很精彩，三羧酸循环、卡尔文循环……好专业的术语，难怪朋友邀请你一起来。但是，不少生物学名词你好像也是第一次听说。还有一个让你摸不着头脑的地方是要调节儿童的莽草酸代谢途径——人体怎么会有莽草酸代谢途径，那不是植物和微生物才有的吗？

科学家继续分享孤独症治疗方法的科学证据。提到他在《美国科学院院报》上发表的论文。在提到治愈率高达 90% 时，报告厅里响起一阵热烈的掌声。不过那个杂志好像不太靠谱啊，是那种不看论文质量、交钱就能发、不经过同行评议的杂志，在这种杂志上发文章无异于欺世盗名，这可是真正做科研的人的大忌——难道美国资深科学家会相信这样的科研论文吗？

休息的时候，你小声地向朋友嘀咕着心中的疑虑，朋友忙着和大家热烈地讨论，没有时间理你。旁边一位妈妈白了你一眼说，人家可是美国来的资深科学家，而且讲了那么多的科学依据！你还不死心，又提到了这个方法可能存在的问题，朋友显得不耐烦，趁着午休的时候说，下午是国内大学特殊教育系教授和著名医院的医生分享，自己能对付，就不耽误你的时间了。

是哦，美国资深科学家、国内著名教授，那都是你仰望的人物，他们会不尊重科学吗？你从朋友的眼神里看出她对你的不信任。

你无法理解那些全新的概念、似是而非的理论和真真假假的科学证据。你好像只能怀疑自己：这不是你的领域，孤独症实在太复杂了，你并不了解。

依赖科学证据诞生的神奇疗法，正在成为孤独症领域的普遍现象。当这些神奇的疗法出现在家长面前的时候，就有个灵魂之问："为了治愈孤独症孩子，你愿意走多远？"

RDI：是成功的方法还是成功的营销?

在谈论孤独症儿童的教育方案时，人们总是强调要使用有效性得到证实的方法。没有科学证据的方法，不仅其效果具有不可知性，还可能耽误孩子的时间、增加家庭的负担。以 ABA 为基础的教育方法的科学证据，近年来却因为不能完美符合现代循证医学的标准而不断被质疑。相反，有些方法可能只有几十年的历史，其科学证据也只是几个甚至一个研究小组发表过的几篇论文，但这些方法却能宣称自己有科学证据，甚至以此反对以 ABA 为基础的教育方法。

人际关系发展干预（Relationship Development Intervention，RDI）就是这样的一个方法：所有的理念、技术和技巧都来自创始人，有少量的几篇研究论文，而论文的作者看似不少，却是几个人的不同组合。RDI 所有相关书籍的作者都只有创始人自己。但是，从业者却宣称 RDI 是有科学证据的方法——虽然在美国从来没有被主流的医疗保险和学校系统承认。孤独症儿童的家长、认证行为分析师（BCBA）、美国康涅狄格州发育里程碑行为服务公司（Milestones Behavior Service）的发起人和首席执行官苏珊娜·莱托索（Suzanne Letso）在评论 RDI 时写道："RDI，是成功的干预方法还是成功的营销策略？"

RDI 的概念

RDI 是美国得克萨斯州心理学博士史蒂文·古茨坦（Steven Gutstein）和他的妻子拉凯尔·席利（Rachelle Sheely）博士发展起来的。1995 年他们成立了名为"连接中心"的营利性质的公司（RDI-Connect，简称"RDI 连接公司"），为孤独症儿童提供家庭教育服务。之后，他们又成立了一家名为"人际关系发展研究所（Relationship Development Research Institute）"的非营利性公司，进行 RDI 与孤独症方面的科研。经过努力，古茨坦博士在 2000 年形成了一套 RDI 体系。2023 年 8 月，网络上可以查到 RDI 的网址，但是查不到这家非营利公司的信息。史蒂文·古茨坦夫妇发表的科研文章的署名也是营利性公司的名字，而不是那一家非营利性公司。

古茨坦博士等人 2007 年发表在《孤独症》杂志上的文章是这么描述 RDI 的："RDI 是一个以父母干预为主导的认知发展模式。经过训练后，父母在日常生活中给孩子提供机会，让孩子们在动态的系统中顺利地发育成长。"维基百科的解释是，RDI 是基于古茨坦博士的研究成果发展而来，其主要成果即"动态智力是提高孤独症个体的生活质量最关键的因素"，RDI 的目标是系统地提高个体的社交动机和能力。苏珊娜·莱托索根据古茨坦博士的一段视频进行总结，RDI 的基本假设是孤独症人士普遍缺少在动态系统的发展，缺乏在复杂的动态系统中的交流动机，习惯于静态地生活。

虽然古茨坦博士也写了几本书，但更多的是介绍概念。RDI 的方法和技巧都需要 RDI 顾问去 RDI 连接公司接受培训才能掌握——当然，这也不是我们的重点，不属于本文的讨论范畴。

有证据表明RDI 的有效性吗？

古茨坦博士对孤独症的定义与 DSM 的标准是有区别的。在 DSM-5 的定义中，孤独症有两个核心障碍：社交交流障碍和狭隘的兴趣与重复刻板的行为 / 思维方式，由核心障碍可能产生一些问题行为。RDI 基本上只强调孤独症的社交交流障碍，其干预的基础和干预的方法主要集中于个体的社交行为，而将其他的语言发展不足、行为管理失常和刻板行为归结为孤独症人士的共同障碍。他们认为，随着干预过程的深入，那些共同障碍就会消失。当然，古茨坦博士没有发表任何文章证明共同障碍会自动消失。孤独症儿童的家长或者教师们都有这样的经验，孤独症儿童由于社交交流障碍产生的问题行为，如果不进行行为管理，只是等待其自行消失，时间会非常漫长，而且问题行为可能会越来越严重。在使用 RDI 进行干预时，许多家长都会对孩子的问题行为不知所措，这也是许多家长在尝试 RDI 之后就中途放弃的原因。

当然，说 RDI 完全没有科学证据也不是非常准确。2007 年，古茨坦博士在《孤独症》杂志上发表了一篇科研文章，报道了 16 名儿童接受 RDI 干预后的效果。文章显示，这些孩子和家庭经过平均 41.5 个月的 RDI 干预后，取得了很大的进步。2013 年冬天，位于美国波士顿的剑桥行为研究中心的汤姆·赞恩博士（Tom Zane）检索之后，表明这是唯一一篇关于 RDI 的科研文章。2019 年，美国威斯康星州卫生部发布的孤独症儿童干预指导意见书中显示还有一篇 2016 年的论文，发表在《异常儿童心理学杂志》（*Journal of Abnormal Child Psychology*）上，但是，该意见书指出，这篇论文仅仅是使用了 RDI 的概念评估个体的孤独症程度与依恋关系，而不是评估 RDI 的有效性，因而不能作为评估 RDI 有效性的依据。美国威斯康星州卫生部从 2011 年开始发布官方的针对孤独症儿童教育方法的有效性评估结果，RDI 也因为 2007 年的论文进入了该评估中，但是从 2013 年到现在，RDI 的有效性一直被评为 4 级（最高 1 级，最低 5 级），即有效性的证据不足。

一般来说，科研文章的有效性需要的不仅仅是某一个证据，而是独立的研究小组的单独试验证据。从这点来说，RDI 的有效性验证并不符合一般的科研方法。而且，这唯一的一篇文章，作者在试验设计上也有许多值得商榷的地方，其客观性和有效性都值得怀疑。

在这个试验中，完全没有对照组，只是这 16 名儿童的前后状况对比，因此，无法肯定孩子的进步就是接受 RDI 的结果。经过 3 年多的时间，孩子的进步可能来自本身的成长或者用其他教育方法干预的结果。

这篇文章指出，被选中的 16 名儿童，智商在 70~118。根据当时美国孤独症诊断标准 DSM-IV，5 名儿童被诊断有孤独症，7 名有阿斯伯格综合征，4 名有非特异性广泛性发育障碍。更重要的是，这些孩子在他们所处的环境中，都没有出现问题行为，接受 RDI 后有 50% 的孩子不再符合孤独症的诊断标准。研究中要求挑选符合条件的受试者，但这些孩子是怎么被精挑细选出来的，文章中语焉不详。

研究中，孤独症孩子的评估标准值得商榷。作者首先使用孤独症儿童诊断的两个金标准 ADOS/ADI-R 对儿童的孤独症进行评估。但是，文章中只选取了 13 个他们认为关键的项目进行评估。这样的评估使孩子缺乏完整的诊断，那 50% 有效率的真实性也很难让人相信。同时，在评估孩子适应性能力的时候，研究者只是通过家长访谈掌握相关信息，没有亲自确认。文章声称他们设计了十个问题，通过与父母的问答评估孩子的适应性能力是否增强，却没有写明到底是哪十个问题，这让外界无法评估其有效性。尽管这种评估方式也是这类研究的通病，但是如此随意阉割评估标准，还是超出了大部分研究的预设。另外，为保证结果的客观性，一般这种类型的研究，干预小组和评估小组是分开的，但这篇文章没有提供任何这方面的信息，而给人明显的感觉是干预和评估在同一个小组进行。

科研文章的被引用率往往代表文章的水准。截至 2023 年 8 月，通过检索发现，这篇文章有各类引用共 242 次。但是，应该注意到，达到这个引用率基于两个原因：①关于 RDI 的科研文章，迄今为止只有这么一篇，所以大家写文章，只要提到 RDI，就只能引用它；②在引用它的文章中，很多都是评估各种干预方法有效性的综述文章，而介绍 RDI 方法的文章中仅有这一篇涉及有效性，综述文章在评估 RDI 方法时就只能引用这一篇，从而提高了其被引用率。

RDI 曾经的辉煌和当今的式微

在孤独症儿童教育领域，以 ABA 为基础的教育方法被认为是基于行为主义学派，而 RDI 被认为是基于发展主义学派。在这个所谓的行为学派和发展学派的争论中，ABA 和 RDI 曾经就像两个明争暗斗的对手，一度呈现有你无我的态势。

霍华德庄园（Howard Park）是美国密苏里州的一所专门针对特殊儿童的学校。这所成立于 1971 年的私立学校，是为了给当时不被公立学校接纳的特殊儿童提供教育机会。美国虽然在 1975 年通过了残障儿童教育法案，保证特殊儿童不被排斥在公立教育之外，但由于这所学校高尚的教育理念，生源一直非常好。随着被诊断有孤独症的儿童增多，学校也投入大量的人力、物力帮助孤独症儿童成长。2004 年，他们引进了两个 RDI 顾问，专门成立 RDI 教室，甚至在高峰时期，对整整两个班级的学生使用 RDI 教学。2011 年，他们建立了第一间以 ABA 为基础的融合教室，然后，RDI 教室被减为一个，最终，在 2014 年，RDI 教室都被停用，RDI 完全被从学校"请出去"了。对此情景，一位专门施以 RDI 的治疗师曾经抱怨说，家长们都没有耐心，短期内看不到明显效果就放弃了；RDI 的费用医疗保险不能覆盖，家长不愿意自费，造成生源严重不足，RDI 教室就只好被关掉了。最后，她不忘加一句，"太可惜了（It is a shame）"。虽然个中原因无从探究，但事实就是这个坚持了 7 年的以 RDI 为主流干预方式的学校，最后放弃了 RDI。在"RDI 连接"的网站上，目前已经查不到在密苏里州有 RDI 顾问了。

据加拿大马尼托巴省的一个相关网站介绍，RDI 共有 200 多名顾问。RDI 自己的网站显示 RDI 顾问已经遍布全球 31 个国家，美国本土目前包括创始人夫妇在内共有 39 名顾问，在很多国家，比如德国、法国、俄罗斯、日本等都只有 1~2 个顾问。澳大利亚的顾问比较多，曾经有 29 名，但是在 RDI 的网站上，目前显示只有 13 名。当前，RDI 顾问人数较多且增长较快的是在东亚和东南亚地区，特别是中国和新加坡——也许未来的某一天，RDI 的中心将不在美国的得克萨斯州，而是在东南亚地区。

RDI 的运作模式

迄今为止，没有令人信服的证据证明 RDI 是种有效的孤独症儿童教育方法，但它有属于自己的辉煌。回到苏珊娜·莱托索的问题，"RDI，是成功的干预方法还是成功的营销策略？"不管是不是营销策略，RDI 确实有其独特的运作模式。

首先是独特的资源掌控模式。基本上，RDI 的资源完全由古茨坦夫妇的营利性公司"RDI 连接"控制，所有的研究也基本上是由少数几个人进行。亚马逊网站上曾经至少有 6 本 RDI 的相关书籍，这些书的作者大多是古茨坦博士本人。然而，根据网上的讨论和亚马逊网站上的相关留言，可知阅读这些书籍还是有一定难度的，书中都是各种引人入胜的理念，可是看完后，还是不知道 RDI 应该怎么做。其中一个留言是这么说的，"或许是我理解力太差了。我看到的 RDI 书籍里，充满着一些非常具有诱惑力的词汇，比如引导性参与、框架系统、情感分享、变化、共同调节、共同辅助等，但是书中对这些词汇没有明确的定义和制定标准"。这个可能是许多家长在读 RDI 资料时感到困惑的地方。怎么样才叫共同调节，怎么样才是好的共同辅助……当家长带着这些问题去请教 RDI 顾问时，得到的回复经常是"等你看见了，你就会明白"——只有交钱，才能看见。

RDI 连接公司独特的运作模式还体现在其收费模式上——他们同时收取 RDI 顾问和参与 RDI 干预的家庭的钱。首先，该公司要求有志于成为 RDI 顾问的人必须参加公司自主提供的培训，而且每年还需要更新知识。孤独症孩子的家庭一方面要付给 RDI 顾问指导费，还需要另外付给 RDI 连接公司作为信息提供方的费用。其他还有诸如启动费、评估费和家长培训费等。据密尔沃基地区的 RDI 服务机构提供的信息，2016 年，接受服务的每个家庭第一年可能要付 7 000 美元，第二年到第四年共付约 40 000 美元，之后会便宜一点，每年 3 500 美元。东南亚地区的有些 RDI 顾问在接受最初的培训之后就改头换面，与 RDI 连接公司脱离关系，这样改头换面的操作方式确实能降低家庭的费用，只是不符合 RDI 公司的政策。

除了方式方法，RDI 的科学证据问题也一直存在。古茨坦在 2007 年的文章里，曾经宣称有一篇内容更加详尽的文章正在发表中，坊间也流传着各种要发表的版本。然而，直到 2023 年这篇文章还是杳无消息。加拿大一个网站的博客讨论中，有人发言，古茨坦宣称因为 ABA 从业者总是对他的文章断章取义并窃取他的方法，他不再发表文章了。2023 年，也有论文表明，有少量的行为分析师在家长的要求下确实会用到 RDI，只是怎么用的并不清楚。要说 ABA 从业者窃取 RDI 的方法，可能过于夸张。自 ABA 应用于孤独症教育以来，有无数的个案技巧研究，同时，ABA 的各个流派发展了多种多样的方法，涵盖孤独症儿童教育的各个领域。而 RDI 短短二十几年的发展历史，所有的方法技巧基本上都是由古茨坦夫妇两人发展起来的。科学之所以成为科学，是需要不同研究者之间相互引用、相互验证的。任何一个天才，无论提出了多么伟大的理论都需要被验证，爱因斯坦也不例外。如果你自己不去验证，又不让别人去验证，那么理论就只能永远是假设，成为不了理论体系。

RDI 连接公司这种对资源的完全把控和神秘感的保持，是一种有效的运作模式。不管是 RDI 顾问还是孤独症家庭，都只能从古茨坦夫妇的公司中获取信息，这样做显然更多的是出于商业考虑。

正如前文那位加拿大博主指出的，"我相信，古茨坦博士做这个（不发表文章）决定后，经济上一定很成功。我想，我也不能因此而说他的坏话。但是，我真的希望，他会有更多的兴趣帮助孤独症孩子，而不是对赚钱更感兴趣"。

RDI 的未来

就像前文所说，RDI 对孤独症的定义有别于 DSM 的各种版本。在 2016 年的时候，RDI 连接公司甚至开过一个线上研讨会，声称要重新定义孤独症（尽管该研讨会的详情已经删了，但是其信息还可以在网站搜索到）。他们主要强调孤独症的"社交交流"这一个核心障碍，而忽略重复刻板的行为和思维方式以及认知和问题行为都是共同存在的障碍，他们认为只要解决了社交交流障碍，其他障碍就会迎刃而解。也正因为此，RDI 向来以 ABA 的对立面而存在，在网站上声明自己不是行为治疗，不教孩子具体技能，而是帮助他们建立人际关系。

在 2023 年的一篇 RDI 文章中有个例子。在孤独症孩子出现问题行为时，如果给孩子一个视觉提示，周五可以去游泳，试图消除孩子的问题行为；可是周五下雨，孩子不能游泳，那么这个视觉提示就失败了。据此，RDI 顾问认为，像这种静态的行为干预方式是失败的，需要鼓励孩子像家长一样，掌握动态的思维方式——世界是变化的，周五的天气无法预判。当然，文章是用这个例子批判 ABA 方法采用的视觉提示策略是静态的，没有效果。然而，文章试图用这个例子证明行为干预的失败同样也是失败的。因为文章中描述的这个方法是 ABA 实践者反对的通过贿赂消除孤独症人士问题行为的方法。当然，文章最后也没有告诉大家，RDI 如何在动态中干预孩子的问题行为。

由于 RDI 的有效性一直缺乏直接证据，于是，2023 年，RDI 从业者们修改了其有效性的评估标准。在 2007 年，古茨坦等人发表的第一篇也是唯一一篇 RDI 效果的论文中，还使用 ADOS/ARI 的缩减版评估孤独症儿童的进步。2023 年，杰茜卡·霍布森（Jessica Hobson）等人发表了一篇临床试验的论文。在这篇文章中，作者一开始使用 ADOS 评估儿童的孤独症程度，在经过 RDI 主导的干预后，重新评估时不再评估儿童的孤独症程度，而是评估孤独症儿童"引导式参与关系（Guided Participation Relationship）"程度。文章将父母与孩子的关系比喻成师傅和学徒之间的关系，但是家长（师傅）的水平可能不够，需要 RDI 顾问的引导，才能更好地与孩子互动。虽然不知道该研究是否符合双盲设计，但是至少第一次采取了对照试验，试验结果表明经过 RDI 干预后的孩子与父母之间的互动增加了。

翻看古茨坦博士 2007 年的论文以及他的其他著作，从来没有提及"引导式参与关系"的概念。网上有人指出，按照这种提法，RDI 就不仅仅用于孤独症儿童的教育了，而是适用于更多人群。不知道这个新提法是不是代表着 RDI 将修改自己的目标干预人群，借此进入更大的育儿领域。

RDI 的这种改变还体现在 2023 年发表的另一篇文章中。这篇由澳大利亚作者发表的文章邀请了 17 位在澳大利亚生活的 RDI 顾问参与，最后 11 位回答了研究者的一系列问题，包括作为 RDI 顾问感受到的职业挑战，孤独症孩子接受 RDI 之后的变化等。由于是自问自答，所以这篇访谈式的文章更像一篇广告软文，试图将 RDI 的目标干预人群扩大到更多的儿童。同时，这篇文章也一改 RDI 一直以来标榜自己能够治愈孤独症孩子的说法，转而指责家长很悲观，不接纳孩子，总想着要治愈孩子，改变孩子的行为等。这与极端神经多样性人士在反对 ABA、指责 ABA 从业人员和孤独症儿童家长时的说法一模一样。如果科学的干预方法被极端神经多样性人士围剿，那些批评科学干预方法的其他方法就可能取而代之。

不知道 RDI 这种新的改变，是一种新的干预思路还是另外一种营销手段。

生物疗法：绝望中抓不住的稻草

抓狂的库曼先生

2009 年，美国芝加哥的詹姆斯·库曼（James Coman）先生愤怒到了极点。过去的五年间，两位医生给他 7 岁的儿子进行了多种治疗：① 长期禁食；②补充 30 多种维生素和各种蛋白酶；③服用 2 种抗真菌的药物；④服用 1 种荷尔蒙抑制剂；⑤ 进行多次高压氧舱的治疗；⑥ 37 次螯合治疗。而最让他抓狂的是最后一次螯合治疗，孩子前前后后共服用了 4 种螯合剂。

这一切都源于儿子不到 2 岁时得到的孤独症诊断。妻子每天像打鸡血一样，寻医问药，发誓要治好儿子的孤独症。最后，她找到了一位和自己在一个州的医生安茹姆·乌斯曼（Anjum Usman）和远在佛罗里达的丹尼尔·罗西尼奥尔（Daniel Rossignol），他们是使用 DAN!① 方法治疗孤独症的明星医生。他们如雷贯耳的名字令人无法质疑；看病方便，特别是罗西尼奥尔医生，不必驱车十几个小时，仅仅通过电话咨询，再进行各种测试就可以。在两位知名医生的关照下，孩子先被诊断为体内多种金属含量过高，包括金属铝、锑、砷、镉、铜、铅、镍、银、钛、硒等。令库曼先生困惑的是，孩子从 2 岁开始，根本没有机会接触含这些重金属的环境，体内这些金属的含量怎么可能超高呢？当然，这都是基于专家推荐的测试。在这个过程中，孩子喝了一些不知名的生物制剂，然后将其尿液送去测试。但是，生物制剂是什么？测试的标准是什么？金属在什么浓度下属于超标？并不清楚，因为连世界卫生组织也没

---

① DAN!：“现在就打败孤独症”（Defeat Autism Now !）的简称。

有公布过公认的太高或者太低的标准。

为了排出体内这些有毒的重金属，医生开出了各种螯合剂，给孩子进行螯合治疗。所谓螯合治疗，就是给孩子服用一些对金属离子有极度亲和力的化学物质，这些化学物质能够结合体内各种组织器官中的重金属离子并通过尿液排出体外（其实测试的时候，就是经历了这个过程）。美国食品药品监督管理局认证的螯合治疗仅针对严重的铅中毒以及过量的铁中毒的情况，其副作用包括造成高血压、心率异常、低血钙（低血钙会造成患者步态不协调、全身无力、头痛等症状，易诱发手脚抽筋、癫痫、佝偻，严重的可能诱发心律失常，甚至心脏停止跳动）等。

2006 年，康奈尔大学的芭芭拉·施特鲁普教授（Barbara Strupp）的研究表明，给小鼠服用市场上用来治疗孤独症的螯合剂，会造成小鼠情绪暴躁、脑损伤、认知能力永久性降低。2008 年，出于安全的考虑，美国卫生部精神卫生研究所叫停一项对孤独症进行螯合疗法的临床试验。2013 年，多所大学的研究者在《孤独症研究》杂志上发表的文章指出，所谓的螯合治疗对孤独症儿童没有效果。

2005 年，一个 5 岁英国男孩的家长漂洋过海，找到美国宾夕法尼亚州的罗伊·克瑞（Roy Kerry）医生，要求给孩子进行螯合治疗。在第三个治疗过程中，孩子死了。尸检报告指出，孩子死亡的原因是低血钙造成的脑损伤和心脏受损，低血钙是螯合疗法最大的一个副作用。其实这个副作用非常好理解：螯合剂能结合金属，而钙以及其他体内的重要金属也能被螯合剂所螯合。儿童需要补钙，而钙流失会造成严重后果。

一番调查后，克瑞医生没有狡辩，于 2008 年乖乖地"交出"了行医执照。

库曼先生的儿子是幸运的，经过 37 次螯合治疗，似乎没有经历低血钙（至少报道中没有说），但是，医生仍不断地给出新的诊断：钙和锌离子失衡，真菌感染，肠道菌群失衡。

值得注意的是，库曼先生的儿子一开始诊断时硒是过高的，但医生后来给孩子开出了硒补充剂，还有各种矿物饮料，矿物饮料应该是富含各种金属的。这些自相矛盾的治疗并没有让库曼太太感到有什么不对的——专家嘛，总是要相信的。

库曼先生的质疑引发了家庭危机。由于无法说服妻子放弃无休止的尝试，他向法院递交了离婚申请，并一纸状书，将两位医生告上了伊利诺伊州当地的法庭。库曼先生赢了离婚官司，获得了儿子的抚养权，但他最后主动撤诉，案子不了了之。

密歇根州韦恩州立大学教授、外科医生大卫·戈斯基（David Gorski）在 2010 年指出，库曼先生的律师的水平实在不高。两个官司同时打，让法庭认为库曼先生状告医生的目的仅仅是为了赢得离婚官司。如果单独状告医生非法行医，说不定也能拯救儿子，还不用离婚。

戈斯基教授是位坚定的另类疗法反对者。如果是在 2023 年，他的建议是十分正确的，但这个官司发生在 2009 年，彼时库曼先生能否胜诉还无从知晓。正如美国 ABC 的报道指出，当时全美有很多关于孤独症的诉讼案件，都是家长状告政府和医药公司，认为医药公司的疫苗毒害了他们的孩子，让他们的孩子有了孤独症，为了拯救被疫苗毒害的孩子，必须进行螯合疗法。库曼先生却反其道而行之，认为螯合疗法伤害了他的孩子，岂不是冒天下之大不韪。所以，他能够勇敢地提起诉讼已经是开先河了。更何况，他要告的是该领域的两位专家级医生。他们不仅有医生执照，还有更著名的身份——DAN! 医生。2009 年，DAN! 医生在美国很有名，很多家长为了治愈孩子，像追星一样，把 DAN! 医生追成了明星，而这两位又算其中的顶流。

从DAN!医生到MAPS医生

有人说 DAN! 医生是昙花一现，这有点夸张了。虽然 DAN! 方法不被主流医学所认可，也不被医疗保险覆盖，并且因为没有科学证据而不断受到批评，但孤独症研究院（Autism Research Institute, ARI）从 2005 年推出 DAN! 方法并开始注册 DAN! 医生，到 2011 年才停止 DAN! 医生注册，DAN! 医生实实在在地存在了 6 年。甚至到了 2023 年，依然有不少人打着 DAN! 医生的名义，要继续治愈孤独症。

DAN! 的概念其实起源于 20 世纪 60 年代。那个时候，著名的孤独症儿童爸爸，伯纳德·瑞慕兰博士坚定地认为，孤独症有其生物学基础，不是由冷漠的妈妈造成的，从而成为第一个站出来挑战当时流行的孤独症"冰箱妈妈"假设的人。1964 年，他和一位孤独症儿童妈妈露丝·苏利文发起并成立了美国孤独症协会。但是，两人的孤独症理念大相径庭。瑞慕兰坚持要找到方法治愈孤独症，而苏利文则坚持要给予孤独症人士更多的支持和帮助。两人最后分道扬镳，苏利文成为 ASA 的第二任会长，而瑞慕兰回到他的家乡圣地亚哥，创立了 ARI。

瑞慕兰认为孤独症是各种因素综合造成的，包括免疫力低下、疫苗或者其他环境毒素、某些食品。这些概念对"冰箱妈妈"假设有致命的打击，但让瑞慕兰走上了一条追求另类疗法、试图治愈孤独症的道路。

2005 年，ARI 终于推出 DAN! 治愈孤独症方案。库曼先生的儿子接受的治疗方案就是根据这个方案制订的。这个方案做起来虽然折腾孩子，却很简单。任何人经过 13 个小时的培训都能成为 DAN! 医生，他们可以指导家长给孩子禁食，只要将螯合剂、维生素补充剂和高压氧舱一股脑儿地卖给家长就好了。

美国反伪科学、反另类医学的两位学者，知名医学打假网站

Quackwatch 创始人、精神病学家斯蒂芬·巴雷特（Stephen Barrett）和外科医生、韦恩州立大学教授大卫·戈斯基，最早出来反对 DAN!。

在各方的反对下，ARI 在 2011 年宣布终止 DAN! 方案。以此为契机，一些 DAN! 医生也受到了相应的惩罚。比如，将化学阉割剂和螯合剂结合使用的马克和大卫·盖尔父子曾经在全美几乎每个州都开了诊所，但从 2012 年开始，他们被禁止在各地推广他们的孤独症治疗方法，随后还因非法行医被逮捕入狱 4 年。

帕特里夏·卡拉汉（Patricia Callahan）是两界普利策新闻奖的得主。作为调查记者，她从 2009 年到 2014 年，一直跟踪报道库曼先生的诉讼案件以及孤独症的螯合疗法。据她报道，2014 年，伊利诺伊州对乌尔曼医生展开了调查，发现乌尔曼医生还推销她的高压氧舱，让一个家庭花费 2.7 万美元买她的高压氧舱设备。最后伊利诺伊州金融与行业管理厅裁定，吊销她的医生执照 1 年，她需要再去医学院进修，而且每个季度必须向伊利诺伊州金融与行业管理厅报告她接诊的 10 位患者的医疗信息以接受审核，同时罚款 1 万美元。库曼先生的律师这时候也宣称，说要重新启动诉讼案件。

但是，正如费城儿童医院的首席传染病专家、《孤独症的荒谬预言》（*Autism's False Prophets*）一书的作者鲍尔·奥菲特（Paul Offit）指出的，"我不认为这些案件的宣判对孤独症另类治疗有任何负面影响。治愈孤独症有巨大的市场需求，而且'治愈'两个字对焦虑的家长特别有吸引力"。

有"孜孜以求"的家长，就有铤而走险的神医；反过来，有铤而走险的神医，也催生了"孜孜以求"的家长。所以，虽然 ARI 取消了 DAN! 方案，但是 DAN! 医生依然存在。当然，DAN！医生也有改头换面的。库曼先生诉讼案中的罗西尼奥尔医生就转而成立了所谓的

"儿科特殊需求医学院"（Medical Academy of Pediatric Special Needs，MAPS），很多 DAN! 医生摇身变成了 MAPS 医生，继续推销另类的孤独症疗法。

DAN! 医生、MAPS 医生，都是假借医生的名头行事。你如果认为他们都是医生，就错了。据由孤独症谱系人士创立的"青衫 Aspie"公众号报道，曾经被引进国内的 MAPS 医生——卢米纳拉·塞尔达（Luminara Serdar），只有本科学历、工商管理硕士学位和营养师执照，没有任何证据证明她接受过医学训练，以及特殊教育或任何与孤独症相关的训练。她提供的治疗服务也不被任何医疗保险覆盖，而没有医疗保险覆盖的治疗服务在美国基本上被认为是没有科学依据的方法。但这位名为"塞尔达"的医生却像神医一样，能对 20 多种症状进行治疗。

盗亦有道

孩子被诊断有孤独症后，正是家长彷徨无助的时候，如果有一个医生或者自称为医生的人，能够静静地听你的诉说，了解你的担心和忧虑；如果他还能够花点时间，帮你规划一下孩子接下来应该做什么才能被治愈，年轻的家长们一定会像看见救命稻草一样，紧紧地抓住不放。一位叫丽莎的女士总结 MAPS 医生提供的最重要的帮助是愿意花时间倾听，这对刚刚得到诊断结果的家长来说弥足珍贵，毕竟不是所有医生都有时间和精力详细解释孤独症是什么，告诉家长应该怎么做。

还有一点非常"难能可贵"的是，如果一个专家不认同 DAN! 或者 MAPS 医生的理念，不去参与他们的活动，DAN! 或者 MAPS 医生也会特别排斥他。

一般来说，正规的或者不正规的所谓学术交流大会，总是各色人等都有。如果相互认同，就好好交流（吹捧）一下。如果彼此不认同，也不会互相争论，充其量自认清高地说，自己只讲自己的东西，和与会其他人的内容背景无关。要是能遇见媒体采访，那简直就是天上掉馅饼，正好可以借此来提高自己的知名度。

DAN! 或者 MAPS 医生和家长们每年都会互相交流，但他们在开会前，会在网站上特别声明，"我们有权利，根据我们自己的判断，拒绝任何人的注册资格。我们更有权利，如果我们认为谁影响到了会议进行，就会驱逐任何人出会场"。这基本上是说，如果你认同我们，我们欢迎，如果不认同，请离开。

DAN! 或者 MAPS 医生的交流大会，也不太欢迎媒体人或者自媒体人参加，如果进去了，可能会被驱逐出会场。安娜·默兰（Anna Merlan）是 G/O 传媒的资深记者，根据她的报道，他们的交流大会分别在 2008 年和 2011 年，驱逐孤独症儿童的父亲肯·赖伯（Ken Reibel）；2009 年，驱逐芝加哥太阳报的记者崔娜·齐奥德罗斯（Trine Tsouderos）；2010 年，驱逐纪录片制片人拉斯·乌尔伯格（Lars Ullberg）。而安娜自己，在 2019 年，也终于成功地被请出了会场。杰米·伯恩斯坦（Jamie Bernstein）毕业于芝加哥大学公共政策研究生院，同时也是公益组织 "Women Thinking Free Foundation（女性思想自由基金会）" 的副理事长。她在 2011 年参加会议时，与朋友一起被主办方用几乎可称之为暴力的方式驱逐出会场。

这样其实很好，他们让会议进行得很 "纯粹"。鱼目就是鱼目，珍珠就是珍珠，鱼目混珠的现象是不允许在这里发生的。大家互相不干涉，自己圈自己的粉，自己圈自己的地——不管什么靠谱和不靠谱的方法，总会有家长去追求的。

经颅磁刺激治疗技术：
至少现在还不是灵丹妙药

经颅磁刺激技术及其假设

经颅磁刺激技术听起来是一个挺高级的词汇，英语是 transcranial magnetic stimulation，简称 TMS。这个技术的基本假设是：在大脑的某个特定部位外加一个强磁场（可以由感应电流产生），而磁场（形象一点，就是磁力线）能够透过头部的皮肤和颅骨，通过电磁感应效应（就是高中物理课本中讲的法拉第电磁感应），刺激该部位的大脑皮质神经细胞，改变大脑的神经回路电流，改善大脑细胞间的联结，达到诊断和治疗大脑神经性疾病的目的。

由于不用打针吃药，TMS 被认为是一个非侵害性的对大脑的刺激治疗方法，其前景被许多人看好。自 1985 年英国谢菲尔德大学的巴克尔（Barker）等人在著名的《柳叶刀》杂志上发表文章以来，TMS 作为一个诊断和治疗的工具被研究并应用在多种疾病中，包括帕金森症、癫痫、精神分裂症、强迫症等。目前，TMS 作为治疗抑郁症的技术已经被美国食品药品监督管理局批准在临床使用，但是主要针对那些对吃药和心理咨询完全没有效果的抑郁症人士。

TMS在孤独症领域的应用假设

有理论认为，大脑中的神经元在面对外界的各种刺激时需要在兴奋与抑制两种状态之间达到平衡。过度的抑制造成抑郁症，过度的兴奋会造成孤独症和癫痫，而 TMS 可以修正兴奋和抑制之间的平衡。人们相信高频的 TMS 刺激会增加兴奋，而低频的刺激会激发抑制。

如果利用仪器检测这种刺激的变化（比如脑电图），那么就有可能发现大脑之间的区别，达到诊断的目的。如果重复性地刺激大脑，或许就能够改变大脑皮质对信息的处理，达到治疗的目的。

美国宾夕法尼亚大学费城分校的神经学家迈克尔·普拉特（Michael Platt）使用猴子作为模型研究 TMS 对大脑的作用，然而，到底是用低频还是高频刺激，到底刺激大脑的哪一个部分会有效，他得到的结果是矛盾的。尽管他对 TMS 很感兴趣，但他指出："事实情况是，我们对于 TMS 的作用机制还知之甚少。"

当前，TMS 用于孤独症的研究主要有三种形式：单脉冲 TMS、双脉冲 TMS 和重复性 TMS。其中单脉冲和双脉冲 TMS，主要用于提供诊断评估信息的研究；重复性的 TMS，主要用于治疗方面的研究。

尽管 TMS 作为孤独症的治疗方法还处于基础研究阶段（也有一些临床研究），然而，各种商业机构已经开始迫不及待地用 TMS 治疗孤独症，这使业界人士大为担忧。美国布朗大学的林赛·奥伯曼教授（Lindsey Oberman）同时也是罗德岛布拉德利医院的孤独症专家，她忧心忡忡地指出，在目前的情况下，如果治疗者对此知之不多，可能会让孤独症个体的情况更加糟糕。

鉴于业界的这些担忧，早在 2009 年，"TMS 安全委员会"就在《临床神经生理学杂志》上发布了安全规范。

在 2014 年和 2015 年的五月，即国际孤独症科研大会（IMFAR）召开前夕，奥伯曼等 TMS 治疗孤独症的专家都会聚在一起，召开一个小型的"TMS 用于孤独症治疗的共识会议"，大家互相交流科研进展、倡导合作。同时，对在临床科研中使用的 TMS 的方法、程序，以及各种参数进行规范，建立从业人员的行为准则共识。

TMS作为诊断孤独症的工具

不同的 TMS 已经被分别用来探测大脑皮质的兴奋性、抑制性控制和神经元可塑性，同时也被用于研究孤独症在神经生理学方面的问题。作为诊断工具的 TMS 包括单脉冲和双脉冲两种，主要用于孤独症生物标记信息的确定，从而达到诊断孤独症的目的。

2016 年，奥伯曼等人综述了 TMS 在孤独症领域的应用，发现在使用单脉冲 TMS 的研究中，有 6 个独立研究的结果重复性很差，也并没有看到孤独症人士与普通人之间的区别。数十个双脉冲 TMS 试验结果和单脉冲 TMS 的结果类似，重复性很差，迄今为止，临床意义都不大。因此，奥伯曼等人在综述中认为，根据现有的资料，TMS 在诊断上的研究成果仅仅部分能够用于孤独症人士大脑中兴奋 / 抑制的调节。综述综合了所有 TMS 相关文献的结论，最清楚表明的一点是，结果差异性巨大。这种差异性既表现在同一个研究之内，也表现在不同的研究小组之间。TMS 作为诊断孤独症的工具，还需要通过大量的研究，产生更加令人信服的数据做支撑。

TMS作为治疗孤独症的工具

根据文献所述，使用 TMS 技术刺激大脑的不同区域，能够改善孤独症人士的情绪稳定性、刻板行为、执行功能、运动能力、心智能力、语言能力和手眼协调能力等。

然而，奥伯曼等人在综述中总结到，在总共进行的十几个研究中，只有一个是双盲试验。即使那些不是双盲的试验，也并不总能产生预期的结果。2023 年，意大利的学者综述了 2018 年到 2022 年之间的研究，总共综述了 11 个研究报告（其中三项是来自中国三家医院的临床试验

报告 ① ）。尽管原有的报告中都认为 TMS 具有一定效果，但是，作者认为这些效果大多数是父母报道的结果，缺乏客观性。因而，该文作者认为，截至 2023 年的数据表明，TMS 对孤独症的治疗还处于早期阶段，目前没有临床价值。

在所有的临床试验中，只有澳大利亚的皮特·G. 恩蒂科特（Peter G. Enticott）教授使用了双盲试验设计。他用高频的 TMS 刺激大脑的背内侧前额叶皮质。这个区域被认为与心智能力有关，即读懂他人的情感和信念的能力。他们使用了 3 个社交能力评估量表，记录试验 1 个月后的数据。在对 28 名受试者（15 名试验者，13 名为对照组）进行治疗后，在其中一个量表的数据中，发现了受试者在统计学上的一点儿进步，而从其他两个量表的数据中完全看不出来有进步。结果看起来好像有点儿前景，但是，恩蒂科特教授自己却对结果非常沮丧。在接受谱系新闻网的采访时，他说："我们离 TMS 对孤独症治疗有效这个结论还差十万八千里。"

TMS的安全性考虑

尽管 TMS 被认为比较安全，但是公众对此一直存在担心，因为 TMS 最可能的副作用是引发癫痫。截至 2016 年 9 月的报道，在所有 TMS 试验探索中，有 16 位受试者出现癫痫发作，其他的情况还有昏厥和头痛等。2020 年又发生一次试验设计的失误，引发了一个受试者癫痫发作。令人不解的是，2023 年的一篇综述中指出，大部分临床试验都没有指出 TMS 的副作用，所以无法评估这种技术的安全性。在目前

① 一般来说，医院要提供的孤独症儿童的治疗服务必须要有临床的数据，但实际情况是，在临床数据还没有结论的情况下，有些医院即开始利用 TMS 治疗孤独症。

这种情况下，业界需要进行更多的临床试验，而不是收费服务。

尽管根据假设，TMS 有助于调节大脑兴奋和抑制之间的平衡，达到治疗孤独症的目的，但这种兴奋和抑制之间的不平衡，到底发生在大脑哪个区域，尚不清楚，有没有可能涉及多个大脑区域，也不得而知。如果 TMS 刺激了错误的大脑区域，可能达不到治疗目的，反倒会造成负面的结果。因而，在利用 TMS 作为诊断和评估工具时，研究人员必须全面系统地评估受试者的行为、认知能力并考虑可能产生的副作用，必须紧密跟踪其数据是否在安全范围内，清楚地知道在何时停止试验，必须有一套完备的应急措施。

我们也应该注意到，所有的受试者都是成年孤独症人士，而且往往是高功能、智力没有受损的阿斯伯格综合征人士。那么，对于那些程度较低、年龄很小的孩子，TMS 有什么副作用，目前还没有数据显示出来。正像奥伯曼教授等人指出的，儿童的大脑还处于发展期。人们越来越认识到，儿童的大脑与成年人的大脑相比有很大的不同，并不仅仅是比成年人的大脑小一号而已。因而，在 TMS 治疗孤独症试验中，研究成年人大脑得到的结果，不一定适用于儿童。

耶鲁大学医学院的詹姆斯·麦克帕特（James McPartland）教授在 2022 年 12 月 22 日发布的 TMS 研究的受试者招募中，唯一的要求是年龄在 18~70 岁的成年孤独症人士，儿童不可以。

在 2009 年发表的关于 TMS 安全规范的文章中，作者指出，TMS 诊断和治疗技术的负责人应该是 TMS 理论专家，并且知晓该技术的副作用。在治疗过程中还应该有医生坐诊，以防出现意外时，能对患者实施紧急抢救。

TMS临床研究中的三个著名事例

尽管各种科研结果都表明，目前 TMS 对孤独症治疗的有效性根本不明显，但是，与所有孤独症另类疗法一样，对 TMS 狂热的不是来自医学界的人，而是一些孤独症人士的见证分享。

罗比森和他的新书

2008 年，《看着我的眼睛》（*Look me in the eye*）的作者约翰·埃德·罗比森加入由奥伯曼教授和阿尔瓦罗·帕斯夸尔 - 莱昂内教授（Alvaro Pascual-Leone）领导的科研小组中，在波士顿的贝斯以色列女执事医疗中心（Beth Israel Deaconess）接受 TMS 治疗。据他在博客上的描述，在接受 TMS 治疗之前，他不能读懂别人的感情，比如，他完全能够接受太太的重度抑郁症，太太默默流泪的时候他也毫不在乎（他太太也完全接受他的孤独症，同时帮助他去了解别人的感情，所以他们成为天造地设的一对）。然而，TMS 的治疗让他更好地了解他人的感情，太太觉得自己对他没有用途了，所以他们离婚了。他在《纽约时报》上的博客文章标题是"一个实验性的治疗导致了我的婚姻破灭"。他的第四本书《点亮：大脑变化与情感觉醒的回忆录》（*Switched On: A Memoir of Brain Change and Emotional Awakening*）刚刚出版。在书中，他认为 TMS 让他更加理解这个世界的同时也给他带来了更多的烦恼。整本书中，他并没有太多提及 TMS 的治疗，更多的是谈他在认识世界后的烦恼，他希望人们接受孤独症谱系障碍人士，而不是接受治愈的孤独症谱系障碍人士。整本书主要是为了倡导孤独症作为神经多样性的一种存在。罗比森的故事对于他的书的销量肯定有好处，但是故事并没有提及 TMS 在孤独症治疗上的医学依据。

在接受《波士顿环球时报》采访时，负责治疗罗比森的医生、哈佛大学神经学教授帕斯夸尔·莱昂表达了自己的担心，他害怕家长们会过度解读罗比森的书，忽略书本身的意义，忽略 TMS 对孤独症人士特别是小龄孩子还没有医学依据，它甚至都没有任何临床试验上的佐证。

尼克和TMS基金会

2013 年，14 岁的明尼苏达小伙子尼克参加了奥伯曼教授的 TMS 治疗试验。在进行了一段时间的治疗后，研究人员的唯一发现是，给尼克展示各种眼神图片令其鉴别不同的情绪，他似乎更加有信心了一些。但是，对于尼克的妈妈金·泰勒（Kim Taylor）女士来说，她所看到的进步却是巨大的，"他和我说话时开始转头看我了，不总用脚尖走路了，而且，和我走在一起时也知道保持合适的距离了"。这个效果虽然只维持了几天，却已经足够让他们全身心地投入 TMS 治疗了。接下来的 10 个星期，尼克和爸爸就住在波士顿，接受每周 2 次的治疗。

据泰勒女士回忆，大概 4 个月后，尼克的孤独症症状神奇地消失了。奥伯曼教授并不完全同意这个结论，但拥有医学、金融背景的泰勒女士备受鼓舞，成立了一个非营利组织——Clearly Present，开始组织 TMS 年会，招聘志愿者，筹集资金支持对 TMS 的研究。她希望以此推动对 TMS 治疗孤独症的研究，让广大孤独症人士受益。我们不得不佩服泰勒女士的执着和爱心。

然而，令人意想不到且悲伤的是，2015 年，尼克被认为治疗好了的孤独症又重新回来了。他的重复性行为、强迫性障碍和社交障碍又回到了从前的状态。更加困难的是，尼克拒绝再接受治疗。泰勒女士接受采访时痛苦地说："我辛辛苦苦地推动 TMS 的发展，而我儿子的情形却越来越糟糕。"这个充满大爱的妈妈和她的基金会如今进退两难。在接受美国公共广播电台采访时，泰勒女士描述了自己面临的尴尬："我现在就好像光着膝盖在玻璃碎渣上爬行。"

　　我们既无法肯定也无法否定 TMS 到底是不是对尼克起到了作用。正如尼克的负责医生奥伯曼教授所说，TMS 对孤独症的治疗研究还处于早期阶段。对 TMS 感兴趣的个人应该成为志愿者参与临床试验，而不是接受商业机构的治疗。

最勤奋的卡萨诺瓦教授

　　曼努埃尔·卡萨诺瓦（Manuel Casanova），原美国肯塔基州路易斯维尔大学（现南卡罗来纳州大学格林维尔医学院）的神经生物学教授。他最著名的事迹大概是他对神经多样性的反对，他自己也一直孜孜不倦地寻找孤独症的治疗方法。自 2009 年起，卡萨诺瓦教授进行过至少 14 个 TMS 的临床治疗试验。极端神经多样性运动的一些人将他开展的对孤独症的治疗描述为种族屠杀。而他反驳道，坚持神经多样性运动的少数孤独症人士拒绝接受自己的社交困难，却试图代表整个孤独症群体，根据一些子虚乌有的证据，反对孤独症的治疗。有兴趣的人可以去看他的博客。

　　威尔·罗比森（Will Robeson）是一个 8 岁的男孩，在卡萨诺瓦教授的研究小组接受治疗。威尔一开始进行了 18 个星期、每星期 2 次的治疗，之后在接下来的几年里一直每隔一段时间都来接受治疗。现在已经 12 岁的威尔尽管还不能进行有意义的对话，但是，根据临床观察，威尔的过度兴奋和重复性的行为似乎有轻微改善。威尔的爷爷同样认为，TMS 能让他安静下来，"我觉得 TMS 有作用"。

　　可惜的是，由于技术原因，卡萨诺瓦教授的临床试验都与威尔的案例类似，没有对照组，都仅限于同一孤独症人士的前后数据对比。4 年了，威尔的状况让我们无法断定，到底是 TMS 还是年龄的增长，或者其他的干预让他有些进步。这种"我觉得"的进步，往往让家长舍本逐末，抛弃那些真正有科学证据的方法，把本来有限的时间、精力和金钱都用到这种"我觉得"有进步的治疗中。

根据奥伯曼教授在美国孤独症之声网站发表的个人博客显示，TMS的临床试验还在进行中，主要针对成年或者青少年孤独症人士。但是，她提醒大家，目前，TMS的结果都是一些初级的结论。媒体报道和网站的信息容易让家长过分乐观，以为TMS就是治疗孤独症的灵丹妙药。如果有家长希望自己的孩子参与TMS的临床试验，她希望家长们和科研人员都能够仔细考虑下面的问题（翻译自美国孤独症之声网站[①]）：

1. 什么是TMS治疗的合适剂量？

换句话说，就是每个疗程应该多久，要几个疗程，每个疗程间隔多久。TMS的磁场强度控制多大？根据患者的年龄和他们的其他精神情况，TMS的剂量应该怎么调节？

2. 我们应该在患者大脑的什么部位，用什么频率进行TMS刺激？

3. 我们希望患者的哪方面行为得到改善？

利用TMS刺激大脑的某个区域可能难以改善孤独症的所有症状。目前，TMS到底能够改善哪种症状还不清楚。

4. 谁适合做TMS治疗？

目前的研究基本上都集中在有交流能力的成年患者，但是，TMS对儿童的大脑发育可能有影响。需要进行更大型的涉及有语言和没有语言、成年人和儿童的临床试验，来发现TMS适用的孤独症亚型。

---

① 注：原文地址是 https://www.autismspeaks.org/blog/2016/03/25/transcranial-magnetic-stimulation-autism-evidence-benefit，翻译已得到授权。

5. 是否已经有双盲试验证明 TMS 有效？难道仅仅是一些似是而非的结论？

目前仅仅发表了一个双盲试验的结果（见前文介绍）。在其他的研究中，都无法判断 TMS 的效果。

6. 在研究之外做这种没有被证实（美国食品药品监督管理局没有批准）的治疗是否合适？

TMS 治疗孤独症肯定不会被医疗保险报销，但是无数的家庭和个人都在绝望地寻找治疗孤独症的灵丹妙药。我不希望他们把数以万计的美元花费在还没有看到效果的治疗方法上。更何况，这个方法还可能会让孤独症患者的状况变得更加糟糕。

奥伯曼教授最后也希望，她在博客上提出的这些问题不会让大家感到绝望。作为 TMS 治疗孤独症领域的专家，她还会继续研究下去。

肠道菌群移植治疗：一个很有味道的方案

肠道菌群移植

Fecal Microbiota Transplants（FMT）的正确译法是肠道菌群移植，通俗一点是粪便菌群移植或者粪菌移植。

近年来，肠道菌群的研究是科研领域的一个热点，其研究成果不断涌现在顶级科学期刊上，比如，著名的 CNS（Cell，Nature，Science）。研究显示，寄居在肠道里的细菌不仅可以调节肠蠕动和肠黏膜对营养成分的吸收效率，还可以影响人的思维、记忆和情绪。中枢神经系统和肠道之间，通过神经递质、细胞因子，以及细菌代谢产物，进行着有效的双向信号传导。因此，有肠—脑轴（Gut–Brain Axis）一说。

有的研究人员试图对肠道菌群进行筛查，期望找到有益的细菌，从而应用于医疗领域。而更多的研究人员直接进行肠道菌群移植，希望用健康的菌群代替不利于健康的菌群，达到治疗的目的。肠道菌群移植，是指将健康人体内的粪便中的有益细菌移植到有需要的人体内。据南京医科大学的张发明考证，早在 1 500 年前，东晋的葛洪就使用"黄汤"治疗食物中毒和严重的腹泻，而明代的李时珍也用黄汤治疗腹泻、呕吐、便秘等。这个"黄汤"治疗就是将健康人的粪便用水勾兑，让病人喝下去。

现代的肠道菌群移植当然不像葛洪和李时珍做得那么直接，医生往往先将健康人的粪便进行处理，装进胶囊，再让有需要的人吃进去，或者将其从肛门灌进体内。由于方法简单，材料来源充足，在美国，除了美国食品药品监督管理局批准的临床试验之外，在社交媒体上充斥着肠道菌群移植的自制视频。

艰难梭菌（Clostridioides difficile）感染是一种严重的肠道疾病。《纽约时报》在 2019 年 3 月 3 日报道，美国每年有 50 万人感染艰难梭菌，而长期服用各种抗生素治疗的有效率不到 15%，这造成每年 3 万人死亡。在过去的十多年里，医学专家们采用 FMT 进行治疗，艰难梭菌感染治愈率达到 80% 以上，而且患者往往经过一次移植就能够被治愈。

受此影响，FMT 对糖尿病、溃疡性肠炎、老年痴呆症、帕金森病、乳糜泻，以及癌症等的治疗作用研究都在进行中——尽管其药物机制并不明晰，甚至有"机制不清，肠道菌群"的说法。机制不清，正是当前孤独症的科研现状。而很多孤独症人士或多或少都有肠道问题，比如腹泻或者便秘。因此，孤独症不可避免地成为 FMT 研究的一部分。

孤独症人士的肠道菌群

肠—脑轴的研究者认为，孤独症是由肠道菌群异常造成的，然而，这方面的研究都是相关性的研究，不是因果关系的研究。现实情况是，大部分研究都是用各种方法，直接对比孤独症人士和普通人群之间的肠道菌群是否有差异，但到底是不是肠道菌群的异常造成孤独症，目前并没有这方面的证据。

2023 年 5 月，《自然·神经科学》杂志刊登了一篇有关孤独症人士的肠道菌群的综述性文章。综述发现，目前的各种科学研究，比如大规模的 16S rRNA 基因测序、新陈代谢产物全分析，都或多或少地发现孤独症人士与普通人之间的肠道菌群存在差异，然而，这些研究结果的重复性极差——也就是说没有结论。文章在前言中指出，这些研究结果的重复性不好，可能是由于之前的研究或者统计方法不够完善，或者试验设计需要改进、样本量大小不一所致，更重要的是，用于计算的算法不够好，造成错误的正性或者负性结果。所以，文章的近 40 名作者，采用了各种创新性的计算方法，应用了贝叶斯的新型统计方法，重新研究了之前的 25 个研究结果，发现新的孤独症个体的肠道菌群特异性。文章第一作者杰米·莫顿（Jamie Morton）在接受采访时指出，自己和团队通过整合各种看起来杂乱无章的数据，发现了孤独症人士和普通人的肠道菌群的不同——当然，不管研究者如何处理这些数据，这个发现依然是相关性研究的结果，而不是因果关系的研究结果。

但是，文章作者也承认，虽然 16S rRNA 基因测序能发现孤独症儿童和普通儿童的粪便菌群差异，但这种差异主要是由样品来源地区的不同造成的，比如来自亚洲儿童的粪便菌群和来自欧洲的不太一样。当直接比较孤独症儿童与他们的兄弟姐妹时，这种差异就几乎很小了。

文章作者进一步对人体新陈代谢途径进行分析，发现了很多基因表达上的差异，在代谢产物层面没有真正的差异。一般来说，代谢产物层面的变化才是更接近表型的变化。

决定肠道菌群的，除了人体生理条件、所处地域外，还有饮食结构。研究显示饮食与孤独症之间的关系不是很大。有点令人不解的是，这篇综述文章在分析饮食结构和孤独症的关系时，只重新分析了 2019 年发表在开放期刊《营养学前沿》（Frontier in Nutrition）杂志上的一篇文章（整个 Frontier 系列杂志都被列为掠夺性杂志，也就是通过大肆投放广告，引诱没有经验，却急于发科研论文的学者，交钱发文章，论文的质量很难保证——当然，对这个期刊的定位目前仍有争议）。2021 年 11 月 11 日，发表在著名的《细胞》杂志的一项同样研究孤独症与饮食结构关系的研究报告，却被综述作者忽视了。尽管不是所有的好杂志发表的文章都是好文章，但是发表顶级科研期刊和疑似掠夺性期刊的文章，还是有天壤之别的。

《细胞》上的这篇论文被认为是迄今为止规模最大的一项孤独症儿童肠道菌群的研究，参与此研究的共有 247 名儿童，其中孤独症儿童 99 名，同胞兄妹 51 名，其他的普通儿童 97 名。研究收集了儿童的临床诊断、生活方式和基因测序三种数据。特别是对肠道菌群的测序，研究人员没有采用一般研究中使用的 16S rRNA 方法，而是进行了更深度的测序。与之前的发现不同的是，孤独症儿童肠道菌群与普通儿童的差别不大，而与年龄和身体质量指数（Body Mass Index，BMI）更加相关，而其中最大的差异来自不同孩子的饮食结构。相反，肠道菌群的差异与是否有孤独症以及其他发育障碍几乎无关。

作者认为，需要重新审视长期以来"肠道菌群失调造成孤独症"的理论。孤独症儿童的刻板行为与感官超负荷的问题，造成他们更容易偏食，而饮食不均衡会造成肠道菌群的失调。因此，不是肠道菌群失调造成了孤独症，而是孤独症造成了肠道菌群失调。

文章的第一作者，克洛伊·叶（Chloe Yap）在社交媒体上介绍自己的研究成果时提醒家长，肠道菌群造成孤独症的假说催生了市场上的很多"热心人士"支持的针对孤独症儿童的治疗方法：益生菌、补充剂、粪菌移植——这些治疗费用昂贵，而且可能危害健康，效果也不清楚。

有趣的是，虽然研究肠道菌群与孤独症的关系的研究非常热门，但实验研究类型的文章并不多，据作者说，她们 2021 年 4 月在大型生物医学数据库 Pubmed 上用关键词孤独症（autism）、微生物组学（microbiome）和微生物菌群（microbiota）检索，仅找到 21 篇实验研究型论文，而综述或者荟萃分析的文章却有 56 篇。

目前肠道菌群与孤独症关系的研究现状是，没有人去实验室认真做研究，而是坐在电脑前去研究别人的研究，通过各种所谓的全新计算方式，得出一些自己也不知道是对还是错的结论。

孤独症儿童的粪便会造成小鼠孤独症

当然，不管是肠道菌群异常造成了孤独症，还是孤独症造成了肠道菌群异常，在还没有确切证据证明肠道菌群移植能减轻孤独症症状的时候，另一种方法就是将孤独症人士的肠道菌群移植到普通人中，看看是否会造成孤独症。

当然，直接用人做实验是不可能的，也不应该，更不道德。2019年5月30日，著名的《细胞》杂志上发表了加州理工大学吉尔·沙隆（Gil Sharon）等人的研究报告。研究者选取孤独症儿童和普通儿童的粪便菌群，移植到无菌的小鼠体内，并对小鼠下一代的刻板行为和社交活动进行评估，得出结论是，移植了孤独症儿童粪便菌群的小鼠后代出现了孤独症的特征。同时，他们还发现，小鼠二代的大脑中，有560个基因表达有差异，其中11个基因与孤独症相关。小鼠二代的肠道菌群以及肠道内的化学小分子水平也有差异。这似乎表明，孤独症儿童的肠道菌群确实引起了小鼠的孤独症特质。

应该说，这个实验设计上是完整的，研究者对经过粪菌移植后的小鼠二代进行了行为、基因与代谢产物的一系列测定。哈佛大学的韩裔免疫学教授胡俊（Jun Huh）认为，"这篇文章第一次提供了肠道菌群和孤独症特质可能有某种联系的证据"。

在不能用人直接进行研究的时候，动物模型在一定意义上是没有办法的办法，但物种间的差别很大程度上是大脑的差别。小鼠大脑和人脑的差别实在太远了。在行为上，老鼠与人类也相差极大。孤独症的一个特征是"在社交交流上存在障碍"，在不同的文化背景下，人类对社交交流障碍的定义都千差万别，更何况人与小鼠。比如，很多文化背景下，眼神接触是良好社交能力的表现，而有的地方，眼神接触却是挑衅的意思。

另外，文章中提供的数据本身并不能完全令人信服。在研究中，研究者测量刻板行为的方法是，在一定时间内，小鼠掩埋了多少颗卵石，而测量社交能力的方法是在一个大概 50×50 厘米的鼠笼里，小鼠离开自己所在地的距离（以厘米计算）以及待在笼子中央的时间。掩埋卵石有很多偶然性，而以厘米测量社交能力，这个距离实在太小了，小鼠蹬蹬腿就可能有几厘米的距离。即使这些行为测量是有效的，文章展示的数据也很难看出差别——虽然作者强调，在统计学意义上有显著性差异（ $p<0.05$ ）。

从文章最后的声明可以看出，文章的大多数作者存在利益输送问题。当然也要赞扬文章的作者没有隐瞒利益输送的事实，但他们拥有肠道菌群移植专利，并因此与人合作成立了肠道菌群存储库公司，吸引大量风投资金的事实确实会对研究及研究结果有影响。

肠道菌群移植的临床危机

尽管研究并没有得出特别令人信服的结论，但这不能阻止人们在肠—脑轴概念的基础上，进行各种临床尝试。

美国食品药品监督管理局批准的粪菌移植临床试验中，就包括前面关于小鼠研究的文章的共同作者，姜大旭（Dae-Wook Kang）和罗莎·克拉姆纳克 - 布朗（Rosa Krajmalnik-Brown）所做的研究试验。2017 年，他们发表了经过美国食品药品监督管理局批准的 18 周临床研究的成果报告，其后发表了 2 年后的跟踪成果报告。在这个开放标签试验 [1] 中，他们对 18 位 7~21 岁有孤独症并有肠道疾病的孩子进行肠道菌群移植试验。他们认为，这些孩子的肠道问题得到了很好的解决，而

---

[1] 注：开放标签试验是一种不同于双盲对照试验的临床试验设计，其中研究人员和受试者都知道他们正在进行的治疗是什么。

且在采用各种量表进行的孤独症症状测试中，孩子们都表现出很大的进步。与其他类似的试验不同的是，他们的试验效果得到了维持。不过，作者自己也承认，无法确定孩子的肠胃问题和孤独症症状改善之间的关系到底是什么。比如，在试验前孤独症孩子需要服用两个星期的万古霉素以除去原有的肠道菌群，而之前有报道万古霉素对孤独症症状和肠道疾病改善的临床数据。同时，参与试验的 18 个孩子中，有 12 个孩子在试验期进行了饮食等方面的调整。孩子的肠道问题是不是由饮食改变造成的，进而孤独症的症状也得到改善呢？不得而知。

在临床上做很多 FMT 尝试的原因是有一些人认为 FMT 比较安全，毕竟进行移植的肠道菌群本来就取自人体。但也有人持不同的意见。美国田纳西州范德堡大学医学中心的王邦茂早在 2016 年的综述文章中就指出，副作用是 FMT 应用中的一大挑战。

2013 年，美国食品药品监督管理局明确指出，对于肠道菌群移植在艰难梭菌上的临床试验，研究者必须声明，那只是探索性研究，并强调受试者必须被告知潜在的危险。但是，2019 年和 2020 年，美国食品药品监督管理局连续发出对肠道菌群移植研究的安全警告，并叫停了临床试验。起因是在 2019 年的一起临床试验中，有两位受试者接受了同一捐赠者的粪菌移植，造成一死一伤。事后查明是捐赠者的粪便中有大肠杆菌，而且该大肠杆菌对多种抗生素有抗药性。2020 年，在一起艰难梭菌的临床试验中，粪便库的粪便有大肠杆菌病毒，造成 6 人感染，4 人病重住院。正是由于这些原因，对于姜大旭和克拉姆纳克 - 布朗的临床试验，美国食品药品监督管理局不允许他们招募小于 7 岁的孩子，而且他们计划中的双盲试验也只能招募成年受试者。

这些都是有监管的临床试验，而对于那些没有监管的临床实践，还是需要非常非常小心。

肠道菌群移植的市场之争

"你就是一坨屎"——这大概是最尖酸刻薄的骂人方式了。然而，据《华盛顿邮报》报道，如果你住在波士顿附近，身体足够健康，通过严格的筛选，那一坨屎可能值 40 美金。如果你全年保持健康，那么一年可以轻松赚 13 000 美金。

这些昂贵的大便就是用来做肠道菌群移植的。

FMT 在艰难梭菌上的成功打开了临床应用的大门。各种临床试验从糖尿病到癌症，再到孤独症，都在尝试，形成了巨大的潜在市场。

《纽约时报》援引全局数据（Globaldata）的数据表明，到 2026 年，仅仅艰难梭菌的市场就可以达到 17 亿美元，这给美国食品药品监督管理局的监管带来了巨大的挑战。尽管美国食品药品监督管理局 2013 年就出台了第一份监管草案，但截至目前，如何实施依然悬而未决。主要的争论集中在对 FMT 的监管是应该像对新药一样经过各级临床试验，还是像人体器官组织移植和输血一样，从健康的人输送到有需要的人身上。如果像对新药一样，虽然临床试验成本巨大，但是一旦试验成功将为该领域的制药公司带来巨大的利润。目前，许多资本正在跃跃欲试。仅美国麻省理工学院教授马克·史密斯（Mark Smith）创立的公司，就融资了 7 000 万美元。但是，许多专家认为，这个"简单便宜"的药物，如果被制药公司垄断，资本的贪婪将给患者带来巨大的负担。

干细胞治疗：杜克大学悄悄终止的项目

干细胞治疗是再生医学领域的一个研究热点，曾应用于孤独症的治疗中。一些知名科研机构曾进行过相关研究，但是，因为反对的声音很大，因此，经过 5 年充满争议的操作后，美国杜克大学悄悄地在 2023 年终止了付费干细胞治疗孤独症项目。

曾经规范的干细胞治疗孤独症市场

干细胞治疗不仅在医学领域是一个热点，在神经科学领域也备受关注，但是，干细胞治疗引起的争议非常多，特别是在孤独症领域。2012 年之前，由于其安全问题以及有效性数据不足，美国食品药品监督管理局甚至没有批准干细胞治疗孤独症的临床试验，更别说实际应用于孤独症治疗了。

既然美国监管严格，不能做干细胞治疗，许多家长就带着孩子去到没有严格监管的国家，比如巴拿马。一个疗程下来，治疗和旅行要花费数万美元。

尽管孤独症孩子的家长普遍都相信，社交交流困难和重复刻板的行为和思维方式会伴随孤独症孩子的一生，目前并没有合适的药物可以治疗孤独症的核心障碍——在未来很长一段时间可能也没有，但家长们又对以应用行为分析为基础的孤独症儿童教育的效果不满意，想着一定要做点什么才能对得起孩子，对得起自己。正是家长的这种心理催生了干细胞治疗在孤独症领域的应用。比如巴拿马的诊所开展了干细胞治疗业务，收费不菲。这个诊所的创立者尼尔·瑞尔丹（Neil Riordan）本科毕业于美国堪萨斯州威奇托州立大学，在美国内布拉斯加州立大学硕士毕业后，去墨西哥一所大学拿了个博士学位（但其简历上并没有标明医学专业背景的信息，这可能是他无法在美国行医的原因）。他的主要客户来自美国，一些美国名人也是他的拥护者。不管怎样，这个诊所更多的是有点"地下诊所""江湖郎中"的味道。

杜克大学干细胞试验带来的混乱

这一切，都因为杜克大学的一项脐带血干细胞临床试验而改变了。

干细胞是一类尚未分化，但是有可能分化成不同类型的细胞。干细胞疗法就是利用这种未分化的细胞治疗或者预防疾病，目前在白血病以及淋巴瘤患者的骨髓移植上均有应用。神经元细胞在大脑中是不能再生的，有理论认为，孤独症儿童因大脑神经元或者神经突触发育不正常而错过发育期。干细胞治疗孤独症的原理就是利用干细胞促进神经元细胞再生。

位于美国北卡罗来纳州的杜克大学是一所精英云集的私立大学。杜克大学医学院在全美排名前十，拥有极高的学术地位。医学院教授们的学术成果经常获得业界好评，甚至仅仅是研究方向，都很可能被人跟从。而乔安娜·库兹伯格（Joanne Kurtzberg）就是这么一位大名鼎鼎的教授。

库兹伯格是杜克大学的杰出教授，是小儿血液学/肿瘤学、小儿血液和骨髓移植、脐带血库与移植、脐带血和产科组织在细胞治疗和再生医学新兴领域中新应用的国际知名专家，同时她也是杜克大学干细胞移植实验室联合主任，创立了美国食品药品监督管理局批准的北卡罗来纳脐带血库。在使用各种干细胞治疗孤独症失败而被美国食品药品监督管理局全面禁止后，库兹伯格认为可以使用脐带血中存在的干细胞治疗孤独症。如果使用自体脐带血，还能进一步降低身体免疫系统的排斥反应。

2017 年，库兹伯格和杜克大学精神病学家、孤独症研究中心主任、早期干预丹佛模式的创始人杰拉尔丁·道森（Geraldine Dawson）教授共同发表了一期临床试验的结果报告。这是个没有对照组的开放标签试验，有 25 名孤独症儿童（2~6 岁）参与。这个临床试验是旨在评估脐带血安全性而不是有效性，但库兹伯格等人却在报告中表示有 70% 的儿童取得了进步。由于试验设计本身的问题，该研究的结果根本不足以证明脐带血注射能够改善孤独症的核心症状。正如前明尼苏达大学，现加州大学尔湾分校生物伦理学教授利·特纳（Leigh Turner）指出的，一般需要家长付出越多、孩子风险越大的临床试验，安慰剂的影响就越大。在这个临床试验中，孩子需要注射若干次干细胞，受到的折磨不可忽视。

除了这个试验外，同时期的其他 11 个临床试验都以失败而告终。2018 年，一项来自加州萨特医疗中心的研究发现，在对 29 名孤独症儿童进行脐带血移植临床试验时，"没有发现有效果的证据"，甚至对于脐带血中到底是否存在干细胞都无法下定论。

尽管杜克大学的这项试验仅仅是一期临床，还只是安全性试验、开放标签试验，且有效性无法得到证实，但这些并不重要。仅凭杜克大学、作者乔安娜·库兹伯格和杰拉尔丁·道森的声望，就有很多人对70% 的结果深信不疑。库兹伯格参与创建的脐带血库也再度受到青睐，从事干细胞治疗孤独症的机构开始重新冒头。

受此启发，尼尔·瑞尔丹的巴拿马试验室竟然也发起了一个临床试验。在 2019 年发表的文章中，他认为干细胞治疗孤独症有效。这个试验完全不符合临床试验的基本设计，需要花费高达 7 200 美元才能入组进行治疗（美国的家庭还需支付交通费用）。最后基于这个荒唐的临床试验发表的论文被撤稿。

鉴于干细胞治疗的混乱现象及严重的安全隐患，美国食品药品监督管理局终于在 2019 年出台强力监管措施，关停了一些不符合安全卫生标准的机构。

库兹伯格自己也承认，她的临床试验实际上推动了那些不靠谱的干细胞治疗机构的发展，尽管她在接受谱系新闻网采访时说，"我们不希望倡导毫无用处的治疗方法"。

杜克大学和FDA的谜之操作

然而，还有更奇怪的事。在 2017 年的一期临床结果发表之后，库兹伯格表示要进行新一轮更大的临床试验——2020 年的报告结果是脐带血干细胞治疗孤独症没有效果。虽然入组临床试验，需要满足一定的条件，但美国食品药品监督管理局（FDA）竟然批准他们一个收费项目，名义上是给那些不符合入组临床试验的孩子一个接受干细胞治疗的机会。令人费解的是，这个名为 EAP（expanded access program）项目竟然可以被 FDA 批准——当时杜克大学自己的临床试验都没有有效性数据，为什么可以收费？

2019 年，库兹伯格接受谱系新闻网采访时，拒绝透露项目的治疗费用，但据 2023 年该新闻网的报道，当时每个孩子的费用在 1 万 ~1.5 万美元之间。

2023 年初，开始有家长在网上透露，已经接到杜克大学的邮件，通知他们要终止 EAP 项目，也就是说，他们不再进行孤独症的干细胞治疗。但是，对于杜克大学为什么终止这个项目，并没有给出详细的解释。美国主板网（Motherboard）联系美国食品药品监督管理局，希望确认项目中止的原因，但他们没有做出解释，只是说，法律规定美国食品药品监督管理局不能透露这样的信息。

发烧治疗：40 多年的科学谜题

孩子生病发烧时，家长总是忧心忡忡，但对于焦头烂额的孤独症孩子的家长来说，可能会有人对此暗自窃喜。这是因为"发烧可能会改善孤独症核心症状"的说法，在科学界和民间流传很久了。

成立于 1736 年的贝尔维尤医院（Bellevue Hospital），是美国最早的公立医院，有上百年治疗和照料心智障碍人士的历史。1980 年 1 月，一场流感袭击了贝尔维尤医院的儿童孤独症中心，据医护人员回忆，一些孤独症儿童在发烧的时候表现得更有社交欲望，社交能力和交流能力也更强，但是烧退之后，那些社交行为又消失了。此事被孤独症领域的前辈家长露丝·苏利文博士随后以发表文章的方式记录了下来，自此，"发烧改善孤独症"的说法就在家长中流传开来，并有许多家长表示观察到了类似现象。

如果发烧的确能够改善孤独症的核心障碍，即使只是短暂地改善，那也是革命性的突破。发烧能够带来改善，就说明孤独症是一种动态的障碍，而不是一种永久的障碍，也许，孤独症就有可能被治疗。

然而，发烧改善孤独症孩子的症状，是有切实的科学依据，还是只是家长的心理暗示和美好愿望？ 40 多年，这一直是个谜题。最新的研究进展表明，发烧期间绝大多数孤独症孩子的行为没有得到改善，并且也没有证据显示，基于"发烧改善孤独症"的推测而推出的物理疗法及保健品能够改善孤独症症状。

这或许是个让人沮丧的结论，但孤独症研究正如所有科学进展一样，需要耐心观察、大胆假设、小心求证。我们的社会在焦急等待神奇疗法的出现，但更重要的一个议题应该是如何对待这些"不一样"的人士，理解他们的存在，为他们的发展创造更宽容的空间。

发烧治疗孤独症的传说

40 多年来，有关发烧改善孤独症孩子核心症状的故事很多，但严谨的科学证据却寥寥无几。

2007 年，美国马萨诸塞大学医学院的安德鲁·W. 齐默尔曼（Andrew W. Zimmerman）教授领导的研究组，跟踪了 30 名 2~18 岁的孤独症儿童在发烧期间（38℃）、发烧消退期和无发烧 7 天后的行为，发现高达 83% 的受试孤独症儿童的对视、专注力和语言能力等都得到了改善。研究通过让家长填写行为异常量表（ABC 量表）收集数据，对个体的行为进行评估。尽管研究组强调，研究中并没有告知家长该研究的目的是试图证明发烧能够改善孤独症人士的行为，但是，齐默尔曼教授自己后来也承认，家长在报告数据时，肯定会受到广为流传的"发烧能改善孤独症人士的行为"的说法影响，因而数据的客观性有欠缺，83% 的结论应该是有水分的。

当然，样本量比较小是上述研究的重要缺陷。为此，加州大学洛杉矶分校的凯瑟琳·洛德教授领导的研究小组，分析了西蒙斯基金会数据库（Simons Simplex Collection, SSC）中 2 152 名孤独症儿童的信息，发现其中 17% 的儿童的家长确认，他们的孩子在发烧期间行为得到了改善。研究者进一步分析这些数据发现，发烧期间行为得到改善的孤独症孩子大多数程度都比较严重，例如语言能力不足、较低的非语言 IQ、孤独症特质严重、严重的重复刻板行为、不合适的语言、多动和情绪易变。研究者据此推测，可能有某个亚型的孤独症儿童，特别是程度严重、语言交流能力不够的儿童，在发烧的时候行为得到了改善。遗憾的是，研究者比较这些孩子的基因信息，并没有发现他们有特定的相同基因变异，因而也无法确定是何种亚型。

虽然这两个研究结论相差很大，但都认为发烧有助于改善部分孤独症儿童的核心障碍。

用发烧治疗孤独症的尝试

如果上述结论正确，理论上就有可能找到一种合适的方法，根据发烧的原理，治疗甚至治愈孤独症。根据这个假设，科学家也进行了种种尝试。

其中一种"发烧"方法是仅仅提高孩子的体温。2013 年，阿尔伯特·爱因斯坦医学院的埃里克·霍兰德教授（Eric Hollander）领导的研究小组报告，他们每天给孩子洗热水澡，试图提高孩子的体温，使孩子出现了行为改善的迹象。但这只是一个会议报告。由于人体有自我调节体温的能力，这样做其实不会造成体内，特别是大脑中的温度升高，也就不会有治疗效果。2020 年，菲尔丁研究生大学的佛朗西斯·波蒂特（Frances Poteet）在其博士论文中提到，他尝试利用一种仪器直接提高 4~17 岁孤独症儿童和青少年的血液温度，没有取得治疗效果。

发烧疗法曾在医学发展初期被用来尝试治疗一些其他疾病，但结果并不乐观，并造成了严重的副作用。20 世纪初期，发烧疗法曾被用来治疗梅毒，特别是晚期梅毒。奥地利的精神病学家朱利叶斯·瓦格纳－尧雷格（Julius Wagner-Jauregg）给患者体内注入疟原虫，从而引发高烧（39.4℃以上），杀死造成梅毒的螺旋体，同时，用喹啉控制疟疾——这个概念听起来不错，据说也有治疗效果，瓦格纳－尧雷格因此还获得 1927 年的诺贝尔奖。但是，后人考证，他的方案效果并不好，他治疗的患者，2 年后有 60% 的人复发，同时，发烧还造成了其中 3%~20% 的人死亡。

孤独症的发烧生物学机制

有一些研究推测，孤独症与氧化应激的发生、抗氧化能力的降低、谷胱甘肽的合成异常、线粒体功能异常、神经炎症的发生等都有关系。另有观点认为，孤独症人士的大脑神经突触功能受到损伤，发烧造成体温升高，从而提高了热激蛋白的表达，保护了大脑的神经突触的功能，改善了孤独症人士的行为，但研究者对这些生物学机制的讨论基本上还停留在猜测阶段。

发烧一直被认为是人体的一种免疫机制。如果孤独症与发烧相关，则预示着孤独症与免疫系统有关系。研究发现，母体孕期因病毒感染发烧，后代有孤独症的概率明显升高，其中免疫分子——白细胞介素 17A（IL-17A）被认为是其背后的机制。2012 年，埃及开罗的一个研究小组发现血清中，孤独症儿童的 IL-17A 的水平是对照组儿童的近 2 倍，在重度孤独症儿童中更加显著。

麻省理工学院大脑与认知科学助理教授格洛丽亚·崔（Gloria Choi）和哈佛医学院免疫学助理教授胡俊（Jun Huh）常年合作。他们在 2016 年发现，孕期发烧的母鼠后代会有孤独症的特质，这主要是由孕期母鼠产生的 IL-17A 造成的。他们建立了 4 个孤独症小鼠的模型：因母鼠孕期发烧而造成有孤独症特质的小鼠（MIA），3 个单基因变异造成有孤独症特质的小鼠（Cntnap2，Fmr1 和 Shank3）。如果给小鼠注射一种能够激发模拟发烧状态的脂多糖（LPS）分子，能够反转 MIA 小鼠的孤独症行为，不能反转 3 个单基因变异的小鼠的行为。如果给小鼠注入 IL-17A，则对 4 个模型的小鼠都有效果。相反，如果抑制 IL-17A 或消除 IL-17A 受体，那么对 4 个模型的小鼠都失去了效果。同时，他们发现单纯升高体温，而不激活小鼠的免疫系统，并没有带来行为改善。这一系列事实提示，免疫分子 IL-17A 在孤独症与发烧之间的机制中，可能有重要作用。

免疫分子 IL-17A 是近年一个热点研究课题，也许能为部分孤独症个体的治疗提供可能的方向，但研究还仅仅是动物模型阶段，目前还没有基于这一机制的临床治疗研究，人体中是否存在同样的生物学机制还需要更多的探索。

萝卜硫素不是神药

与"发烧"有关的孤独症研究和疗法中，萝卜硫素被认为能够像高温一样，调节人体热激蛋白的表达，服用萝卜硫素即使孤独症人士不发烧，也能达到治疗孤独症的目的。

萝卜硫素是西蓝花、卷心菜和花菜等很多十字花科蔬菜中的天然产物。在北美市场上，富含萝卜硫素的西蓝花种芽提取物可以作为保健品销售。与所有的保健品一样，生产商宣称萝卜硫素对一系列疾病可能有功效：癌症、心血管病、糖尿病等，以及孤独症。当然，这些神奇的功效，大部分都是体外实验和动物实验的结果，只有少部分经过人体的临床试验。

2014 年，美国马萨诸塞大学医学院的安德鲁·W. 齐默尔曼和约翰霍普金斯医学院的保罗·塔拉利教授（Paul Talalay）合作，由塔拉利教授儿子的公司提供富含萝卜硫素的西蓝花种芽提取物胶囊，进行了一个小型（40 名 13~27 岁的男性）的临床双盲对照试验，结果发现，参与受试的孤独症人士的行为都得到了不同程度的改善。在美国临床试验注册网站（https://www.clinicaltrials.gov）上还能查到的几个与含萝卜硫素相关的小型双盲试验 / 开放标签试验，也报告了类似的结果。

但是，行为能力的些许提高，并不意味着孤独症被治愈了。就像当年齐默尔曼接受谱系新闻网的采访时说的，"尽管有改进，但是这些改进不足以改变受试者的孤独症诊断结果"。试验中，西蓝花种芽提取物对一些孤独症程度较轻的孩子的效果更加明显。

受第一个临床试验结果的鼓励，齐默尔曼在 2015 年开始了第二个设计更加完备的临床试验。虽然样本量依然不大（总共 57 名），但是受试者的年龄比第一个临床有所降低（3~12 岁）。试验总共进行了 36 个星期：前 15 个星期是标准的双盲对照试验，28 名孩子服用萝卜硫素；之后的 15 个星期是开放标签试验，所有孩子都服用萝卜硫素；最后的 6 个星期所有孩子都停止服用。研究者首先使用俄亥俄孤独症临床印象量表（Ohio Autism Clinical Impressions Scale, OACIS）测量孩子们的进步，但是不管在什么阶段，都没有看到明显的进步；之后使用社交反应量表（Social Responsiveness Scale, SRS）进行次级测量，也没有观察到明显进步；用孤独症评估行为异常量表（Autism Behavior Checklist, ABC）进行测量，虽然看到进步，但是受试组和对照组并没有显著差异。谱系新闻网对这个临床结果进行了一句话的报道，"试验组和对照组，结果没有明显差异"。研究还进行了一些生物标记物的测量，发现两组儿童之间在谷胱甘肽氧化还原状态、线粒体呼吸、炎症标记物和热激蛋白等方面都有显著性的差异。这些生物标记物也是前述关于孤独症生物学机制的推测中的关键指标，萝卜硫素确实能够影响这些指标，但并没有改善孤独症的核心症状。那么，孤独症真的和这些指标有关系吗？对于这个问题，目前还没有答案。

一个值得注意的问题是，有多少孤独症人士能够长期服用萝卜硫素。萝卜硫素是存在于十字花科蔬菜中的天然产物，研究中没有观察到受试者身上有明显的副作用。但是，在 57 名受试儿童中，最后只有 37 名完成了试验。其他人退出试验的原因包括不喜欢胶囊的味道、失眠、有肠道疾病、出现问题行为等。还有的孩子出现了癫痫发作——虽然研究者认为，癫痫发作与服用西蓝花种芽提取物胶囊并无关联。

反转：发烧与孤独症的关系只是传说

近几年，研究者们开始重新审视此前关于发烧时行为得到改善的研究。

在现有的两个研究中，洛德等人认为，他们团队在 2017 年的结论，虽然样本量比较大，但基于的是家长的自行报告，难免不准确且有倾向性。2007 年齐默尔曼等人的研究，虽然采用的是即时收集数据的方法，但样本量比较小，而且没有对照组儿童的参与。

在 2022 年发表的一项研究报告，其结论与原来发烧可以改善孤独症儿童行为的结论大相径庭。2022 年 5 月 12 日，在国际孤独症研究协会（INSAR）上，洛德团队报告了新的研究结果，并将其发表在 2022 年的《孤独症研究》杂志上。他们同样采用了即时收集数据的方法，有 141 名孤独症儿童和 103 名没有孤独症的儿童参与。

与之前的结论相反，这项研究发现，大多数孤独症儿童在发烧时，行为并没有得到改善。与没有孤独症的儿童一样，大多数孤独症儿童在发烧时比健康时更不快乐、更不活跃、更不善于社交，而这些负向变化在没有孤独症的儿童中更为明显——这可能与孤独症儿童不知道如何处理生病的状态有关。

研究中有 3 名孤独症儿童的父母报告说，孩子在发烧期间的烦躁和其他行为有所改善——这表明可能有某种亚型的孤独症儿童在发烧时行为得到了改善，但是远远低于之前的 83% 或者 17% 的数据。洛德在接受采访时也承认，用 3 个样本说明发烧和孤独症行为改善的关系，实在有点牵强。

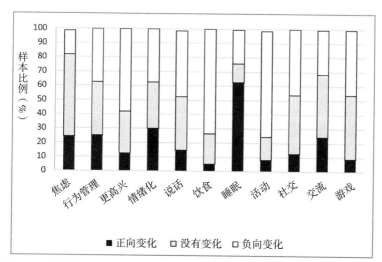

图5-1　发烧期间，孤独症儿童的行为出现正向、负向和没有变化的比例*

* 摘译自 K. Byrne, S. Zheng, S. Bishop, et al (2022). Behavioral responses to fevers and other medical events in children with and without ASD. *Autism Research*. 15, p. 2062.

　　至于研究中总结出的发烧时孩子的行为变化，大多数家长都不会觉得意外。研究显示，最大的负向变化包括活动、饮食和高兴的程度。在社交、说话等行为中，负向行为同样占比很大，而正向行为中变化最大的是睡眠（图 5-1）。这其实就是大多数人发烧的状态，无论有没有孤独症，大多数人都是嗜睡的、不太爱动的，也没有很好的胃口。

孤独症的研究：传说与科学

　　孤独症作为一种障碍被确认的近 80 年来，其背后的生物学机制依然是未解的谜题。在科学共同体努力寻求答案的同时，也有各种未经证实或已经证伪的推测，影响着急于寻找原因和治疗方法的家长们。

　　发烧与孤独症关系的研究历经 40 多年，至今依然没有定论，更没有发展成有效的治疗方法，也未得到令人信服的科学依据。当然，对于孤独症生物学机制的研究依然是科学界的重大课题，全世界的孤独症人士及其家人都盼望着出现科学治疗方法的那一天。

在漫长的充满不确定性的等待中，我们也应该认识到，孤独症是一种人与人之间的不同，也是一种残疾，我们需要社会的努力，消除孤独症群体在社会生活中遇到的障碍，让每一个孩子按照自己的方式成长，达到自己能够达到的高度。

致谢：原文始发于"知识分子"微信公众号，责任编辑崔筝、陈晓雪，收录于本书时略有删改。

Son-Rise干预方案: 一个个案构建的传说

Son-Rise的社会背景

1973 年，纽约广告公司的首席执行官巴里·考夫曼（Barry Kaufman）和他的妻子萨玛丽亚（Samahria）迎来了他们的第三个孩子劳恩（Raun）。劳恩在 18 个月的时候，被诊断有严重的孤独症，智商（IQ）只有 30。考夫曼夫妇没有放弃，他们以"无条件"的爱，建立了良好的亲子关系，发展出 Son-Rise 方法，治愈了儿子劳恩的孤独症。劳恩后来进入了著名的布朗大学。根据他们自己的描述，劳恩如今没有任何孤独症特质，而且 IQ 达到天才级别。

"爱"和"治愈"，这肯定是触动所有本就脆弱的孤独症儿童的父母神经的两大痛点！ Son-Rise 干预方案正是借助"爱"和"治愈"，以宣扬个案的成功走到了今天。

对于这个成功案例并不是没有人怀疑其真实性。早在 1996 年，创立非营利组织"北加州孤独症儿童康复中心"的儿童发育专家布莱纳·西格尔博士（Bryna Siegel）开始怀疑劳恩的最初诊断。在劳恩被诊断的 1975 年，美国还处于 DSM-II 的年代，也就是将孤独症归因于"冰箱妈妈"假设的年代。人们怀疑那时候的医生没有能力诊断一个 18 个月大的孩子。而且据说，曾经有 6 个医生看过劳恩，只有一个医生认为他有孤独症的倾向。

Son-Rise的"神奇"

Son-Rise 干预方案是根据考夫曼夫妇成功地治愈他们儿子劳恩的孤

独症而发展起来的。凯特·霍顿（Kat Houghton）等人 2013 年发表的有关 Son-Rise 有效性的文章，是这样描述 Son-Rise 的：Son-Rise 是基于儿童发展理论的，对包括孤独症儿童在内的相关障碍儿童进行干预的方法，是高强度的专门为家庭干预设计的方法。使用 Son-Rise 方法的家庭，至少保证一周 40 个小时的一对一干预，理想时间是 56 个小时甚至 80 个小时。干预的环境设计一般是家长（后来也有志愿者）和孩子一起待在一个尽量简陋的小房间，以防干扰（据说考夫曼太太最初是在家里的厕所里干预劳恩的）。干预过程中，家长模仿孩子的所有行为（包括重复性的行为，以及其他孤独症特质的行为），一直重复下去，目的是让孩子自发地开始互动。在整个干预过程中，家长不采取任何主动的方式，仅仅是模仿孩子的行为。如果孩子看了家长一眼，家长就马上自然而不是夸张地回应孩子。然后如果孩子接着自顾自地玩，家长就接着模仿孩子的动作，等待孩子下一次自发的反应。家长利用这种方法试图进入孩子的世界，达到提高孩子社交和语言能力的效果。该文章特别指出，Son-Rise 与其他发展学派的方法不一样的地方就是，家长从不主动发起社交互动。

这个方法看起来挺简单，易于操作，但是，其培训费用却不那么便宜，比如，2005 年，一周 5 天的初级培训是 1 650 美元。Glassdoor 是美国一家做企业点评与职位搜索的职场社区网站。该网站上，有自称 Son-Rise 的推广公司——选择学院（Option Institute）的前员工匿名指出，该公司有"洗脑"的气氛。当然，这仅仅是网站上的留言，不能作为证据，而且"洗脑"的字眼可能有点夸张，更像是贩卖焦虑和希望。

Son-Rise 的宣传用词确实有其吸引力和煽动性：它的核心之一是"爱"，无条件地"爱"和"接纳"。比如它强调模仿孩子的任何行为，不管孩子做什么，甚至不合适的行为，都毫无保留地模仿，这种模仿被认为是爱和接纳的一部分。它让人们相信，"爱能够征服一切"。

同时，人们在 Son-Rise 的书籍和宣传中，用了诸如"奇迹""治愈""突破"这样吸引眼球的词。比如，1979 年，美国 NBC 电视台为他们做的专题片是《Son-Rise: 爱的奇迹》；1995 年，巴里·考夫曼出版了《Son-Rise: 奇迹的继续》(*Son-Rise: The Miracle Continues*) 一书；2014 年，劳恩·考夫曼出版了他自己的著作:《爸妈治好了我的自闭症》(*Autism Breakthrough: The Groundbreaking Method That Has Helped Families All Over The World*)。

脆弱的科学研究

有很多针对孤独症的方法都被包装成符合循证研究要求且具有有效性的方法，包括那些强烈反对 ABA 的方法。这些方法的践行者只要发一篇文章就宣称自己的方法有科学证据，而堂而皇之地质疑有许多文章支撑的基于 ABA 的教育方法。

Son-Rise 就是这样，一方面宣称自己有科学证据，同时猛烈批评以 ABA 为基础的方法。

在谷歌学术上可以检索到三篇相关文献，分别是 Son-Rise 对家庭的影响（2003 年）、Son-Rise 干预实施的可能性（2006 年），以及 Son-Rise 的有效性（2013 年）。

在 20 世纪 90 年代，"冰箱妈妈"理论被推翻，那些臭名昭著的封闭性机构被取缔。人们越来越多地意识到，家庭参与对孩子干预的重要性。所以在 20 世纪 70 年代发展起来的基于 ABA 原理的干预方法、结构化教学和 Son-Rise 这三类方法都非常强调家长的参与。但是，家长的参与在多大程度上会影响家庭的正常生活，给家庭带来压力呢？与基于 ABA 原理的干预方法和结构化教学要求的相对开放的干预环境不同的是，Son-Rise 要求干预过程是在一个没有干扰的封闭环境进行，所以对家庭生活的影响更大。

2003 年，基于这种认识，在 Son-Rise 刚刚传入英国不久，苏格兰爱丁堡大学的 K. R. 威廉姆斯（K.R. Williams）等人以调查问卷的形式对一些家长进行研究。在一年时间内的三次问卷中，有大概 20% 的家长认为 Son-Rise 对家庭有好的影响，而 40% 的家庭表示负面影响巨大，其他的家庭则不置可否。

接受调查的家庭认为 Son-Rise 让家庭成员的情绪状态更积极，而主要的负面影响是他没有时间和其他家人在一起。然而，这些接受调查的家庭平均每周花在 Son-Rise 上的时间只有 19 个小时，远远达不到所要求的至少 40 个小时，更别说理想的 56 个小时甚至 80 个小时了。

2006 年，K. R. 威廉姆斯为了进一步评估 Son-Rise 的有效性，确保研究符合循证试验的设计，首先确定了家长是否严格地使用了 Son-Rise 对孩子进行干预。

K. R. 威廉姆斯在同一组调研中发现没有家长能够按要求完成每周至少 40 个小时的一对一干预。随着时间的推移，家长对 Son-Rise 的信心开始动摇，干预的时间也越来越少。到最后一个阶段剩下 44 名受试者，其中有 18 名孩子全天在学校上学（一对一的 Son-Rise 时间就几乎没有了），11 名孩子上半天学，只有 6 个孩子不上学，在家里进行干预。其他孩子还同时进行着其他形式的干预，比如结构化教学和小组活动等。有家长甚至经常将自己另外一个普通孩子一起拉进来进行小组干预，因而也会偏离 Son-Rise 的干预形式。

这种每周至少 40 个小时的关在小房间里的一对一干预实在太难了，更不用说理想的 56 个小时甚至 80 个小时了。ABA 也曾经强调一周要 40 个小时，但是，这 40 个小时只是 ABA 环境中的教学时间，对于孩子参加的各种活动，只要在其中正确使用 ABA 的基本原理，都可以算是以 ABA 为基础的干预。许多基于 ABA 的干预方法设计本来就是在生活中进行的。

2013 年，第一篇同行评议 Son-Rise 有效性的文章姗姗来迟。文章中介绍，研究者对 12 名 4~12 岁的孤独症儿童进行每周 40 个小时的密集干预。与 6 名作为对照组的孩子相比，6 名受试组的孩子出现一些与社交有关的表现，比如将头转向干预者，打手势，说一个字或几个字，互动回合的时间延时（从 30 秒增加到 70 秒）等。因此，研究者认为，Son-Rise 提高了参与试验的 6 名孤独症孩子的社交能力。

然而，孤独症干预科学协会（The Association for Science in Autism Treatment, ASAT）的凯瑟琳·莫兰（Kathleen Moran）以及谱系新闻网的记者布伦丹·博雷尔（Brendan Borrell）对研究的结论提出了如下质疑：

1. 只有6个受试的孩子，包括研究者本人都觉得样本量太小。每年去Son-Rise中心的孩子有不少，无法确定为什么只选了这么少的样本。

2. 受试组和对照组的孩子不是随机分组的，而是被选择的。外界无从知道他们是怎么选择孩子样本的，这一点完全不符合循证试验的要求。

3. 从文章中无法确定孩子的进步是仅仅在干预的设定环境中体现，还是泛化到了其他环境。

4. 在研究中，由Son-Rise中心收集数据，研究者处理数据，所以连研究者也无法确定，干预的方式是否完全遵循了Son-Rise模式，收集的数据是否正确。

5. 这是最重要的一点。据谱系新闻网的记者布伦丹·博雷尔调查，这篇文章的第一作者是Son-Rise中心资助的凯特·霍顿完成的。一般这种有金钱交易的条件，作者在发表文章时必须做声明。但是，霍顿并没有声明，甚至没有告诉她的博士导师、文章的共同作者，英国兰卡斯特大学查理·刘易斯（Charlie Lewis）教授。在法庭上，尽管刘易斯认为文章可靠，但是他也承认，自己并不知道第一作者接受了这笔钱。

著名的学术打假网站"撤稿观察"（Reaction Watch）还对此进行了报道。基于这些事实，这篇文章提供的证据值得怀疑。

目前在谷歌上还能找到一篇 2016 年的文章，其作者对 47 名家长进行问卷调查，结果表明 Son-Rise 是有效的（文章标题：Training Parents to Promote Communication and Social Behavior in Children with Autism:The Son-Rise Program）。但是，该文章发表在一位印度青年创立的组学国际（Omics International）出版集团旗下的杂志《交流障碍、聋人研究和听力辅助杂志》（*Journal of Communication Disorders, Deaf Studies & Hearing Aids*）上。这个出版集团旗下的杂志是被学界广泛质疑的掠夺性杂志，也就是那种只要交钱就能发表论文的杂志。这样的文章有的根本没有同行评议，有的是伪造的同行评议，有的甚至连编辑委员会和影响因子都进行伪造。这个出版集团曾经因学术欺诈，被美国联邦贸易署指控，罚款 5 000 万美元。国内也有很多揭露该集团的报道，一些研究者深受其害。

对于这篇涉嫌学术欺诈的文章，我不进行也没有必要进行评论。事实上，由于没有科学证据表明 Son-Rise 的有效性，耶鲁大学的孤独症项目主任，弗雷德·沃尔克莫（Fred Volkmar）指出，Son-Rise 就像买彩票，永远有人说，某人中奖了，但那个人永远不是自己。

Son-Rise的排他性

Son-Rise 理论的支持者自认为该方法与以精神分析为基础的方法不一样，它鼓励家长参与；与洛瓦斯的方法也不一样，它主张的是跟从而不是强迫孩子。

Son-Rise 的运作模式也与众不同。在谱系新闻网记者布伦丹·博雷尔的报道中，一位孤独症孩子的妈妈丽兹（Liz），在孩子 4 岁时，花 1 650 美元参加了 Son-Rise 一个为期 5 天的初级班，而之后的 4 年，总共花了大概 5 万美元接受更多的培训，同时成为 Son-Rise 的督导。她如果继续接受培训，就需要一直交钱。由于这是没有科学依据的方法，学校和保险都不会负担，所有费用完全由家长自己承担，对于普通家庭来说，这是非常沉重的——丽兹一家最后卖了自己的房子。博雷尔援引洛德的话发出疑问，"如果为了孩子，为了这虚妄的希望，去卖房，你愿意吗？"博雷尔因为这篇对 Son-Rise 抽丝剥茧似的揭露文章，获得 2018 年美国医疗卫生记者联合会作品一等奖。

非常有意思的是，一方面，Son-Rise 中心掌控着 Son-Rise 方法的所有细节，所有的干预细节和方法都来自考夫曼家族。中心由巴里·考夫曼创立，创立时儿子劳恩是 CEO，现在的 CEO 则是劳恩的姐姐布林·霍根（Bryn Hogan）。另一方面，考夫曼家族非常鼓励家长去做马术之类没有科学依据的训练，却无论如何都不允许糅合使用 Son-Rise 和其他行为干预方法。Son-Rise 培养了许多督导，英国的霍顿也是其中的一个。她在 2009 年创立了一个工作室（Ilumvu），试图糅合使用 Son-Rise 和其他的干预方法。这让考夫曼家族非常抓狂，他们担心霍顿拉走客户，也害怕霍顿将 Son-Rise 理论带偏。2010 年，他们以侵犯商标权、不正当竞争和违背督导合同等罪名，将霍顿告上了法庭。根据另一位督导在法庭上的证词，考夫曼家族要求所有的督导做出选择，断绝与霍顿的关系，否则取消他们的督导资格。当然，Son-Rise 的 CEO 布林·霍根在法庭上否认了这种带威胁性的说法。这让作证的督导非常受伤，她在接受博雷尔的采访时表示，既然 Son-Rise 的理念是无条件地爱和接纳，那为什么不能容忍这种情况呢。考夫曼家族是不是只对组织内的核心成员才会给予爱和接纳，而不容忍任何违背他们自己商业利益的行为？后来考夫曼家族与霍顿达成庭外和解，和解的细节外人就无从知晓了。2013 年，霍顿还是接受考夫曼家族的资助，发表了上文提到的第一篇关于 Son-Rise 有效性的文章。

Son-Rise的批评与被批评

曾经有人将孤独症领域比作江湖。由于目前孤独症生物学机制不清楚，也没有治疗方法，因而诞生出种种高深莫测的方法。每一个方法的倡导者好像都是剑客高手。他们自己不直接去对决，却在那些无辜的孩子和绝望的家长身上舞刀弄棒，血淋淋地、针锋相对地相互攻击。他们对许多干预方法的推广都是以批评其他的干预方法开始的，而且往往一直批评下去。

Son-Rise对ABA的批评

没有资料表明，Son-Rise 是在批评 ABA 的基础上发展起来的，但是 Son-Rise 对 ABA 的确有强烈的批判。在 Son-Rise 看来，ABA 将孩子训练成机器。2010 年，他们制作了一系列视频，让两个人分别扮演 ABA 和 Son-Rise 直接对话。在视频中，ABA 被装扮成一个死板的"书呆子"，而 Son-Rise 由劳恩直接扮演，是一个活泼的"山羊胡子"。视频中，"山羊胡子"问道："你是希望自己的孩子能够盲目遵从 25 条设定好的行为规则，还是希望他与别人建立更多的联系？"

这个丑化 ABA 的视频引起了大家的强烈反感。包括孤独症之声、孤独症干预科学协会和英国的孤独症研究会（Autism Research）都给考夫曼家族发公开信，指责他们歪曲 ABA 这门科学，误导家长。他们指出，Son-Rise 在视频中，将 ABA 的干预方法等同于某些 DTT 早期的技术，描述得刻板而无趣。

Son-Rise的倡导者对地板时光和RDI的批评

Son-Rise 的倡导者在其网站上认为 Son-Rise、RDI 和地板时光都是源于发展主义学派的干预方法，所以对 RDI 和地板时光表示尊重。

地板时光和 Son-Rise 有一个相似之处就是：以孩子为中心，跟从孩子。地板时光是由著名的儿童精神病学家斯坦利·格林斯潘（Stanley Greenspan）博士发展起来的。

地板时光强调跟从孩子天生的兴趣，以他们的喜好为主导介入他们的游戏中，把他们在自己世界里的重复行为转变成互动游戏。比如孩子喜欢反复开关门，你就站在门后跟他玩捉迷藏。这样做的目的是让孩子体会与人互动的乐趣，逐步增加孩子与教育者交流的回合数。

在这种跟随中，地板时光也强调要有合适的引导，而不是一味地跟随孩子，形成一种跟随—引导相结合的模式，就是所谓"开 / 关的交流模式"。

在 Son-Rise 倡导者看来，地板时光的这种做法并没有以孩子为中心。Son-Rise 强调完全跟随孩子。比如，对于同一个互动环节，孩子不想继续互动了，地板时光会想办法延续这种互动，而 Son-Rise 会跟从孩子的意愿。

Son-Rise 网站指出，RDI 的方法过分夸张地回应孩子的社会性互动

（比如眼神互动），那样就会像 ABA 方法一样带来强化效果，在 Son-Rise 看来，这种夸张性的回应是不可取的。

所以，在 Son-Rise 倡导者看来，尽管三者都是基于发展主义学派的原理，地板时光和 RDI 都没有完全以孩子为中心，解决不了孤独症的核心问题。

RDI对Son-Rise的批判

我没有找到地板时光是怎么评价 Son-Rise 的，但是在 RDI 的网站上倒是有一位妈妈的经验分享，那位妈妈狠狠地批评了一通 Son-Rise。在文章中，那位妈妈说家长一天七八个小时将孩子关在特设的房间中进行 Son-Rise 干预，孩子没有家庭生活，也没有社交活动。而且 Son-Rise 只提供一些碎片化的建议，没有任何的总体方案，也没有指导手册。它强调眼睛对视，一味跟随，庆祝每一个可能的社交互动，发展的语言也是没有意义的语言。

不过，RDI 本身也不是以科学数据为基础的方法。RDI 和 Son-Rise 方法孰是孰非，交由倡导者们自己去评说。至于 Son-Rise 到底怎么样，我也希望家长和业界有一个自己的评说。

灵异治疗方案：
为了治愈你最爱的孩子，你愿意走多远？

《马背上的男孩》和《远山远处》

"为了治愈你最爱的孩子，你愿意走多远？"这是 2009 年出版的畅销书《马背上的男孩》和基于这本书制作的纪录片《远山远处》中给所有父母，特别是孤独症儿童的家长的一个灵魂之问。

若菀在 3 岁的时候被诊断有孤独症，他少言寡语，经常无缘无故、无休止地哭闹，7 岁时依然不会自己上厕所。父母尝试了他们所能尝试的当时流行的生物疗法和刚刚开始流行的 ABA 方法，若菀依然没有从孤独症中走出来。

若菀的爸爸是一名驯马师。有一天，他们发现若菀与马有着天然的亲密关系，他躺在马背上，突然冒出了一句："这马很温和。"若菀的爸爸同时也从事旅游体验写作，经常到处旅游。他曾经见过萨满宗教仪式中救治病人的情况，因此联想到，马和萨满相结合，将是治愈若菀孤独症的良药。能完美地将马和萨满结合在一起的国家，只有远在东方的蒙古国。

为了治愈儿子的孤独症，若菀的爸爸妈妈愿意穿过半个地球，从美国的得克萨斯飞到蒙古国。同行的还有一位年轻的摄影师和制片人米歇尔·奥赖恩·斯科特（Michel Orion Scott）。

米歇尔用他的镜头记录了若菀一家在蒙古国旅行的点点滴滴：若菀一如既往地、无休止地哭闹，一家人在荒野中长途跋涉、翻山越岭，当然，最重要的是若菀被萨满"治疗"的过程。

四个星期的旅行之后，马和萨满并没有治愈若菀的孤独症，而是治愈了一家人的心灵，让他们更加接受了儿子的孤独症，学会了与孤独症共存。"cure"和"heal"都译为治愈，但"cure"是治愈疾病的意思，而"heal"更多的是治愈心灵创伤的意思，所以整部纪录片、整本书，都用的是"heal"而不是"cure"。

一场充满灵异的旅程

今天，在定义孤独症的时候，我们说它是一种神经多样性的体现，因而"治愈"这两个字并不适用于孤独症。但是，在开始制作这个纪录片的 2007 年，治愈孤独症有巨大的市场需求，特别是包括禁食、螯合和增加各种补充剂的生物疗法，非常盛行。此时，对孤独症儿童的主要应该以教育干预治疗为主的理念还没有完全被接受。

如果说当时的生物疗法还是基于错误的理论和数据的伪科学方法，那么《马背上的男孩》和《远山远处》的主人公所追求的大概就是巫术了。

整个过程都充满着灵异色彩，甚至包括若菀父母的相遇和若菀的出生，似乎都是某个神灵的安排。若菀的爸爸是英国人，当时正在印度旅行；妈妈是一位教育心理学教授，当时是美国加州大学伯克利分校在读研究生，正在印度做心理学研究。根据书中的记载，妈妈当时婚内出轨，刚刚离婚，出轨对象也在离婚中，他们马上就能"双宿双飞"。爸爸第一眼看见妈妈就求婚了，而神奇的是，妈妈也马上同意了。书中还记载，若菀是早产儿可能也是神灵的安排，他在父母相遇的 7 周年纪念日那天出生。若菀一家住在得州乡下，爸爸是驯马师，但让若菀与马产生特别关系的却是邻居家的马。

萨满教是在原始信仰基础上发展起来的一种民间信仰活动，萨满则是萨满教的巫师，具有通灵的能力，能通晓过去、预知未来，还能治病救人。若菀一家的蒙古国之行，主要就是寻找"大能的萨满"，望其能治愈若菀的孤独症。

在整个旅行中，他们先遇到九个萨满，之后遇到一个据说最大能的萨满。这些萨满给若菀治疗的同时，提出了关于若菀孤独症的三种解释。

1. 在若菀妈妈怀孕时，有黑暗物质进入了妈妈体内，造成了若菀的孤独症。解决的方案就是在蒙古国的圣湖边上，若菀面对家乡的方向，裸露下体，众目睽睽之下，用圣水洗净黑暗物质。爸爸则需要接受萨满的鞭打，而且不得喊叫。这一切都被摄像机记录了下来。治疗当然是立竿见影，还在抓狂哭泣的若菀马上兴高采烈，还和萨满们做起了游戏，亲密地与蒙古国的小朋友拥抱、玩耍，并且第一次坐在马桶上。

2. 若菀家里的上几代中没有被满足的灵魂抓住了若菀。经过审核，他们认为这个灵魂是若菀的太姥姥，她早年丧子，中年丧夫，有躁郁症。萨满为若菀发功，晚上，从来都记不住自己做了什么梦的若菀妈妈，竟然清晰地梦见姥姥松开了原本抓住儿子的手，笑着离开，于是若菀又一次被治愈了。

3. 最后一个萨满是在蒙古国北部的驯鹿民族被找到的。他经过一夜与神灵的交流，发现若菀生来是一个萨满，三年后，若菀的孤独症就会消失，若菀可以成为真正的萨满。本来若菀到达蒙古国后拒绝骑马，但在大能萨满的治疗下，若菀喜欢上了骑驯鹿，他的很多抓狂的行为都消失了，社交行为也出来了，而且他展现了许多天才行为。最神奇的是他自己脱下裤子，在河边上厕所——这可是他第一次没有将便便拉在裤子里。

除了这些灵异事件，这本书和这个纪录片一开篇就表明，若菀的爸爸将儿子的孤独症认为是自己的耻辱，是自己将不好的东西遗传给了儿子。也许由于自己的偏见，也许由于遇见了一个不好的应用行为分析师，若菀的爸爸在书中对应用行为分析的描述简直到了邪恶的地步，"行为分析师刻板到每天来干预的时间都一模一样"。

给你一百万，你愿意为最爱的孩子走多远？

纪录片和书中一个最大的疑点就是，若菀的妈妈是加州大学伯克利分校的心理学博士、得州大学奥斯汀分校的教育心理学教授，这样的学术背景，很难理解她会相信萨满的孤独症解释。书中写到，若菀的妈妈一直抗拒这场旅行，夫妻俩甚至多次争吵。那么，是什么让教育心理学教授改变想法，相信萨满的那些孤独症解释呢？

其实正如纪录片和书中不止一次提到的，这个故事本身不是关于孤独症的故事，而是关于旅行、关于如何疯狂体验人生的故事，孤独症正好成为其中的一个卖点而已。

2009 年 4 月 14 日，利特尔 & 布朗出版社宣布若菀爸爸的书《马背上的男孩》正式出版，《纽约时报》报道了这一事件。

根据《纽约时报》的报道，作为一位旅游体验作家，在若菀刚刚被诊断时，若菀的爸爸就希望有一本书告诉家长，即使是孤独症家庭也同样可以拥有冒险的生活经历。于是他制订了一个 37 页的旅游写作计划，向出版社推销。

一般来说，出版社会告诉作者，"你先去体验吧，然后再谈"，但是利特尔 & 布朗出版社代表迈克尔·皮奇（Michael Pietsch）认为，若菀爸爸的计划与众不同，"不管他们蒙古国之行的结果如何，这本书一定很精彩"，会成为畅销书。于是，出版社预付了 100 万美元，支持若菀一家的旅行。

最终，若菀一家的旅行大获成功，出版社也大获成功，书还没有付印就收到了 15 万本的订单。就像迈克尔·皮奇指出的，"这本书提供的兴奋点相当丰富——孤独症的治愈，艰难的旅行，而最重要的是，这本书充满爱，充满了父母对孩子无私的爱。哪怕仅仅只看目录，就足够令人神往"。

尽管其中的内容受到很多学者和医生的质疑，但是这本书和这个纪录片成功了，出版社赚了，若菀爸爸也陆续推出不同的书，开创了一个基于马术的干预方法，并建立了一个干预基地。

也许，关于这段神奇旅行的灵魂之问应该改成：给你一百万，为了治愈你最爱的孩子，你愿意走多远？

辅助治疗：重度孤独症少年
写出畅销书——30年前的谎言

重度孤独症少年和畅销书作家似乎是两个相距太远的名词，然而，日本一位有重度孤独症的 13 岁少年东田直树在没有语言、日常理解困难的情况下，却"写"出了一本畅销书，书中描绘了重度孤独症人士丰富的内心世界，让世人惊叹，并在孤独症孩子的家长中间掀起讨论热潮。

东田直树的"写作"有可能是通过一种名为辅助者交流①（Facilitated Communication，FC）的方法完成的。"辅助者交流"是一种早已被科学界认为没有根据的沟通方法，但一直以来争议和诉讼不断，很多医生、社工和法律工作者均有自己的立场，但核心问题是，孤独症人士使用"辅助者交流"所表达的内容，究竟是他们自己的意图，还是那些辅助者附加于他们的想法？"辅助者交流"是科学的方法还是骗人的"通灵术"？

所有人都想要答案

"啪"的一声，一盒牙签掉在地上。82，82，82……总共 246 根。1988 年的电影《雨人》中，几乎没有交流能力的重度孤独症人士雨人在几秒钟之内就数出了一整盒牙签的数量。所有人都惊叹，他是怎么做到的？

李连杰和文章主演的孤独症题材电影《海洋天堂》中，文章饰演的大福看着艳阳高照的天空，突然高兴得鼓起掌来，旁边的玲子不断地问

---

① 注：本文将辅助交流（FC）译为"辅助者交流"，以区别于扩大和替代沟通（Augmentative and Alternative Communication，AAC）的辅助沟通系统。

他："大福，你为什么鼓掌啊？"大福依然看着天空鼓掌，没有回答。

在根据真人故事改编的电影《喜禾》中，孤独症男孩喜禾在学校愤怒地掀翻了桌子，东西掉了一地，同学丁丁过来帮他捡起来，喜禾反倒咬了丁丁一口，留下深深的牙印。大多数观众此时都会一脸错愕，这孩子怎么就咬人了呢？

不仅观众希望雨人、大福以及喜禾能告诉大家为什么他们会这样，在生活中，孤独症人士的亲友和研究者们也不断地在问"为什么"。他们为什么总是晃手指？为什么总是重复别人说的话？为什么总要把玩具排成队？

孤独症谱系障碍人士，尤其是那些没有语言交流能力的重度孤独症人士如果能够回答这些问题，就能帮助社会了解他们的需求，从而给他们提供更好的帮助和支持。东田直树就回答了很多这样的问题。

作为一个重度孤独症少年，东田直树没有语言，理解能力也欠佳，还有各种刻板行为。但是，他似乎也有丰富的思想和表达欲望，孤独症像一个囚笼，把他给牢牢地关起来，无法与外界交流。

2005 年，13 岁的东田直树在妈妈和老师的帮助下，使用一种"字母格"的书写工具，回答了 58 个与孤独症有关的问题，集结成书出版，书名为*自閉症の僕が跳びはねる理由*。2013 年，一位孤独症儿童的父亲，爱尔兰作家大卫·米切尔（David Mitchell），将该书翻译成了英文，名为 *The Reason I Jump: The Inner Voice of a Thirteen-Year-Old Boy with Autism*。该书的英文版很快成为畅销书，并被翻译成 30 多种文字。2016 年，在壹基金的支持下，这本书被翻译成中文《我想飞进天空》。书中那个重度孤独症少年的自我描写，让大家理解了重度孤独症人士的内心世界，开始明白为什么他们有那么多看似怪异的行为。

《我想飞进天空》感动了千万人，也让绝望中的父母看到了希望。

被誉为康复效果最好的美国著名孤独症人士，也是孤独症权益倡导者——天宝·格兰丁曾大力推荐这本书。作为高功能孤独症人士，她将自己的成长历程写成自传，这本书被拍成电影，在全世界引起巨大反响。她认为，东田直树的描述和自己的感觉很像，这本书确实是他在表达自己的内心。

然而，也有人提出了疑问：基本交流都无法完成的重度孤独症人士真的能够写书吗？孤独症研究者和孤独症孩子家长就此展开了讨论。有人认为，东田直树的所谓写作不过是一种辅助者交流罢了，所谓他的心声，只是辅助者（facilitator）的意志。

从书中来看，13 岁的东田直树语言使用成熟、逻辑思维清晰，对许多知识的掌握、理解和思考，甚至远远超出了普通同龄人的水平，书中结束部分对于死亡感觉的描述更是令人叫绝。在书里，这个少年不是重度孤独症男孩，而是一个超常少年。

社交媒体上出现越来越多的质疑声音。事实上，早在 2014 年，两位孤独症专家黛博拉·费因（Deborah Fein）和神尾叶子在对照了日文版和英文版，确定翻译准确之后，强烈质疑这本书不是东田直树写出来的，而是"辅助者交流"的作品。东田直树和家人在纪录片和其他采访中认为，这是东田直树"在辅助条件下的手指写作"（facilitated finger writing），天宝·格兰丁在推荐这本书时，也认为不是"辅助者交流"的写作。但资料显示，东田直树的写作速度很慢，800 字需要写两天，他写作的时候，妈妈总是在旁边，或握着他的手，或抚着他的背，看起来确实很像"辅助者交流"。

神奇的"辅助者交流"

目前，主流科学界认为，"辅助者交流"的有效性没有科学依据。

美国儿童和青少年精神病协会、美国儿科学会、美国言语语言听力协会等权威组织都对这种方法表示质疑，认为采用这种方法更多的是表达辅助者的想法，而并非使用者的意愿。

"辅助者交流"的出现是特殊历史时期的产物。

20 世纪 70 年代，在西方国家，残疾儿童依然遭受歧视和虐待，他们往往被送入所谓的集中康复医院，与世隔绝，得不到任何教育，居住条件也十分恶劣，甚至受到非人的待遇。当时，在澳大利亚的圣尼古拉医院，有一个名为安妮·麦当劳（Anne McDonald）的残疾儿童，她患有严重脑瘫，不能自主行走，不能说话，也不能自主进食，并被诊断有严重的智力障碍。安妮在 3 岁的时候被送进这家医院，十几年没有得到教育和照顾，甚至吃不饱饭。1977 年，16 岁的安妮瘦骨嶙峋，体重只有 12 公斤。

这时，特殊教育教师罗斯玛丽·克罗斯利（Rosemary Crossley）来到了圣尼古拉医院。她宣称，包括安妮在内的 12 名残疾儿童，不但没有智力障碍，有的还很超常，有很强的交流能力——他们的交流方式不是用口语或者手语，而是使用新型的辅助者交流方式，即辅助者交流。这套方法由克罗斯利综合 20 世纪 60 年代以来出现在几个国家的辅助者交流方式而成型，具体操作形式是，没有语言交流的残障人士在辅助者的帮助下——由辅助者握着他们的手或扶着他们的肩膀，用"字母格"一类的书写工具敲打出自己想说的话。安妮在克罗斯利的帮助下，表达了自己想离开圣尼古拉医院的强烈愿望。尽管院方和家长都不认为安妮有这个表达能力，但是克罗斯利打赢了官司。安妮离开医院后与克罗斯利同住，最后还在辅助者的陪同下，完成大学学业。

严重残障的儿童表现出超常的智力和强大的交流能力，这个故事本身已经足够励志，加上医院对残疾儿童的虐待以及克罗斯利的爱心奇迹，让"辅助者交流"蜚声四起。克罗斯利也成为"辅助者交流"的开创者。

1989 年，教育学者道格·比克伦（Doug Biklen）博士在克罗斯利中心学习了"辅助者交流"技术，随后将该技术引入美国。比克伦博士对此进行了一系列研究，并于 1992 年在雪城大学建立了"辅助者交流"研究院，大规模培训"辅助者交流"的辅助者。同时，比克伦博士更新了自己对孤独症的认识，他认为，孤独症是一种"运动障碍"，像囚笼一样困住了孤独症人士，让他们口不能说，手不能指，无法完成自己想完成的动作与行为。但是通过"辅助者交流"打字，在辅助者的帮助下，孤独症人士大多数表现出很高的智力水平，能够表达深刻的思想。

20 世纪 90 年代初，美国的孤独症家庭刚刚从"冰箱妈妈"理论的荒谬指责中解脱出来，应用行为分析还没有成为主流的干预方法，各种干预、治疗方法"百花齐放"。比克伦博士在这样的背景下带着"辅助者交流"出现在家长的视野里。辅助者们告诉家长，孩子不但没有智力障碍，没有残疾，还能够交流，这真是振奋人心。许多家长因为"看见"自己的孩子第一次说"我爱你，妈妈"而痛哭流涕。

"辅助者交流"给孤独症儿童，尤其是重度孤独症儿童的父母带来了震撼和期待。他们开始相信自己孩子的潜能，期待奇迹发生，期待在辅助者的帮助下，孩子们能够打破孤独症这个枷锁，正常地学习，成为顶尖的人才。

2022 年 5 月，在美国佛罗里达罗林斯学院的学生毕业典礼上，伊丽莎白·邦克（Elizabeth Bonker）作为学生代表的发言很有感染力。据她发表在罗林斯学院的自我介绍，以及 2012 年她母亲代替她发表的 TED 演讲所述，她出生时是个普通的孩子，15 个月的时候失去了语言，然后在耶鲁大学医学院被诊断有孤独症。从大概 6 岁开始，她开始练习即时提示方法（Rapid Prompting Method，RPM），并通过辅助者进行交流和学习。（RPM 被认为是辅助者交流的翻版，其实是为了规避对辅助者交流的否定。）从此，伊丽莎白的人生一路开挂。她的 IQ 本来是 69，通过 RPM 交流，6 岁的她，IQ 测出来是 164，还能明白什么是社会养老系统这么复杂的问题。当她被要求拼写一个以 A 开头的单词时，这个 6 岁的孩子没有拼写 Apple（苹果）这样的普通单词，而是拼出了 Agony（极大的痛苦）这么生僻的词。当被问到她是怎么知道这些的时候，6 岁的伊丽莎白回答道："我一直在听啊。"9 岁的时候，伊丽莎白就学会了写诗，最后还出版了一本书。

一个没有语言交流能力，整天可能都有行为问题的小姑娘，原来一直在靠倾听大人的谈话而学习，一夜之间，她成了天才中的天才。许许多多这样的励志故事让"辅助者交流"风靡全美。然而，关于辅助者交流的有效性尚未有结论，很多家长却因为让孩子通过"辅助者交流""开口交流"而麻烦缠身，甚至身陷牢狱之灾。

"辅助者交流"制造的冤假错案

1993 年的纪录片《安静的囚徒》（Prisoners of Silence）记录了几个孤独症家庭在开始使用辅助者交流之后遇到的麻烦。其中之一是戈拉尔迪（Gherardi）一家。北卡罗来纳州 17 岁的马修·戈拉尔迪（Matthew Gherardi）是一位重度孤独症青年，学校从 1991 年开始给他提供"辅助者交流"服务。一夜之间，马修从只认识 15 个单词，飞跃到"阅读"莎士比亚的著作，从学校带回家的作业由 1 加 1 等于 2，变成了一元二次方程。几个月后，戈拉尔迪一家突然被警察和社工包围，原来，马修通过"辅助者交流"指控父亲性侵自己，戈拉尔迪先生因此被迫在调查期间和自己的儿子保持距离，在朋友家里借住了 6 个月之久。

缅因州贝齐·惠顿（Betsy Wheaton）家的故事更是引起了广泛的关注和媒体报道。1992 年，16 岁的重度孤独症女孩贝齐在学校安排的语言治疗师，同时也是辅助者詹尼斯·博因顿（Janyce Boynton）的帮助下开始交流。然而好景不长，贝齐开始出现攻击詹尼斯的行为问题，这让詹尼斯觉得贝齐家里一定发生了什么。几个月后，詹尼斯报警，说贝齐通过"辅助者交流"告诉她，家里的所有人，包括爸爸妈妈哥哥和祖父母每个人都对贝齐进行了性侵。于是，警察立刻将贝齐从家里带走，尽管体检结果没有发现任何异常，但贝齐父母还是被法庭起诉。

哈佛大学教授霍华德·谢恩（Howard Shane），是波士顿儿童医院的语言障碍专家、扩大和替代沟通（AAC）的奠基人之一。他广为人知的工作是帮助残障物理学家史蒂文·霍金设计了替代沟通工具，让全世界都能听到霍金的声音。

在法庭上，贝齐父母将谢恩教授请过来帮忙作证。他设计了一个简单的双盲实验：给贝齐看一张图片，给詹尼斯看另一张一样或者不一样的图片，然后让贝齐通过"辅助者交流"说出图片的内容。意料之中，当贝齐和詹尼斯看的图片一样的时候，贝齐回答的都对，而当两人看的图片不一样时，贝齐回答的都是詹尼斯看见的图片。法庭因此判定，贝齐没有能力表达自己的想法，所有的想法都是詹尼斯的，贝齐关于被家人性侵的指控全部不实。

该纪录片中提到，比克伦博士的研究表明，高达 30% 的重度孤独症人士通过"辅助者交流"控诉他们曾经被父母、兄弟姐妹或者其他看护人性侵，但辅助者从来没有被控诉过。

越来越多的科学家在研究的基础上对辅助者交流提出了质疑和控

诉，其中包括伯纳德·瑞慕兰博士（1928—2006 年）。瑞慕兰博士一度相信"辅助者交流"的有效性，但在 1993 年接受《纽约时报》采访时，他同样提出了质疑，并提到当年至少有 25 个家庭被"辅助者交流"的辅助者控诉家里的父母性侵自己家的孩子。

维基百科网站上有个词条，列举了历年来由"辅助者交流"的辅助者指控的各种性侵案件，性侵儿童在美国是最严重的罪行之一，一旦被指控性侵未成年人的罪名成立，当事人可能会被判以重刑，并会一辈子背负性侵者的恶名。由此可想，如果被错误地控诉，尤其是被自己深爱的残障孩子错误控诉，是多么伤心而可怕的经历。这些性侵案件大多在经过与谢恩博士设计的类似的双盲实验后被撤销。

"辅助者交流"无效的定论

在 1993 年和 1994 年，学术界很多研究者都对"辅助者交流"进行了双盲实验，所有结果表明，通过"辅助者交流"表达出的并不是重度孤独症人士真正的想法，辅助者借用"辅助者交流"剥夺了重度孤独症人士的交流机会，代替他们进行虚假交流。但是，比克伦博士和"辅助者交流"的追随者们却不认同这些实验的结果。他们认为，重度孤独症人士只有和辅助者在一起的时候，才能安静舒适地进行交流。在双盲实验的条件下重度孤独症人士压力倍增，信心下降，无法"正常"交流。而且，双盲实验一般只是对物品命名的实验，这不是重度孤独症人士所擅长的。比克伦博士坚持，重度孤独症人士有能力描述物品，却不一定能够命名。

比克伦博士和"辅助者交流"的追随者，还进一步指控设计双盲实验的谢恩博士等人，认为他们压迫、歧视残疾人士，以他们自己的狭隘、古板、恶劣和嫉妒心，否认残疾人士的特殊能力。

这些实验结果让很多家长、老师，甚至整个孤独症社区刚刚燃起的希望破灭了，但是，最绝望的可能是詹尼斯·博因顿和纪录片《安静的囚徒》中提到的玛丽安·皮萨斯（Marian Pitsas）这样的"辅助者交流"实践者。他们怀着美好的意愿，接受培训，帮助这些身处绝望的重度孤独症人士，并一度相信，凭借自己的努力已经将这些重度孤独症人士从囚笼中解救了出来。他们发现了重度孤独症人士的能力，有的甚至是天才。然而，在强大的事实面前，他们也不得不承认，重度孤独症人士通过"辅助者交流"所表达的内容，其实都是辅助者的潜意识，与孤独症人士本身的意愿无关。

除了交流的内容本身，研究者们对重度孤独症人士的打字交流还提出了更多的疑问：如果重度孤独症人士能够有如此好的交流能力，为什么不能自己打字？为什么需要一个特别的、经过培训的辅助者？为什么大多数重度孤独症人士打字时根本不看键盘？

对于这一点，支持者和质疑者也展开了辩论。比克伦博士认为孤独症的障碍，首先是运动障碍，所以需要辅助打字，但瑞慕兰博士指出，很多接触"辅助者交流"的重度孤独症人士有不错的精细运动能力，"一个能够从地上捡起一小片薯片的孤独症人士，不能自己打字，显然无法令人相信"。

支持者认为，经过训练的辅助者也是"辅助者交流"的关键，他们能够让重度孤独症人士感到舒适，让孤独症人士慢下来，整理自己的思维；质疑者则认为，最能让孤独症人士感到舒适的难道不是父母和家人？如果孤独症人士能够打字，进行高水平的交流，最好的辅助者应该是父母，而不是刚认识不久的辅助者。

对于孤独症人士在使用"辅助者交流"时用一个手指打字且不看键

盘的争议，支持者认为，普通人也有能力不看键盘打字，但质疑者称，普通人的盲打键盘是协调多个手指并参照按键的相互位置而实现的，任何人，包括重度孤独症人士，都不可能不看键盘，用一个手指头打字。

那么，"辅助者交流"的辅助者们都在撒谎吗？也并不完全是这样。谢恩博士等人的研究认为，辅助者交流的交流方式其实是类似意识运动反应（Ideomotor Response）的潜意识行为，那些打字板相当于通灵板（Ouija board），或者是中国传统的"笔仙"游戏。

国内知识社群"知乎"上 ID 名为"Vosch"的用户认为，"相信通灵板的人觉得这是灵性作用，属于超常现象或超自然的范畴，但科学界普遍认为这是一种控制通灵板的目前不能做出解释的无意识活动，是一种心理现象，称作观念运动作用（Ideomotor Effect）"。"辅助者交流"的辅助者们就是在这种观念运动状态中，指挥着重度孤独症人士的"交流"，自己却不知道。

谢恩博士等人进一步认为，通过"辅助者交流"所报告的重度孤独症人士虐待案例中，几乎都是性虐待，而且施虐人都是父母兄弟和看护者，但同样是亲密接触者，从来没有辅助者被控诉为施虐人。这很有可能是辅助者在接受培训时，有一种先入为主的感觉，似乎重度孤独症人士都会受到虐待，而且以性侵为主。

在事实面前，之前控诉孤独症女孩贝齐被性侵的辅助者詹尼斯·博因顿无法否定谢恩博士的结论。她自己放弃了"辅助者交流"，也说服学校放弃这种方法，并且长期和谢恩博士等人联系，宣传"辅助者交流"的危害，反对"辅助者交流"，还与人成立网站，专门揭露"辅助者交流"的本质。

根据美国《大西洋月刊》的报道，1994 年，美国心理学会首先宣布，"辅助者交流"没有科学证据，并且"辅助者交流"对被辅助者有"人权侵犯"。很多专业协会，包括美国言语语言听力学会、美国儿科学会、美国扩大和替代沟通协会、美国儿童和青少年精神病学会，甚至美国联邦贸易署都宣布"辅助者交流"无效。"辅助者交流"剥夺了重度孤独症人士发展自主交流能力的机会，同时，虚假地夸大了他们的能力，让他们接受不适合自己能力的教育，对他们来说，更多的是伤害，而不是帮助。

"辅助者交流" 的形式翻新

在"辅助者交流"之后，人们对寻找重度孤独症人士与世界交流方式的努力，并没有停止。使用扩大和替代沟通（AAC）进行的交流就被证明是真正有效的、由孤独症人士自己进行的交流。其中，图片交换沟通系统（Picture Exchange Communication System，PECS）用来鼓励语言交流能力不足的个人，特别是有孤独症的儿童，通过直观的图片进行交流，帮助他们发展语言和交流能力。基于触屏技术的发展，物理图片已经转移到电脑、平板电脑或者智能手机上，这些设备可以存储更多的图片，也更容易操作，被广泛地使用。

在开始的时候，儿童需要辅助才能使用 PECS，但这种辅助更多的是提示，随后辅助会慢慢地撤除，儿童实现自主交流。随着能力的发展，很多孤独症人士还可以直接在平板电脑上打字，用一种比单纯的口语更直观的方式交流。当然，这种触屏技术的应用，也要与他们的交流能力相匹配。

"辅助者交流"的支持者，包括比克伦博士，其初衷是希望提高孤独症人士的自主交流能力。他们尽管饱受批评，也没有完全放弃努力。比克伦博士在雪城大学创立的"辅助者交流"研究院依然存在，只是改名为交流和融合研究院，在他们的网站上，同样还有"辅助者交流"的信息。2006 年，比克伦博士被提拔为雪城大学教育学院的院长，直至

2014 年退休。

科学界对于"辅助者交流"的讨论也并没有停止，美国精神医学学会等组织每隔几年都会邀请学者发表有关"辅助者交流"的综述文章，评估其科学性。在谷歌学术上搜索发现，1995 年、2001 年、2010 年、2014 年和 2018 年都有学者做了评估"辅助者交流"的综述文章。当然，这些综述文章无一例外地证明，"辅助者交流"没有科学证据，不是一种有效的孤独症儿童干预方法，也不是一种有效的交流方式。

但"辅助者交流"并没有完全消失，拥护者们很多是孤独症人士的家长，他们那么希望能够和自己的孩子交流，"辅助者交流"的美好幻想对他们来说是那样真实。

除了雪城大学，北艾奥瓦大学从 2014 年开始每年组织两天的"辅助者交流"培训班，直到 2018 年，在反对声中将其取消。2019 年 12 月，美国宾夕法尼亚州还有家长因为孩子没有得到"辅助者交流"服务而将学校告上法庭。

2015 年，与"辅助者交流"有关的一起性侵案件轰动整个孤独症社区。以往都是"辅助者交流"的辅助者控诉重度孤独症人士被家人性侵，这次是被辅助的残疾人士的家庭状告辅助者。罗格斯大学纽瓦克分校的哲学教授，41 岁的安娜·斯塔布菲尔德（Anna Stubblefield）是一位"辅助者交流"的辅助者。她的辅助对象是 30 岁的重度脑瘫人士 D.J.。有一天，安娜突然宣布，她和 D.J. 恋爱了，并且曾经多次发生性关系。她要抛弃丈夫和两个孩子，与 D.J. 结婚。事情曝光后，安娜被判 15 年徒刑，2018 年得到从轻发落。

2018 年，约翰·霍普金斯大学计算生物学教授史蒂文·萨尔兹伯格（Steven Salzberg）在《福布斯》（Forbes）上发文，直白地批评"辅助者交流"侵犯人权，是一种危险的伪科学。同时，他认为，"辅助者交流"在 1994 年被学界抛弃之后依然存在的原因就是人们对重度孤独症人士抱有美好的幻想。

纽约软件工程师和专栏科普作家，大卫·奥尔巴赫（David Auerbach）则更加尖锐，他 2015 年在《石板》（Slate）上发文，直接指出，"'辅助者交流'是一种狂热的洗脑，不会消失"。

堪萨斯大学的杰森·C. 特拉弗斯教授（Jason C. Travers）担心"辅助者交流"可能会被改头换面，重新包装。出于同样的担心，费城的德雷塞尔大学曾经在 2023 年 2 月专门举办过一个专题研讨会，指出"辅助者交流"已被重新命名为"支持性打字"（supported typing）、即时提示方法和拼写交流（Spelling to Communicate）。研讨会的另一个目的是希望家长、教育部门和公众区分"辅助者交流"和 AAC。

鉴于此，耶鲁大学医学院的神经学者，以批评伪科学著名的"以科学为基础医学"（Science-based Medicine）网站发起人和主编史蒂文·诺维拉（Steven Novella）指出，距离"辅助者交流"在 20 世纪 90 年代初被学界否定已经过去超过四分之一个世纪了，新一代的孤独症儿童家长已经忘记或是不知道当年的争论，特别是现在的极端神经多样性人士，认为孤独症人士都有特殊才能，抨击家长不给孤独症孩子机会，也在将"辅助者交流"归入 AAC 一类，所以他每年要写一篇文章，让那些家长和老师等不被所宣传的"辅助者交流"的神奇误导。

结束语

《我想飞进天空》这本书究竟是谁写的？目前并没有更多证据表明东田直树在使用"辅助者交流"，虽然很多迹象看上去很像。

写这篇文章并不是为了质疑该书的内容，无论如何，书中的很多信息对家长、教育者和普通大众理解孤独症人士有很大的帮助。书中描述了很多孤独症人士的行为，他们晃手、大叫大喊、一遍遍地重复相同的话题，他们挑食、鹦鹉学舌、不停地转圈，晚上迟迟不肯入睡……作者试图告诉大家，他们不是有意为之，只是无法控制自己。指责、歧视甚至惩罚都无助于改善他们的行为，他们需要的是得到更多的尊重、理解、支持、耐心和宽容。因此，我们并不全面否定《我想飞进天空》这本书的内容，也不希望大家由此丧失对孩子的信心、期盼，以及美好的期许。就像这本书提倡的，每个人都有自己的未来，"永远不要放弃他们"。

希望每个受孤独症困扰的孩子都能得到科学的干预，家长们不被各种花里胡哨的"神奇疗法"蒙骗。我们要相信，每一个孩子都能够按照自己的方式成长，但并不是每个孩子都会成为东田直树。对于孤独症儿童的家长来说，我们都不需要因为没有将孩子培养成天才而懊恼，只要努力帮助孩子达到自己能够达到的高度，尽量做到自理自立，就是最好的教育。

至于那本书到底是谁的声音，也许并不重要。

致谢：原文始发于"知识分子"微信公众号，责任编辑崔筝。本文在成书时更新了部分内容，同时将原文的"辅助交流（facilitated Communication）"改为"辅助者交流"。

第六章　请别为我哀悼，请别因我骄傲

又是一个清晨，你终于把原来的百叶窗换掉了，阳光透过窗户洒进来，满屋灿烂。这可能是工作这么多年来，第一个这么舒心的早晨。昨天向大领导做的工作汇报还挺成功。

几年来，你参与的项目不是做不出来，就是被中途砍掉，简直是一点成就感也没有。好不容易拿到一个重要的项目，你一头扎进去，没日没夜地重复试验，四个月过去了，却毫无进展。

自从上次陪朋友去听了美国资深科学家的讲座后，你也给朋友发过几次消息，却得不到回复。那四个月真的是暗无天日啊，工作没有进展，也没有人能谈谈心。

那天下午，朋友突然找来，说让你查查国外某个孤独症疗法的新闻。自从美国资深科学家分享了90%的治愈成功率后，一位妈妈连房子都卖掉了，孩子经过几个月高强度的治疗，不仅没有被治愈，反而被折腾进了儿科特护病房。朋友虽然对那神奇的方法也深信不疑，但是由于你当时的质疑，她也一直观望。

你们一起搜索了相关信息才发现，这个神奇的孤独症疗法在国外曾致儿童死亡，早就被禁止了。

朋友给孩子点了薯条，要了番茄酱，让孩子蘸着吃。孩子却抓了你盘子中的一些奶酪，将热热的薯条蘸着吃。朋友赶紧阻止，薯条只能蘸番茄酱，哪有蘸奶酪的道理。可是孩子根本不听，吃得津津有味。朋友放弃了劝阻，尊重了孩子自己的意愿，宽容了孩子的"胡作非为"。你忍不住也蘸了一下，热热的薯条，融化了奶酪，果然比蘸番茄酱好吃。

人人都用薯条蘸番茄酱，可是这个孤独症孩子却非要蘸奶酪。由此你想到，目前的项目不管是按照以前的经验还是文献中给出的方法，都必须采用方案 A，但为什么就不能用 B、C 或者 D 呢？看起来不靠谱的方法，并不一定就是不好的，就像薯条也能蘸奶酪一样。

你的项目从此进入开挂模式，领导尊重了你的想法，宽容了你似乎毫无道理的新方案，经过几个月，昨天终于通过了汇报，决定从实验室转入生产。大领导也记起来你就是之前带领同事做志愿者、被媒体报道的那个员工。

改变不了，那就与他和解，也是与自己和解，这样的生活，容易多了。

自主意愿的矛盾： "没有我们的参与，就不要做与我们有关的决定"

1953 年，也就是在脊髓灰质炎（小儿麻痹症）疫苗被研究出来的前两年，14 岁的爱德·罗伯茨（Ed Roberts）与家中其他兄弟 3 人全被感染，而爱德是最严重的那一个。在医院躺了 18 个月后，爱德的身体自脖子以下全部失去活动能力，只有两个手指头和几个脚趾头能够活动，他还需要借助体外呼吸机维持呼吸。顽强的爱德没有就此沉沦，两年后，他开始与老师连线学习，之后重新进入了校园，完成了高中阶段的学业。

意想不到的是，校长拒绝为他颁发高中毕业证，因为爱德无法完成学校要求的体育课程，也没有取得高中生应该取得的驾驶执照。这一无理要求也让爱德明白，作为残障人士，他必须为自己的权利发声。

在社区大学上了两年后，1962 年，爱德被著名的加州大学伯克利分校录取，成为该校第一位坐着轮椅并带着体外呼吸机的学生，从此他也成为争取自己的权利、倡导残障人士独立生活运动的第一人。

由于学生宿舍无法满足他的生活需求，在学校的支持下，他争取到将校医院的一角作为他的宿舍，就此推动了加州大学伯克利分校的无障碍建设。以此为模板，加州大学伯克利分校招收了更多的残障学生。之后，他不断为残障人士的权利发声，也为自己发声，参与社会变革。1975 年，爱德被当时的加州州长杰里·布朗（Jerry Brown）任命为加州康复部部长。

没有我们的参与，就不要做和我们有关的决定

玛丽·露·布雷斯林（Mary Lou Breslin）是加州大学旧金山分校教授，她发起成立了残疾权利教育及保障基金。和爱德·罗伯茨一样，玛丽在 7 岁的时候感染脊髓灰质炎，一条腿和一条胳膊失去了知觉，只能终生与轮椅为伴。在被许多学校拒绝后，终于有一所高中接收她入学，并且校长让学校的所有橄榄球队球员负责帮助玛丽在学校上下楼梯。尽管被一些高大的男同学抬来抬去让她感到尴尬，她也心存感激。但是，上厕所却成为一个难题，她只好一整天都不喝水，甚至少量进食。多年之后，她才明白，这其实不是她想要的。她更希望，能够有机会和校长一起做决定，告诉好心的校长，把她的教室安排在一楼，把学校的厕所大门改建得更宽敞一些，她自己就能够很好地在学校里学习了。而这一切并不影响其他同学的权利。

1998 年，伊利诺伊大学芝加哥分校教授詹姆斯·I. 查尔顿（James I. Charlton）的书《没有我们的参与，就不要做和我们有关的决定：残障的压迫和赋能》（*Nothing About Us Without Us: Disability Oppression and Empowerment*）出版了。据书中记载，詹姆斯最早于 1993 年从南非的两位残障运动领袖迈克尔·马苏萨（Michael Masutha）和威廉·罗兰（William Rowland）那里，听到了这句话。自从詹姆斯的书出版后，"没有我们的参与，就不要做和我们有关的决定"成为残障权利运动的一句响亮口号，成为残障人士"自我赋能，自主决定"的行动纲领。2004 年，联合国就专门采用了这句话作为国际残疾人日的口号。

布朗大学的伊莱·A. 沃尔夫（Eli A. Wolff）和路易斯维尔大学的玛丽·哈姆斯（Mary Hums）这两位专门从事体育管理的学者在 2017 年撰文指出：

1. "没有我们的参与，就不要做和我们有关的决定"是残障群体对长期被社会排斥、被剥夺权利的处境而发出的喊声。

2. "没有我们的参与，就不要做和我们有关的决定"是残障群体要求自己决定自己的命运而发出的喊声。

3. "没有我们的参与，就不要做和我们有关的决定"是残障群体争取自己权利的运动，是对整个社会长期系统性压迫残障群体的反抗。

4. "没有我们的参与，就不要做和我们有关的决定"是残障群体要求建立更加融合的社会环境、参与针对残障群体的政策法规制定的呼声。只有残障群体自己才能更好地明白自己的需求和利益，因而，他们应该也有能力领导建立一个合理的、不损害他人权利的、适合自己的环境。

5. "没有我们的参与，就不要做和我们有关的决定"要求残障群体不能被社会隔离，而是社会整体的一员。残障群体不仅要参与并领导有关残障权益制度的建设，还要参与到社会生活的各个方面，包括环境、教育、体育、医药、商业和法律等。大众不应该以偏见或者同情的目光看待残障群体，相反，社会全体成员应该是合作者，一起推动社会的融合和公平。

就像著名的"路沿缺口效应"（Curb-Cut Effect，也译为"坡道效应"），在马路沿上，专门留出一个缺口，方便轮椅人士。但是，这个无障碍建设实际上方便了几乎所有人：推童车的更容易，拖行李箱的更轻松，挂拐棍的不用抬腿……

对于残障群体来说，爱德·罗伯茨指出："在争取残障权利的过程中，如果你恳求别人替你发声，那么你注定是要失败的。"

"没有我们的参与，就不要做和我们有关的决定"与孤独症社区的撕裂

孤独症自我倡导网络（ASAN）是由谱系人士自己创立、自己运营的一个非营利组织，解读孤独症的神经多样性，倡导谱系人士的平等权利，将谱系人士组织起来，一起为自己的权利发声。"没有我们的参与，就不要做和我们有关的决定"很自然地成了 ASAN 最响亮的口号。ASAN 反对针对孤独症人士的干预以及孤独症生物学机制研究，只要求社会提供足够的支持。

孤独症之声是全球最大的孤独症倡导组织，发起人是一位孤独症人士的祖父母，组织的理事会成员和运营管理者大多是孤独症人士的家长。他们支持对谱系人士的早期筛查和干预，也支持对孤独症的生物学机制研究。在 ASAN 看来，孤独症之声的使命自然就违反了"没有我们的参与，就不要做和我们有关的决定"的原则。因而，ASAN 一直对孤独症之声口诛笔伐。①

两个组织都倡导对谱系人士的接纳和支持，但是，他们从各自的立场出发，产生分歧也不奇怪。一方重点强调孤独症的社会学定义，认为孤独症只是与众不同，不需要干预，不需要研究，而另一方则坚持孤独症还有其医学定义，需要干预和研究。这种大相径庭的看法几乎无法调和，造成了孤独症社区的撕裂。

能力比较强、能够为自己发声的 ASAN 成员，在一定程度上，可能

---

① 当然，在一定程度上，孤独症之声本身做得并不好。成立之初，孤独症之声就存在近乎掠夺性兼并其他非营利组织的行为，在包括疫苗是否造成孤独症等多个议题上摇摆不定，以及其较高的运营成本（比如工作人员工资过高），都给人留下了很多口舌。

很难理解作为父母的心情和他们对孩子的期待，特别是当孩子的症状比较严重的时候，不干预根本是不可能的。

尊重谱系人士参与自己生活安排的自主意愿

近几年来出现的神经多样性的观点，认为像生物多样性一样，人的神经发育也是多样的。作为孤独症的一种社会学模式定义的基础，神经多样性越来越被孤独症社区接受。事实上，能够发声，发声最大的往往是那些能力非常强的谱系人士。他们呼吁尊重神经多样性，尊重"没有我们的参与，就不要做和我们有关的决定"。但是，很多人认为，这些人不能代表整个孤独症社区。他们几乎都是被诊断有阿斯伯格综合征的人士，很多人都是在成年之后被诊断，甚至是自己给自己做的诊断。如果仅仅让这少部分谱系人士的意志代表整个孤独症社区，恰恰是不尊重神经多样性概念的表现。这种撕裂对于重试孤独症人士的家长来说其实伤害挺大的，他们一方面要照顾自己的孩子，还要忍受一些极端人士的误解。另一方面，在社会资源有限的情况下，资源往往倾向于发声大的人，在一定程度上，有可能挤占其他人能够得到的资源。

当然，这并不代表那些需要更多支持的谱系人士就应该放弃"没有我们的参与，就不要做和我们有关的决定"的原则，社会就不应该尊重他们的自主决定权。

家长和教育者特别喜欢安排孤独症孩子的生活，而且是怀着帮助孩子成长的美好意愿。因此，很多孩子被家长带着去接受各种靠谱和不靠谱的治疗，在孩子还没有准备好的情况下，将孩子送进普通教室——当我们做这些的时候，从来也不会去想想，孩子们自己是否喜欢。

对于表达能力不足的谱系人士，他们不是没有自主的愿望，他们更多的是不知道怎么表达，或者表达不到位，需要我们用心地理解、明白他们的表达。

甚至在问题行为的干预中，如果充分尊重孩子的选择，可能效果会更好。以应用行为分析为基础的两种孤独症儿童教育方法——关键反应训练（PRT）和行为导图策略，都特别强调尊重孩子的自主选择。比如，在利用行为导图策略干预孩子的问题行为时，孩子可以保持自己的问题行为，后果就是得不到强化物，也可以选择安静下来，完成规定的任务——这就是给孤独症儿童一种自主选择的权利。

有一位朋友，曾经遇见过一位有雷特综合征且没有视力的女孩。她没有语言表达能力，也不能用手语表达，每天安静地坐着。她在福利中心几乎就是一个不被人注意的存在。每次轮到朋友照顾女孩的时候，小女孩就非常高兴，笑容满满，而且表现都特别好。最后大家发现，女孩对朋友有特别的亲近感，特别喜欢和朋友在一起。朋友从女孩的笑容中，也感受到了爱的力量。后来的日子，为了尊重孩子这个特别的喜好，福利中心就尽量多地安排朋友和女孩在一起。

这些就是尊重每一个人的自主意愿，尊重"没有我们的参与，就不要做与我们有关的决定"的表现。

长大成人的烦恼：被掠夺的希望

2020 年 9 月 26 日，对于全美孤独症社区，特别是重度孤独症社区来说，是一个悲伤的日子。著名的孤独症倡导者，全美重度孤独症委员会（NCSA）的发起人，43 岁的费达·阿尔玛利蒂（Feda Almaliti）和 15 岁的儿子穆（Mu）同时丧身火海。大火是从家中的厨房开始蔓延的。费达和姐姐与侄女首先逃生，但是费达转身又冲进火海，试图救出有孤独症的儿子。如果穆没有长大，没有高出母亲一头，费达可能就能将他拽出来，甚至抱出来。

2019 年 2 月，印度斯坦报（*Hindustan Times*）报道，24 岁的孤独症女孩怀孕 19 周，经过胎儿的 DNA 检测，确定是一个机构负责人强奸了她。类似的故事在 2016 年美国加州的萨克里门多、2022 年的波多黎各都发生过——而这仅仅是媒体报道过的。2022 年的一篇调查论文提到，几乎 90% 的孤独症女孩被性侵过，很多甚至不满 15 岁，这个数据令人触目惊心。虽然发表这篇文章的杂志并不是非常正规的杂志，但类似的事件在正规杂志上也被报道过。可能有人会说，如果女孩不长大，可能就不会受到这样的伤害——这纯粹就是受害者有罪论。

《行为导图》[①] 一书的作者，艾米·布伊（Amy Buie）创立了一家专门干预重度孤独症儿童和青少年的机构。她同时也是一位大学老师。有一天，她正带着学生参观自己的机构，突然，气氛紧张起来，原来是

[①]《行为导图：改善孤独症谱系或相关障碍人士行为的视觉支持策略》（*Behavior Mapping:A Visual Strategy for Teaching Appropriate Behavior to Individuals with Autism Spectrum and Related Disorders*）中文简体版于 2017 年由华夏出版社出版。

肖恩（Shawn）要从这个楼道穿过。肖恩是一个 22 岁的小伙子，身高 2 米，体重近 150 公斤。他脾气暴躁，经常对父母使用暴力，也曾经将多个看护他的小伙子打进急诊室，家里的墙壁被他砸得处处是坑。平时家里总住着 2 个年轻力壮的小伙子，在他行为最失常的时候，需要 4 个小伙子才能压住他。在被无数个机构拒绝之后，肖恩的父母终于找到了艾米的干预机构。如果肖恩永远是个小孩，长不大的话，妈妈就不会受那么多苦了，照顾起来就方便多了。

不仅仅是这些极端的例子，很多家长都有过这样的体验，孤独症孩子越大越难带，特别是有问题行为的孩子。小时候，父母可以轻松地把他们抱住，如果需要，可以强迫他们做什么或者不做什么。但是，孩子越长越大，可能比父母还要高大，这时候，抱不动、拉不起、拽不走……徒呼奈何！

我们多么希望孤独症孩子永远长不大，永远是小孩子，那样对于照顾他们的人，对于他们自己的安全，也许更好。而事实上，确实有人利用医学手段延缓残障孩子的正常生长发育，并且冠以一个好听的名字——"阿希礼干预"。

阿希礼干预

美国西雅图儿童医院在美国同类医院排名前十。2004 年 7 月，一个叫阿希礼（Ashley）的 6 岁 10 个月女孩正在接受一系列手术：

> 开始服用高剂量雌性激素！
>
> 拿掉女孩的子宫！
>
> 切掉女孩的乳头！
>
> 切除阑尾！

1997 年，阿希礼顺产出生，但是一个月之后，父母就发现她的心智能力和运动能力没有得到正常发展。在经过一系列神经、基因、儿童发育等方面的检查后，阿希礼被诊断为不明原因的停滞性脑病。根据父母的介绍，阿希礼的发育进展缓慢。6 岁的时候，她还不能自主抬头、翻身、坐立、抓玩具、行走，也没有语言。她不能自主进食，靠食管维持生命。把她放在枕头上，她也不能自主翻身，就只能一直在枕头上躺着，常常露出她天使般的笑容。因而，父母给她取了个名字，"枕头天使"。尽管如此，阿希礼还是有能力表达自己，她会笑对父母的关爱，喜欢四处看看、喜欢听音乐。

到 6 岁的时候，一切迹象表明，阿希礼的智力发育没有超出婴儿期的水平，但是，父母却注意到阿希礼性早熟，已经开始出现一些第二性征。这让阿希礼的父母慌了神：像她这样有严重智力障碍的孩子，性早熟，来月经了怎么办？痛经了怎么办？经血怎么处理？个子会不会长得很大？父母希望自己照顾阿希礼，不想送她去福利院，但是如果有一天，她个子大了，父母老了，怎么搬动她到处走？怎么让她翻身？轮椅怎么推得动？胸部太大，会不会影响轮椅生活？第二性征明显，会不会引起变态男的注意？会不会遭到性侵？会不会怀孕？

这一系列问题，想想就可怕！

如果能限制阿希礼的生长，让她的身体发育跟她的心智能力成长相匹配，如果她永远只有婴儿般的身体，第二性征也不出现，那么问题就解决了。

阿希礼的父母找到西雅图儿童医院泌尿科的丹尼尔·冈瑟教授（Daniel Gunther），他们的目的是：用医学手段，延缓阿希礼的生长，消除阿希礼的第二性征——这就是被称为"阿希礼干预"的一系列医学手段。

经过一系列医学、伦理论证，冈瑟教授决定满足阿希礼父母的请求，为了阿希礼的利益，进行了上面提到医学干预——当然，阑尾的割除不是为了阻止阿希礼的成长，只是为了防止阑尾炎的发生。

这一系列操作的结果是，阿希礼最终身高长到了 135 厘米，体重29 公斤，也没有第二性征，心智能力也没有成长。

阿希礼干预的争论

手术两年后，冈瑟发文，公布了这个"延缓生长"的医学案例，一时引起轩然大波。支持方包括实施手术的医生、阿希礼的父母，以及一些和阿希礼父母处境类似的家长，而反对阿希礼干预手术的更多是残障权利的倡导者。让事情更加复杂的是，伦理学者们同样各执一词，争论不休。

西雅图所在的华盛顿州保护和倡导系统介入调查，并于 2007 年 5月发布正式的调查报告。报告并没有指出这个事件中任何一方的对错，但是给阿希礼手术的干预方案不能仅仅通过医院组织的伦理审查，还必须交由法庭决定是否能对阿希礼这样不能为自己发声的心智障碍人士进行"延缓生长"的手术。

在一片汹涌澎湃的支持和反对声中，冈瑟教授于 2007 年 10 月自杀，年仅 49 岁。

阿希礼的父母也开始匿名公开孩子的信息，建立了一个博客，同时分别在 2008 年和 2012 年两次接受媒体采访，为自己的决定辩护，也为做出同样决定的家庭提供支持和建议。

对像阿希礼这样有心智障碍的人士进行这样延缓生长的手术到底是为了阿希礼的利益，还是为了父母、社会的利益？到底谁才能为阿希礼做这个决定？这一直是医学界讨论的一个重大伦理问题，同时考验着社会大众的良知、道德和底线。

对阿希礼干预的反对

反对者认为，首先，延缓生长，剥夺阿希礼的生长生育权，是对阿希礼的虐待，是优生学运动的重演。西方社会100年前开始的优生学运动试图将达尔文的生物进化论应用到人类社会，对人种进行优化选择。优生运动学鼓吹者认为，残障人士对社会没有任何意义，是社会的沉重负担，要禁止残障人士生儿育女，以免污染"精英"阶层的精英基因。在这种思潮的影响下，美国有31个州立法，禁止残障人士生育，造成了很多的冤假错案。

在欧洲，希特勒将这种思潮推向了极端。诊断阿斯伯格综合征的汉斯·阿斯伯格医生，据说就是为希特勒服务，将阿斯伯格孩子诊断并隔离，进而剥夺他们的生命。希特勒认为犹太民族是低等民族，应被灭绝。

其次，延缓生长的医学手段让阿希礼成了一个不完整的人。割除阑尾不影响阿希礼成为一个完整的人，但是割除乳房，拿掉子宫，这是人类对待动物的态度（比如养狗的人，经常对狗进行绝育），是对阿希礼本人权利的侵犯，剥夺了阿希礼作为人的尊严，剥夺了阿希礼成长和进步的可能性。如果为了让阿希礼个头更小，体重更轻，为什么不连她的手脚都砍掉？

最后，采用医学手段延缓阿希礼生长的决定是父母、医生和伦理委员会做出的，只代表他们的意愿。这些医学手段不是施加在他们身上，不影响他们的生活，而受影响最大的是阿希礼，却没有人问过这是不是她的意愿。这个决定的过程剥夺了她自主做决定的权利。这个决定太过草率，根本没有从阿希礼的角度出发，完全是从父母和社会负担的角度出发，想推卸照顾阿希礼的责任。毕竟阿希礼还小，科学和医学的发展日新月异，这样的决定剥夺了阿希礼未来可能的发展。

支持阿希礼干预

支持者认为，对阿希礼采取的医学干预手段到底是不是对残障人士的虐待，取决于这些决定的出发点到底是什么，是不是对阿希礼有利。优生学的出发点是基于当时错误的认识，认为残障人士的基因不好，会将这种不好的基因传给下一代，造成"精英"的基因被污染，正因为这个错误的出发点才造成了惨绝人寰的悲剧。而很多干预决定是家长或者照料者出于自己的利益，比如为了便于照料，或者推卸责任。但是不能因噎废食，阿希礼是一个有严重心智障碍的孩子，她未来基本上不可能结婚生子，这样延缓她的生长，看起来是有利于父母照顾她，但主要是为了阿希礼能够更好地生活。

医学干预后的阿希礼，还是一个有尊严的个体。阿希礼的心智障碍严重，本来也没有能力结婚生子，她的情况决定了她的心智能力永远是婴儿的水平。切除乳房、拿掉子宫并不影响她成为一个完整的个体，还能让她免受女性经期的各种烦恼，不被侵犯，保证了她的尊严。

虽然采用医学手段延缓阿希礼的生长表面看起来是为了便于父母照料，出发点似乎是为了父母，但是延缓阿希礼的成长，让她个头小、体重轻，这样带她出行就方便得多，能够更多地参与家庭和社会生活，对于阿希礼的身心健康很有好处。当父母年龄大了时，也更容易照顾她，而不至于早早地送她进托管中心，这对于阿希礼来说，是最好的选择，也能够让她更有尊严地生活。

尽管这个决定是别人替她做的，但是，剥夺阿希礼自主做决定的权利的是她严重的心智障碍，不是她的父母、医生和伦理委员会成员。根据医学评估，阿希礼自主做决定的时刻可能永远不会到来。

被剥夺的希望

阿希礼干预的伦理道德问题，也许一直会争论下去。如果对阿希礼进行医学干预是剥夺了她自主决定的权利，那么是不是同样可以为了剥夺她的自主决定权利，而做出更严酷的事情呢？媒体总有报道父母遗弃孤独症孩子，甚至剥夺他们的生命，而对于这种其实是犯了谋杀罪的父母，据说还有家长组织去恳请法官法外开恩，因为有一个孤独症的孩子实在是非常辛苦的——所谓"未经他人苦，莫劝他人善"。

在艾米·布伊老师的机构进行行为干预的肖恩，从每个月都要发作一两次的暴力行为，慢慢减少为 3 个月一次，然后 6 个月一次。在艾米老师带学生参观的时候，肖恩已经一年没有暴力行为了。

2016 年 6 月，在医学干预 12 年之后，阿希礼也终于得到了自己的诊断。她的严重障碍是由 GRIN1 基因上的一个新生罕见变异造成的。GRIN1 是谷氨酸离子型受体蛋白质的 9 个亚单位之一，在学习和记忆功能上起关键作用。这个罕见变异可能造成智力障碍、癫痫、肌张力衰退和饮食困难，统称为 Grin 障碍。2018 年，基思·麦克阿瑟（Keith McArthur）和其他来自世界各地的家长决定成立基金会（Cure Grin），支持治愈 Grin 障碍的研究。目前一个用于阿尔兹海默征的药物 Memantine 能够改善 Grin 障碍人士的癫痫症状，但是对于认知等方面没有任何效果。多伦多大学的研究者研究的基因治疗在成年小鼠中取得了进展，不过还没有进入临床状态。

据 Cure Grin 网站上的消息，有一个小分子药物 Radiprodil 研究项目正在欧洲开始招募受试者，进行临床试验，不知道阿希礼是否有机会参与。

生儿育女的争论：美国最高法院的惊天冤案

2002 年 5 月 2 日，在美国弗吉尼亚州一个不到 5 万人的小镇夏洛特维尔，一座小小的纪念碑被立起。

夏洛特维尔小镇有深厚的历史背景，是美国第三任总统托马斯·杰佛森（Thomas Jefferson）和第五任总统詹姆斯·门罗（James Monroe）的家乡。在美国南北战争中，南军统帅罗伯特·爱德华·李（Robert Edward Lee）在附近受到北军统帅格兰特的围剿，走投无路而投降，结束了美国的内战。小镇市中心矗立着罗伯特·爱德华·李的雕像。

这个小小的纪念碑与这些赫赫有名的历史人物毫无关系，记录着弗吉尼亚一段耻辱的历史——一个美国最高法院判决的诉讼案：巴克（Buck）和贝尔（Bell）案件。这个案件被《纽约时报》前编辑亚当·科恩（Adam Cohen）称为美国最高法院历史上最丑陋的一桩冤案。时任弗吉尼亚州长马克·沃纳（Mark R. Warner）亲自立碑，并正式向弗吉尼亚 8 000 多名被迫害的残障人士，特别是凯丽·巴克（Carrie Buck）道歉。

然而此时巴克和贝尔诉讼案已经过去了 75 年，凯丽·巴克本人也已于 19 年前在养老院去世。她的墓碑就在这个小纪念碑往南不远的地方。

优生学法案

19 世纪下半叶，科学界有两个伟大的发现，分别是达尔文进化论和孟德尔的遗传规律。尽管遭到达尔文的强力反对，他的表弟弗朗西斯·高尔顿依然认为，进化论应该应用到人类身上，从而发展出社会达尔文主义，并创造出优生学。以社会达尔文主义为依托的优生学认为，人类本身需要像物种一样，消除"不合格"的人群，进行人种纯化。

在欧洲还在对此争论不休的时候，美国已经开发出一套优生学的方法。美国的精英们认为，不能让残障人士和低等的外来移民破坏美国的人口素质，因此，要禁止种族之间的通婚，禁止外来移民，尤其是禁止残障人士生育，以防降低人口素质。

哈里·汉密尔顿·劳格林（Harry Hamilton Laughlin）本来是位中学老师，但他对优生学有强烈的兴趣，被聘为纽约冷泉港的优生学研究所（Eugenics Record Office）所长。一跃成为专家的劳格林非常不理解，印第安纳州早在1907年就制定了优生学的法案，到1914年时，总共有9个州立法，但是，美国对残障人士的禁育始终没有大规模实行。经过仔细研究，劳格林认为，这些法案本身不完备，甚至可能违背了宪法。于是他亲自制定了一个"模范"的法案文本，供各个州政府参考。在他的文本中，要求强制禁止残障人士生育，这些残障人士包括智力低下者、精神失常者、犯罪者、癫痫患者、嗜酒者、视力障碍者、听力障碍者、外貌丑陋者，以及贫苦人群。他声称，如果按照他的提议，到1950年，美国每年会少出生20万残障人士，到20世纪末，整个国家中的智力障碍人士就能全部被消除。

但是，如何定义残障人士并没有一个明确的标准。只要社工人员或精神病院的护工等认为一个人是残障人士，这个人就要被禁止生育。优生学运动发展到极致的时候，美国参加第一次世界大战的回国伤员也被定为禁止生育的残障人员。

这一"完美"的法案一经发表，就被另外18个州采纳，其中就包括弗吉尼亚州。同时采纳这个法案的还有后来发动第二次世界大战的希特勒。依据这一法案，德国后来禁止了35万人生育。

然而，尽管法案如此"完美"，全美各州还是无法强行禁止生育。宪法是横在优生学的鼓吹者们面前的一堵墙，他们急需寻找一个突破口，证明优生学并不违背美国宪法。最好的办法就是找一个人来挑战这一法案，将官司能够一直打到最高法院。如果最高法院认定合法，就为各州强制残障人士绝育提供了法律依据。弗吉尼亚州夏洛特维尔小镇的凯丽·巴克就这样被选中了。

凯丽·巴克——完美的原告

凯丽·巴克出生于 1906 年，她有同母异父的妹妹多丽丝·巴克（Doris Buck）和弟弟罗伊·史密斯（Roy Smith）。凯丽的妈妈爱玛·巴克（Emma Buck）嫁给了弗兰克·巴克（Frank Buck），但是在凯丽出生后，弗兰克却抛弃了她的母亲。穷困潦倒的爱玛被人认为伤风败俗、行为不检点，并由于身患梅毒被送进了当时专门接收智力残障人士的州立收容所。没有妈妈的凯丽在 4 岁时被约翰（John）和爱丽丝·多布斯（Alice Dobbs）夫妇收养。小学 6 年级毕业后，她辍学回家，成为多布斯一家的帮佣。据亚当·科恩考证，凯丽在学校时成绩不算优秀但也不很差，是一名普通学生。

然而，17 岁的时候，凯丽怀孕生下了女儿薇薇安（Vivian）。这个女孩未婚生育，并加上妈妈的过往经历，被人认为"智力低下、不可救药和行为不检点"。她的养父母继续收养她的女儿薇薇安，却将凯丽强行送进了州立收容所。

收容所所长阿尔伯特·普里迪（Albert Priddy）是一名优生学运动的鼓吹者。在弗吉尼亚州通过优生学法案后，贫穷、未婚生育、受教育程度较低的凯丽被普里迪选定为第一个被强行禁止生育的智力障碍人士。他们希望凯丽提起诉讼，以证明优生学法案没有违背美国宪法。凯丽和妈妈都被送进了接收智力低下人士的收容所，如果能够证明凯丽的女儿薇薇安也是智力低下，那么，她一家三代就都是智力低下人士，是完美的禁止生育对象。如果凯丽作为原告，挑战这个优生学的禁育法案，那么必输无疑，从而为优生学找到一个突破口，成为第一个被强迫禁育的人，同时可以为全国这一法案的实施提供完美的模板。

在案件到达高等法院前普里迪死了，他的助手约翰·贝尔（John Bell）接任收容所所长，并接管这一案件。之后，巴克和普里迪案就成了巴克和贝尔案。

在1994年，根据凯丽的故事改编的电影《违背她的意愿：凯丽·巴克的故事》（*Against Her Will: The Story of Carrie Buck*）中，普里迪等人设计了一个完美的陷阱，等着凯丽往里钻。欧文·怀特海德（Irving Whitehead）是普里迪等人给凯丽请的律师，他的助手梅丽莎·普伦帝斯（Melissa Prentice）女士心地善良，深得凯丽的信任。好心的梅丽莎女士为了帮助凯丽摆脱这个违背她个人意愿的绝育手术，努力劝说凯丽继续上告，并上诉到了弗吉尼亚州的最高法院。

不出意外，凯丽输了，而更让助手梅丽莎奇怪的是，代理律师怀特海德在法庭上压根不为凯丽辩护，甚至设定各种圈套让凯丽往里钻。最后助手终于明白了，官司打得越大，影响就越大，就更为优生学法案铺平了道路。

被告方联合法庭，不断捏造对凯丽不利的证据，当然最主要的证据是凯丽是一名智力低下的残障人士。更加令人愤怒的是，凯丽并不是行为不检点、不可救药的那种女孩。她怀孕的真相是被养母的侄子强奸了。养母为了家族的声誉出庭作证，指责凯丽道德败坏，智力低下，甚至污蔑凯丽那还在襁褓中的女儿也不正常，伪造了凯丽家三代人智力低下的假象。

认识到事情的真相后，梅丽莎试图阻止凯丽进一步上诉到最高法院，然而，她失败了，输得一塌糊涂，只好黯然辞职，远走他乡。

巴克和贝尔冤案

1927 年 5 月 2 日，历史永远不会忘记这天。美国高等法院以 8：1 的比例，判定凯丽败诉，这就证明了劳格林制定的优生学法案符合美国宪法。唯一投反对票的大法官皮尔斯·巴特勒（Pierce Butler）是一位虔诚的天主教徒，但他并没有写下任何反对的理由。

另一位大法官，奥利弗·温德尔·霍姆斯（Oliver Wendell Holmes）却写下了他那段著名的判词："一家三代都是智力低下，这已经足够糟糕了。"事实是，凯丽虽然算不上聪明人，但并不是智力低下。凯丽的女儿薇薇安上到小学 2 年级时，甚至是位优等生。在 8 岁的时候，她因感染麻疹而身亡。

凯丽败诉 5 个月后，成为全美第一个被迫接受绝育手术的人。从她开始，弗吉尼亚州有 8 000 名残障人士被迫接受绝育手术，全美有近 7 万残障人士被迫接受绝育手术，而且还有很多是在不知情的情况下做的。凯丽的妹妹多丽丝就是这样的一名受害者。多丽丝一生未育，为此一直耿耿于怀。在姐姐的冤情被平反后，弗吉尼亚公布了当年被禁育者的名单。已经 80 岁高龄的多丽丝才知道，自己当年也是受害者之一。

希特勒发动的第二次世界大战警醒了美国的精英们，他们终于发现，以社会达尔文主义为基础的优生学是多么的荒谬。但消除这种影响花了半个多世纪的时间。弗吉尼亚州 1927 年才开始对该法案提出质疑，52 年后的 1979 年，这一法案才终于被废除。75 年后的 2002 年，弗吉尼亚州官方终于正式承认该法案的错误，并正式向受害人道歉。一直到 2015 年，弗吉尼亚州官方才答应补偿受害者们，但这个时候，大多数受害者早已不在人世，最后，8 000 多人中只有 8 个人申请了政府赔偿。而美国最高法院，迄今为止，依然没有为巴克和贝尔冤案翻案。

源于 100 多年前的西方社会达尔文主义和优生学的思潮阴魂不散，对残障人士的歧视还在进行，一直没有停止过。

曾经有一个新闻事件：一位父亲将有残障的 38 岁儿子推入大海，伪造意外死亡的假象而骗取保险。在对案情的争论中，有人注意到一个细节，这位有残障的儿子自己有 3 个孩子。新闻的焦点从父亲的犯罪转至这位残障的儿子作为残障又贫穷的人应不应该生儿育女上。

残障人士有生育的权利吗？当我们高高在上，认为残障人士没有生育权，旗帜鲜明地反对残障人士、贫穷人口生儿育女的时候，比我们更加聪明、更加富有的人，会不会也高高在上，反对我们这些在他们眼里的"低端人口"拥有自己的后代呢？

相互成就的善良：
20岁的你，成为60岁的他的监护人

"比尔的故事告诉我们，像比尔一样的残障人士需要进入社会，而社会也需要比尔一样的残障人士。"

—— 1988 年奥斯卡最佳编剧巴里·莫罗（Barry Morrow）

1988 年，由好莱坞当红影星达斯汀·霍夫曼（Dustin Hoffman）和偶像小生汤姆·克鲁斯（Tom Cruise）联袂主演的电影《雨人》大获成功，荣获 4 项奥斯卡金像奖。《雨人》对于推动世人认识孤独症起到了巨大的作用。

电影中，汤姆·克鲁斯饰演的弟弟查理一直自认为被父亲抛弃而亲情观念冷淡。父亲去世后，他试图争取到达斯汀·霍夫曼饰演的哥哥"雨人"的监护权，从而侵吞父亲留给哥哥的 300 万遗产。他未经允许，私自将"雨人"带离收容院，前往洛杉矶。

"雨人"是位有孤独症的成年人，虽然他有惊人的数学运算能力，但是也有典型的孤独症特质。他拒绝乘坐飞机，查理只好带着"雨人"开车前往洛杉矶。这个充满摩擦、争执和别扭的旅程，使兄弟俩逐渐萌生出骨肉之情。一次发生在浴室的事件还让查理认识到，小时候，父亲与哥哥对他是何等的关爱与保护。父亲并没有抛弃他，将哥哥送入收容院是因为担心哥哥会伤害到弟弟。

电影的最后，骨肉之情让弟弟真心去争取成为哥哥的合法监护人，照顾哥哥的后半生。但是，查理并没有赢得到哥哥的监护权，兄弟俩只好依依不舍地各奔东西——哥哥回到辛辛那提的托养中心，而弟弟回到洛杉矶追求他的梦想。

《雨人》的巨大成功也让巴里·莫罗赢得了当年的奥斯卡最佳编剧。如果说电影的最后弟弟对哥哥的尊重与接纳让人感动的话，巴里自己对智障人士比尔（Bill）的情谊称得上惊天动地。

明尼苏达那寒冷的冬天

美国明尼阿波利斯的冬夜，透骨的寒冷。午夜临近，23 岁的大学生巴里结束了乐队的兼职演出后，驱车前往一个乡村俱乐部，停好车，等待做调酒员的新婚妻子贝弗利从俱乐部下班。车正对着酒吧楼上厨房的窗户。有一天，窗户里有一个人对着巴里微笑并挥手致意，巴里也就随便地挥了挥手，并没有放在心上。

第二天这个时候，窗户里的人再次冲着巴里微笑，挥手，第三天依然如此，第四天也没有错过。一个星期、两个星期，几个月过去了，窗户里的微笑、挥手就这么一天天地重复下来。巴里终于忍不住想知道窗户里到底是谁。

"那是厨房的清理工比尔，是个智障人士，也是我见过的最乐观和最友好的人。"贝弗利告诉巴里。

比尔 1913 年出生于一个俄罗斯移民的犹太裔家庭。由于优生学在美国的盛行，所有残障人士都被从父母家庭中带走，美其名曰"让政府来关照他们"，送入所谓的"州立医院"进行治疗和教育——其实就是与世隔绝的残障人士收容所。在这些医院里，上千名残障人士乱哄哄地住在一起，工作人员却往往只有几个。残障人士在这里得不到任何真正意义上的照顾，更得不到教育，很多人最后都消失在这种医院里，不知所终。臭名昭著的纽约威洛布鲁克州立医院甚至被美国前总检察长罗伯特·肯尼迪（Robert Kennedy）称为"毒蛇之坑"。第一位被诊断有孤独症的唐纳德也曾一度被送进这种收容所。

比尔的父亲英年早逝，妈妈独自抚养孩子们，举步维艰。

7岁的时候，比尔在学校的成绩乏善可陈。校长认为比尔有智力障碍，州政府认为"弱智"的比尔会成为社区的负担，必须送去州立医院。尽管比尔的妈妈一再坚持，希望比尔能留在公立学校，依然无法改变比尔被送去明尼苏达州法里巴尔特州立医院的命运。

比尔这一去，就是44年。

在那个残障人士及其家庭被歧视的年代，由于担心女儿们的前途被"弱智"的儿子所影响，比尔母亲改嫁，带着女儿们远走加拿大。从此，比尔成为无人问津的孤儿。

尽管比尔表达不清楚，但是，在后来的日子里，比尔都避免谈论这段岁月，而必须说的时候，他都非常认真地将那家医院称作"那个地狱深渊（That Hellhole）"。

在那个地狱深渊，教育和照顾是没有的，更多的是非人的待遇。比尔的腿上有溃疡，牙齿也一个个烂掉，却没有得到任何医治。有一个晚上，比尔负责照顾的一个小朋友癫痫发作，于是他去叫醒护工。醉醺醺的护工在暴怒之下，抓住比尔的长头发，把他甩下台阶，护工没有松开手里的头发，比尔的一块头皮也被抓了下来。从此，比尔总是戴着假发。

友谊地久却不天长

时间到了20世纪60年代，优生学被摈弃了，美国民权运动也在发展。收容院里残障人士的生存条件得到了社会的关注，改善他们的生活条件势在必行。一些有劳动能力的残障人士也被从医院里解救出来，成为社会的一部分。

比尔就是在这个时候被认为是有劳动能力的。从法里巴尔特州立医院出来后，比尔成为明尼苏达州政府的"关照"对象，干过各种工作，最后在社工的支持下，找到了一份清理厨房的工作。

那年的圣诞节，贝弗利工作的乡村俱乐部举行员工答谢宴会，巴里也应邀参加。在欢乐气氛中，巴里第一次遇见了比尔。巴里发现比尔其实是一个很有趣的人，尽管比尔经常词不达意，难于表达，却不妨碍他们一个晚上相谈甚欢，成为朋友。巴里甚至留下了自己的电话，让比尔有事随时打电话。

转天早晨 5:00，巴里被急促的电话铃声吵醒，是比尔委托房东打的电话，他的牙膏没有了。巴里答应马上开车过来。巴里赶紧起床，先把家门口和车上的雪打扫干净，之后小心翼翼地开车去接比尔买牙膏。2 个小时后，巴里终于到了比尔的住处，却见比尔坐在台阶上，身上盖了一层厚厚的雪。原来，比尔挂掉电话，就迫不及待地出来等巴里了。

这个大雪纷飞的早晨，见证了巴里和比尔友谊的开端。

从此，有事没事，巴里就带着比尔到处兜风，还带着比尔参加自己的社交活动，参与乐队演出。尽管比尔年过五十，行事往往不合常理，但是，这个不合常理在美国流行嬉皮士的年代一点也不违和。巴里的乐队演奏时，比尔还会跳上一支舞，被称为"狂野的比尔（Wild Bill）"。比尔的乐观和善良也感染着大家。后来的日子，巴里回忆："我那时候其实不是出于同情或者怜悯才和比尔交朋友的，而是我从他那里学会了善良与乐观。他也是个非常有趣的人。如果他不是那么有趣的一个人，我应该不会和他成为朋友。"

跟着巴里一起参与社会生活，让比尔更加自信、更加乐观。而巴里的妻子贝弗利，同样也成了比尔的朋友。

他们如此亲近，以致巴里的儿子克莱（Clay）出生时，比尔自然就成了克莱的"比尔爷爷"。每个周末，比尔爷爷都会和克莱的四个祖父母一起，在巴里家里聚会。60 岁的比尔，终于有了一个能够接纳他的家庭。

然而，孩子的出生，要求巴里必须有一个更加稳定的工作。一番努力，巴里在艾奥瓦大学社工学院找到一份工作。1974 年，巴里一家离开明尼苏达州，搬到艾奥瓦州。

比尔是明尼苏达州政府的"关照对象"，法律规定不能离开明尼苏达州，也就不能跟随巴里一家到外州去。

友谊，地久却真的不能天长……

20岁的你，怎么能成为60岁的他的监护人

1974 年，明尼苏达州的冬天，依旧寒冷。

巴里搬到艾奥瓦州已经几个月了。有一天，他突然接到明尼苏达州一个社工的电话，说比尔腿上的溃疡已经非常严重，希望巴里能去帮忙说服比尔接受治疗。原来，比尔被发现晕倒在通往艾奥瓦州的高速公路旁，腿上的溃疡几乎要了他的命。

巴里开车一路狂奔，赶往明尼苏达州。虽然比尔的腿伤得到了控制，但这个事件说明比尔没有独立生活的能力，必须回到残障人士收容所，这是比尔和巴里都不愿意看到的。巴里于是决定，比尔不能独自留在明尼苏达州，必须把他带到艾奥瓦州，继续他们的友谊。艾奥瓦大学社工学院的院长，也是巴里的老师托马斯·沃尔兹教授（Thomas Walz），甚至给比尔安排了"特殊社工咨询师"的职位，这样，比尔就在艾奥瓦大学有了自己的身份。

然而，比尔是明尼苏达州政府的"关照"对象，巴里没有经过他们的允许，擅自作主将比尔带离明尼苏达州，涉嫌"绑架"比尔，将面临严重的惩罚。唯一的解决方案是，26 岁的巴里成为 61 岁的比尔的合法

监护人。这需要参加明尼苏达州的听证会，说服委员会才行。

　　巴里精心地打扮，让自己看起来更成熟稳重，更加有爱心。同时不断地背诵自己准备的演讲词，以期说服听证委员会。让巴里担心的是，如果比尔情绪爆发，或者乱说一气，可能会影响整个听证的过程，让一切努力毁于一旦。因此，巴里不断地告诫比尔，在听证会上，一定要保持安静，不要随便插嘴，让他一个人发言，让他一个人回答各种质询。一切准备就绪，巴里带着比尔回到明尼苏达州参加听证会，这决定着比尔的未来。

　　从听证会一开始巴里就陷入了麻烦。这些决定比尔未来的委员们根本不听巴里解释，相反，问了各种刁钻的法律问题，让巴里一头雾水。而更尖锐的问题是，"你一个 20 多岁的年轻人，为什么愿意成为 60 岁、智力障碍、体弱多病的比尔的合法监护人？"言外之意，巴里有什么企图，到底有什么企图？

　　是啊，为什么，为什么，为什么呢？巴里泪流满面，他崩溃了，他绝望了。他已经看见了比尔返回收容所的凄惨而挣扎的未来。

　　突然间，比尔站了起来，大声宣布，"我们祷告吧！"在所有人都目瞪口呆的时候，比尔开始了他的祷告。

　　"上帝啊，仁慈的上帝，感谢你将我的伙伴巴里先生带给我——他对我真的是太好了。我有一个奇怪的名字——圆嘟嘟，我现在生活得很美好。我可不希望再回到那个地狱深渊去了——上帝啊，你肯定知道这点的。阿门。"

　　沉默，沉默，连空气都窒息了。

　　"巴里先生，我们签字吧，你成为比尔的合法监护人。"听证委员会当即宣布。

自强不息的典范

就这样，比尔来到了艾奥瓦州，成为巴里家庭的一员。比尔与孩子们（巴里的儿子克莱和女儿佐伊）一起，接受贝佛利给他们的启蒙教育。虽然三人每天一字排开，趴在桌子上写写画画，比尔依然是克莱和佐伊的"比尔爷爷"。比尔的生活发生了天翻地覆的变化，他第一次有了家庭，有了自己的监护人。他喜欢和孩子们在一起。圣诞节的时候，他是艾奥瓦大学所在地艾奥瓦市最受欢迎的圣诞老人。他和社区所有的人交朋友，他的乐观和友善让他成为艾奥瓦市的明星。

在巴里和沃尔兹教授的帮助下，比尔开始在艾奥瓦大学社工学院工作，负责打扫教学楼的卫生。有一天，有教授发现，早晨上班时，看见比尔独自地在擦玻璃，临下班的时候，比尔还在擦同一块玻璃，而那块玻璃依然是脏兮兮的——打扫卫生显然不是他的强项。学院的教授们开动脑筋，一致认为让比尔去帮忙煮咖啡是个很不错的主意。这不仅仅可以节约老师和学生的时间，还让比尔有事可做，给了他接触更多人的机会，他的乐观和友善也能感染大家。经过努力，巴里教会了比尔使用咖啡机。从此，比尔开始给大家煮咖啡，每杯25美分。最后，沃尔兹院长将学院的咖啡厅交给比尔去管理，取名为"狂野比尔咖啡屋"。

比尔热爱自己的新工作，全身心地投入到咖啡屋的经营中。他的咖啡价钱在很长一段时间都令人啼笑皆非，有时候，一杯只要25美分的咖啡，他却要收老师或者学生们250美元。尽管如此，比尔的咖啡厅神奇地生存下来了，今天依然在艾奥瓦大学存在着。在沃尔兹教授的推动下，咖啡厅也成为当地残障人士工作和实习的基地，通常招收10~12名残障人士。

比尔从一个与世隔绝的收容所到成为社会一员的故事也感动了大

家。1977 年，比尔被评为艾奥瓦州"自强不息残障人士的典范"，州长罗伯特·雷（Robert Ray）亲自给他颁奖。1978 年，比尔受到当时美国总统卡特的接见。

7 岁被认定为没有学习能力的比尔在 50 岁之后爆发出巨大的能量，他后来一直愉快地生活在艾奥瓦市，直到 1983 年去世，享年 70 岁。在被残障人士收容所隔离了 44 年后，比尔成为艾奥瓦市最受欢迎的人物，成为残障人士群体中乃至社会上的偶像级人物，他的出现改变了人们对残障人士的认知。而巴里因此也更多地关注残障人士的生活，将比尔的故事写下来，开启他的编剧历程。

比尔与巴里的故事在 1981 年首次被搬上荧幕，主演米基·鲁尼（Mickey Rooney）荣获艾美奖和金球奖。1983 年，电影《比尔：自强不息》（*Bill : On His Own*）再次出现在荧幕上。巴里因此进入了好莱坞，电影《雨人》就是他的作品，1988 年，他荣获奥斯卡最佳编剧奖。

探访狂野比尔咖啡屋

狂野比尔咖啡屋是艾奥瓦大学前社工学院院长托马斯·沃尔兹教授在艾奥瓦市推动的两个残障人士就业基地之一。周一下午 2~3 点，艾奥瓦大学的留学生小琰走进了比尔咖啡屋。明亮、温暖，带些复古的感觉，典型的美国中西部风格。咖啡屋里保存着许多珍贵的旧时代物品和人物故事，在小琰看来，这里更像一家小小的纪念馆。

和平友善的社区：
第一个被诊断有孤独症的人离世

唐纳德的一生

2023 年 6 月 15 日，唐纳德·特里普利特（Donald Triplett）在家中去世，享年 89 岁。

80 年前，11 名儿童被约翰·霍普金斯医学院的儿童精神病教授利奥·凯纳诊断有孤独症，唐纳德·特里普利特是其中的第一个，因此也被认为是全球第一个孤独症案例。

1933 年，唐纳德出生于美国南部密西西比州一个叫福雷斯特的小镇——这个小镇目前大概有 5 000 多的常住人口。唐纳德出生不久，父母就发现这个孩子非常内向，很少直视他人，不与家人亲近，也不和小朋友玩。更多的时候，他喜欢自己一个人待着。在他的世界里，一个英语单词"YES"永远代表着他想被爸爸举起来。然而，这孩子又非常聪明，他有非常强的数学心算能力——他的简单数学运算速度比计算器还快，而且有非常高的音乐天赋，一两岁的时候，很多歌曲，他只听一遍就能精准地唱出其音调。

父母将他们对唐纳德的观察详细记录并打印了出来（1940 年的打字机），总共 22 页，寄给了凯纳教授，这些记录成为诊断孤独症的基础——这份打印稿现在依然保存在约翰·霍普金斯医学院。

尽管一路磕磕绊绊，唐纳德在父母的悉心养育下长大，完成了高中学业，进入米尔萨普斯学院（Millsaps College）学习法语和数学。1958年大学毕业，唐纳德回到家乡，就职于当地的一家银行，在银行里整整干了 65 年。他喜欢打高尔夫球，在近 30 岁的时候学会了开车，从此到处旅游。

旅游途中，唐纳德在机场晕倒，开始接受治疗，于 2023 年 6 月 15 日离世。《纽约时报》报道称，唐纳德的死因是癌症。

唐纳德的一生是个传奇。2007 年，两位记者约翰·唐文（John Donvan）和凯伦·祖克（Caren Zucker）确定唐纳德就是第一个被诊断有孤独症的病例，并将他的故事发表在 2010 年的《大西洋杂志》上，自此，他开始出现在公众的视野。两位记者进一步将唐纳德的故事写进了入围 2015 年普利特奖的《不同的音调》（In a different key）一书。2022 年，他们制作了同名纪录片，将唐纳德的故事更详细地展现给世人。

唐纳德的传奇

唐纳德出生在残障人士生活得最艰难的时代。

一方面，这是精神分析法盛行的时代，许多心理和精神问题都被归于童年的心理创伤，把这些问题都归结为父母，特别是对孩子影响最大的母亲。另一方面，这是社会达尔文主义倡导的优生学最疯狂的年代。残障人群和他们的家庭被认为是社会的沉重负担。美国甚至立法禁止这些人群生育。

在凯纳教授的描述中，唐纳德的妈妈玛丽及其家人都是爱心满满的人，对唐纳德也是非常尽心。在当时的社会情况下，唐纳德的父母顶住各种社会压力，将唐纳德从收容所里强行接了出来，并且四处求医，最后得到孤独症的诊断。

唐纳德的父母是精英中的精英——父亲毕业于耶鲁大学，是名律师，妈妈是那时候少有的上过大学的女性。这样的精英家庭，在优生学盛行的时代，还是生出了唐纳德，那些歧视残障群体的"精英们"，又如何保证自己世世代代平安呢？

我们说唐纳德活成了一个传奇，是因为他改变了世界，激励了无数人。"有的人，通过创新、通过改变别人的生活，改变了世界，而唐纳德仅仅是活成自己的样子，就成了传奇，改变了世界。"①

唐纳德的幸福生活

唐纳德大学毕业后回到了家乡，与父母住在一起。不过，他父母在20世纪80年代初就去世了，他的弟弟于2020年也先他而去。即便如此，唐纳德还是在密西西比州的小镇福雷斯特过完了幸福的一生。他有一份体面的工作，在银行帮助整理资料；他打高尔夫球，还在全世界旅行——即使他总是有点行为乖张，像个老小孩，但是生活依旧幸福。

人们将他的幸福大部分归功于他富裕的精英家庭——他工作的银行是姥爷创建的，他爸爸有股份。他上的大学米尔萨普斯学院是姥爷的朋友创建的。这样的家庭，以及父母给他留下的财富，是他幸福生活的基础。爱和整个生活环境的支持和包容也是他幸福的保证。

父母全心全意地爱他，顶住社会的压力将他从收容所里接出来。之后，弟弟也尽心照顾他的生活。唐纳德接受过很多的采访，都是在他弟弟的帮助下完成的，因为只有他弟弟对他最为了解。

更难得的是，几十年来，一代又一代的居民包容他的乖张行为，把他当作朋友看待，当成社区不可或缺的一分子进行保护。

起初，当地居民并不知道他有孤独症，更不知道他是孤独症诊断的第一个个案，只知道唐纳德需要帮助，他特别容易相信别人。所以，当约翰·唐文和凯伦·祖克第一次去采访唐纳德时，居民都警告他们，不许伤害唐纳德。

① 译自艾米·格雷维诺（Amy Gravino）的社交媒体。

唐纳德喜欢给别人取外号，或者是一个编号，并那样称呼他们，但是大家并不在意，甚至还很骄傲——因为那说明，唐纳德很喜欢他。约翰·唐文参加完唐纳德的追思会后，在社交媒体上透露，追思会上最暖心的一幕是当地很多居民都曝出了唐纳德给自己的编号。

在《不同的音调》这部纪录片中，很多邻居朋友都表达了对唐纳德的喜欢和爱。其中有一个片段，80多岁的唐纳德在教堂里用橡皮筋做的弹弓打坐在前面的朋友，也没有人生气，而是回过头来和他打招呼——孤独症是一种不同，这可能就是唐纳德与人打招呼的不同方式。

可以说，福雷斯特小镇给世人树立了一个关爱孤独症人士的榜样。

我们说，孤独症是一种不同，也是一种残疾，更是一种障碍。很少有孤独症家庭能像唐纳德的家庭一样，给孩子提供一个富裕的未来，但是，文明发展到今天，我们的社会应该能给孤独症孩子提供一个像福雷斯特小镇一样包容的环境。一个包容而最少障碍的环境，才能让唐纳德这样的残障人士幸福地生活！

致谢：原文始发于"小丫丫自闭症"微信公众号，经陈晓雪编辑，重新发表在"赛先生"微信公众号。收录于本书时略有删改。

放不下的未来：请别为我哀悼，请别因我骄傲

请别为我哀悼

1996 年，29 岁的萨蒂亚·纳德拉（Satya Nadella）和妻子阿努（Anu）迎来了他们的第一位孩子赞恩（Zein），这真是激动人心的事情。萨蒂亚和阿努从小认识，相爱而结婚。萨蒂亚从印度来到美国，读完计算机硕士后入职微软，取得了美国绿卡，而阿努则留在了印度。为了和妻子团聚，萨蒂亚放弃了辛辛苦苦熬来的美国绿卡，再和妻子携手同时获得美国签证才回到微软。据说，当时萨蒂亚放弃美国绿卡的"壮举"，在微软的亚裔社区引起了不少轰动、敬佩和不解。

结束了天各一方的生活，夫妇俩迎来了自己的第一个孩子。然而，赞恩刚刚出生就被诊断有严重的脑瘫，医生告诉他们，这个孩子不能正常成长发育，并且大概率只能在轮椅上生活。

萨蒂亚伤心欲绝，痛苦不堪，绝望而愤怒。年轻温婉的阿努说："其实伤心、痛苦、绝望、愤怒都与你无关，直面这一切困难的是赞恩，不是你。你同样可以吃饭睡觉，打你的板球，写你的电脑程序。而赞恩不能自己吃饭喝水，不能自己刷牙洗脸。他喜欢听音乐，但是 CD 放完了，只能等着别人来帮忙，才能重新播放自己喜欢的音乐。"

是的，患脑瘫的不是萨蒂亚，而是赞恩。最需要承受病痛的不是家长，而是孩子。

孤独症权利倡导先驱吉姆·辛克莱（Jim Sinclair）认为，要改变以父母为中心的对孤独症的认识，需要以孩子为中心重新认识孤独症：孤独症是孩子的，不是父母的。1993 年，他在其著名的主题为"请别为

我哀悼（Don't Mourn for us）"的演讲中指出，父母因为孤独症孩子而伤心绝望，不是因为他们有了孤独症的孩子。当父母说，希望自己的孩子没有孤独症的时候，他们是希望有一个他们期盼中的"正常"孩子，一个可以承载他们的希望、延续他们生命的孩子。然而，这不是孤独症孩子的错。"我们（孤独症群体）需要，也有权利拥有一个能够看见我们并且发现我们价值的家庭（和社会），我们不需要那些对我们视而不见，只看到那个从来不存在的没有孤独症孩子的家庭（和社会）。"

演讲的最后，他对父母说："如果你们一定要悲伤，那么，为你们失去的正常孩子悲伤吧！但是，请别为我们（孤独症孩子）哀悼，我们是活生生的人，是真实存在的人！"

联合国每年在4月宣布一个主题进行孤独症的倡导。2023年的主题是"转变：为了每一个你我，拥抱神经多样性的世界"。

不管接受不接受，人本来就是多样的，性别、种族、肤色、年龄等都是不同的，同样，神经和思维方式也是多样的。看看我们周围的每个人，或者喋喋不休，或者沉默寡言，或者畏首畏尾，或者不撞南墙不回头，有的沉迷于做事，有的沉迷于论辩，有的彬彬有礼，有的口不择言……谁又没有一点孤独症的特质呢。各人的专长、能力、个性都不一样，这也就是神经和思维多样性的表现。尊重这种不同，消除歧视和偏见，不强求所有人都千篇一律，这关乎所有人。

感同身受一下：面对一切困难的，被嫌弃、被讨厌、被抛弃、被霸凌的，是每一个有孤独症和其他残障的孩子，而不是家长或者社会的每一个人。

认识到这一点的萨蒂亚·纳德拉，2014年成为微软总裁后，将"感同身受（Empathy）"改造成微软的核心文化，带领微软一路前行，直至今天。

请别因我骄傲

2023 年 5 月，在瑞典斯德哥尔摩举办的国际孤独症研究协会年会（INSAR 2023）上，第一个主旨演讲是来自哥伦比亚大学和纽约长老会医院的临床儿科医生、现哈佛大学儿科系主任、分子遗传学家钟雅诗（Wendy Chung）。她演讲的主题是"孤独症：宽泛谱系下的一个统称（Autism: One Name for a Wide Spectrum）"。她在演讲中主要强调孤独症的遗传学基础，同时呼吁，在孤独症研究中应该对孤独症宽泛的谱系根据基因变异进行细分。

针对孤独症的谱系问题，钟教授提出，对于不同的个体，孤独症应该是"身份（Identity）、状态（Condition）和障碍（Disorder）"。

钟教授在与基因有关的罕见病研究领域做出了卓越的贡献，发现了至少 28 种罕见病的基因机制，其中有 3 种罕见病以她的名字命名。当专注于孤独症研究的西蒙斯基金会启动孤独症遗传学研究时就邀请她加入，之后她建立并一直管理着该基金会的 SPARKS 数据库。可以说，她可能是现在遗传学领域最有影响力的学者之一。

近年来，极端神经多样性人士将"孤独症"视为一种独特的身份。遗传学研究被他们指控为以"消灭孤独症人士"为目标的优生学研究。在孤独症领域，遗传学和基因这样的概念都快成了忌讳。孤独症科学基金会首席科学家艾丽西亚·哈拉迪（Alycia Halladay）曾通过对遗传学的指控，上升到了对准妈妈的指控，认为她们在利用遗传学决定是否终止妊娠。所以，当钟教授在强调孤独症的遗传学基础时，也重点强调孤独症是种身份，这在一定程度上迎合了极端神经多样性人士对这种"身份"的需求。

当越来越多的人认为爱因斯坦、牛顿、达·芬奇、爱迪生这样的天才人物都有孤独症时，"孤独症"的身份就显得尤为重要，尤其令人骄傲！所以，当特斯拉总裁马斯克在电视秀中骄傲地宣称自己有孤独症的时候，或许这会激励很多人也骄傲地宣称自己有孤独症，至少宣称自己也"自闭"了。

天才人物有孤独症吗？在谱系泛滥的今天，可以说有，但可能更多的只是有一些谱系特质，或者像首次提出"神经多样性"这个概念的澳大利亚社会学者朱迪·辛格说的，那更是一种性格（personality）。这种性格如此与众不同，所以需要一些包容。正是这些包容和爱，爱因斯坦相对论的论文才没有被同行评议所否决而埋没，爱迪生才有机会在进行了 6 000 多次灯丝实验后，终于发明了电灯。

大多数孤独症人士，既没有像爱迪生一样，获得父母和社区所给予的包容，也不是爱迪生那样的天才，他们是需要提高认知能力，管理自我行为和提高社交技巧。所以，请别因为这样的孤独症而骄傲！

当然，我们也可以并且必须骄傲，只是，我们不是因为孤独症，而是因为每个人，每个有孤独症的人而骄傲；我们为虽然有孤独症却没有放弃生活的个体而骄傲，也为每一个没有放弃孤独症个体的家庭和社区而骄傲。

请让我以自己的方式成长

横跨哈德逊河，连接纽约曼哈顿和新泽西的乔治·华盛顿大桥，车来车往，雄伟壮观。

20 世纪 90 年代末的一天，爱莉森·辛格带着屈辱、委屈、不解和愤怒，拉着女儿乔迪（Jodie）冲出学校的个别化教育计划（Individualized Education Program，IEP）会议室。她有种冲动，想带着女儿冲下乔治·华盛顿大桥，一起离开这个丑陋不堪的世界。

　　她那有重度孤独症的哥哥，曾经被送进那臭名昭著的纽约威洛布鲁克州立医院。虽然这家医院早就被关停了，但是，刚刚的 IEP 会议上，校方再次强调，乔迪也必须被送进威洛布鲁克州立医院那样的机构。恍惚中，她似乎又看见了哥哥那绝望的眼神。与其那样，不如就带着女儿离开这个世界。

　　爱莉森将车停在路边，看着女儿无辜的表情，默默地流泪。她毕业于耶鲁大学，曾经是著名的倡导组织"孤独症之声"的高级副总裁，2009 年创立了非营利组织"孤独症科学基金会"，致力于倡导孤独症的研究。她知道自己不能够就这样放弃女儿。在家里坚持了一年的以应用行为分析为基础的教育后，终于等到有学校能够接受乔迪上学。尽管乔迪有重度孤独症，但并不代表她就不应该接受教育。她将以自己的方式成长，达到她自己能够达到的高度！

　　由于社交交流能力的欠缺和重复刻板性的行为与思维方式，孤独症儿童通过观察别人或者单纯听老师讲课，无法达到学习的目标，因此他们需要帮助，提高学习能力和认知水平、学习怎样社交……孤独症儿童教育必然和普通教育不太一样。目前，以应用行为分析为基础的方法，再辅以必要的语言训练、技能培训等，被认为是有科学证据的，能够帮助孤独症儿童提高认知、管理行为的方法。这本来是个教育的过程，但是被冠以"康复训练"。如果孤独症儿童不能康复，不能完全走出孤独症，就成了被放弃的对象。

　　没有人，可以以任何原因放弃对儿童的教育。对于普通儿童，没有人会因为孩子考不进班级前十名，考不上重点大学就放弃对他的教育。对于孤独症儿童，也不能因为不能康复、不能走出孤独症，就剥夺他们受教育的权利。

　　2023 年 7 月，美国医学联合会将以应用行为分析为主的孤独症康复、治疗（Treatment），修改为服务（Service）。当然，针对整个孤独症群体的服务是必须的，但是，对于孤独症儿童来说，这更是一个教育的过程。与所有孩子一样，教育是长期的过程，是他们的权利。

就像乔迪没有被放弃一样，虽然她只会说简单的几个字，但是现在已经20多岁的她生活在纽约上州的一个农场，养着她喜欢的猪，不断地学习新的技能。

请让我成为社会的一部分

2015年5月，15岁的朱丽叶·比格尔（Juliette Beegle）一家人从休士顿返回波特兰家中。朱丽叶3岁时被诊断有孤独症，她曾经跟着家人去过美国14州、5个国家旅行。唯一不太方便的是她的饮食——所有好吃的食物都必须是热的，常温的食物也不行。

飞行途中，朱丽叶饿了要吃东西，妈妈问空乘要一些热的食品，但是被拒绝了。妈妈又希望能从商务舱买一些热的食品，可只有商务舱的旅客才有资格买。于是，妈妈坦承"朱丽叶有孤独症，如果饿了，会哭闹，而且可能还会抓人"，希望空乘能够理解。热的食物终于来了，朱丽叶也安静下来，高高兴兴地看卡通片。如果事情到这里结束就完美了。可是，25分钟后，飞机突然紧急降落在犹他州的盐湖城机场，机上广播通知说，机长意识到飞机上有乘客有行为问题。当地的警察和医务人员分别上来，很惊讶地看见朱丽叶在安安静静地看电影，没有任何行为问题，也没有制造任何麻烦。机长坚持将朱丽叶一家赶下飞机，因为有这样一个乘客在飞机上，"机长感到不舒服"（The Captain feels uncomfortable），之后美国联合航空公司也支持了机长的决定。

朱丽叶的行为没有造成任何安全威胁，也没有干扰到他人。美国联合航空公司害怕的是什么？机长为什么感到不舒服？坐在朱丽叶后排的一位旅客，见证了整个过程，他说，"我曾经在飞机上见过有的孩子尖叫"，还有"血气方刚、行为粗鲁的小伙子乘坐飞机"，如果朱丽叶这样的行为算威胁，他们难道不比朱丽叶更会造成安全威胁？所以，不是朱丽叶的行为有问题，而是他们将她的孤独症想象成了一种威胁。

其实像这样的事情，每天都在发生。

让孤独症孩子在能力范围内参与到普通教育的融合教育，被公认为是一种很好的教育模式，不仅仅有益于孤独症孩子融入社会，也有利于普通孩子接触到人的多样性，学会在不同的环境中与不同的人相处，甚至发展出互助互爱的优秀品质。

让孤独症人士在有支持的条件下进入社会，成为社会的一员是现代社会的要求。就像人们常说的，评价一个社会的文明程度，不是看有多少高楼大厦，有多少高科技，有多少人生活得有声有色，而应该看社会对待残障人士等弱势群体的态度。

曾经有个故事：小岛上有一群人，食物紧缺。于是大家开始投票，应该除去哪些人，让其他人健康幸福地生存下来。投票的结果，有生理缺陷的、有心智障碍的先被淘汰了。再次投票，是个头矮的人，然后是个头高的人，然后是走路姿势不一样的人，再然后是说话口音不纯正的人……最后再投票时，人人开始自危，生怕自己和别人不一样而被除去。

所有人，不管贫穷富有，总会在生命的某一天，或者病了，或者老了，或者成了残障人士中的一员，成了一个弱者，到那时他是不是也应该被排斥呢？当所有的人都不是弱者的时候，所有的人也就成了弱者。

图书在版编目（CIP）数据

这就是孤独症:事实、数据和道听途说 / 黎文生著--北京:华夏出版社有限公司，2024.8

ISBN 978-7-5222-0614-1

Ⅰ.①这…Ⅱ.①黎…Ⅲ.①孤独症－普及读物 Ⅳ.①R749.99-49

中国国家版本馆 CIP 数据核字(2024)第079666号

这就是孤独症：事实、数据和道听途说

作　者	黎文生
策划编辑	张冬爽
责任编辑	刘　畅
责任印制	顾瑞清

出版发行	华夏出版社有限公司
经　销	新华书店
印　装	三河市少明印务有限公司
版　次	2024 年 8 月北京第 1 版 2024 年 8 月北京第 1 次印刷
开　本	880×1230　1/32 开
印　张	9.5
字　数	235 千字
定　价	49.90 元

华夏出版社有限公司　地址：北京市东直门外香河园北里 4 号

邮编：100028 网址：www.hxph.com.cn

电话：（010）64663331（转）

若发现本版图书有印装质量问题，请与我社营销中心联系调换。